妇产科疾病

诊治实践

FUCHANKE JIBING ZHENZHI SHIJIAN

主编 王爱红 张亚莉 邱彩虹 邓少婷 吴毅明 荆芳芳

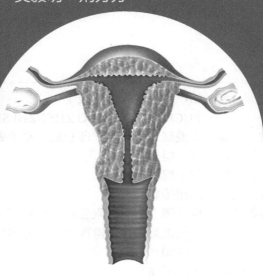

 中国出版集团有限公司

 世界图书出版公司
广州·上海·西安·北京

图书在版编目（CIP）数据

妇产科疾病诊治实践 / 王爱红等主编. -- 广州：
世界图书出版广东有限公司, 2024. 9. -- ISBN 978-
7-5232-1712-2

Ⅰ. R71

中国国家版本馆CIP数据核字第2024W8D779号

书　　名	妇产科疾病诊治实践
	FUCHANKE JIBING ZHENZHI SHIJIAN
主　　编	王爱红　张亚莉　邱彩虹　邓少婷　吴毅明　荆芳芳
责任编辑	刘　旭
责任技编	刘上锦
装帧设计	品雅传媒
出版发行	世界图书出版有限公司　世界图书出版广东有限公司
地　　址	广州市海珠区新港西路大江冲25号
邮　　编	510300
电　　话	（020）84460408
网　　址	http://www.gdst.com.cn
邮　　箱	wpc_gdst@163.com
经　　销	新华书店
印　　刷	广州小明数码印刷有限公司
开　　本	889 mm×1 194 mm　1/16
印　　张	13.5
字　　数	391千字
版　　次	2024年9月第1版　2024年9月第1次印刷
国际书号	ISBN 978-7-5232-1712-2
定　　价	138.00元

编 委 会

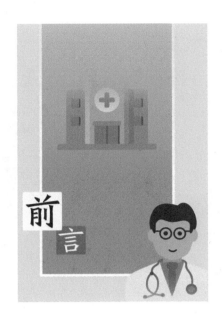

前言

　　妇产科是专门研究妇女特有的生理和病理的一门学科，包括妇科学和产科学两大部分。妇科学是研究妇女非妊娠生殖系统的一切病理改变，并对其进行诊断处理的医学学科。产科学是一门关系到妇女妊娠、分娩、产褥全过程，并对该过程所发生的一切生理、病理、心理改变进行诊断处理的医学学科。随着医学的发展和社会情况变动，在妇产科学内，近年来亦增加了大量新的内容，如妇产科内分泌学、肿瘤学、围产医学等。本书供广大妇产科医师们临床参考之用，其内容针对工作需要，在妇产科理论知识的基础上，系统地介绍了近年来在妇产科临床工作中的经验。

　　本书内容较丰富，是各位编者结合自己多年的临床经验，并参考国内外有关书籍和文献，深入总结，加以汇总而成的。本书以女性生殖系统的生理为切入点，重点介绍了妇产科常见疾病的诊断及治疗方法，针对妇产科临床最常见的主诉症状也做了简单的阐述。全书疾病的选取，是在临床常见、多发妇产科疾病的基础上，结合编者的主要研究方向和临床经验，重点选择具有代表性的疾病进行介绍，主要涉及妇科炎症、妇科肿瘤、妇科内分泌疾病、性传播疾病、不孕症、妊娠期疾病以及异常分娩等内容。全书内容重点突出、层次分明，可强化临床思维能力的培养，可供各医院妇产科同仁及医学院校师生阅读参考。

　　虽然编者们希望将时下实用、前沿、完整的妇产科诊疗知识和技术呈现给读者，但是编者们擅长的领域和临床经验不同，写作方式亦不同。本书内容已反复校对、多次审核，若书中有疏漏之处，殷切希望使用本书的广大同仁提出宝贵意见，以便再版时进一步完善。

编　者

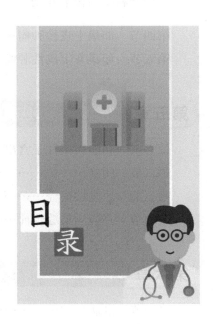

第一章　女性生殖系统生理

第一节　女性各阶段生理特点 ………………………………………………… 1

第二节　子宫内膜及其他生殖器的周期性变化 ……………………………… 2

第三节　月经周期的调节 ……………………………………………………… 4

第二章　妇科常见症状

第一节　白带异常 ……………………………………………………………… 6

第二节　下腹痛 ………………………………………………………………… 12

第三节　阴道出血 ……………………………………………………………… 17

第三章　妇科炎症

第一节　阴道炎 ………………………………………………………………… 25

第二节　宫颈炎 ………………………………………………………………… 50

第三节　盆腔炎 ………………………………………………………………… 52

第四章　妇科肿瘤

第一节　宫颈癌 ………………………………………………………………… 64

第二节　子宫肌瘤 ……………………………………………………………… 83

第三节　子宫内膜癌 …………………………………………………………… 90

第四节 卵巢上皮性肿瘤 ·· 100

第五节 卵巢非上皮性肿瘤 ·· 103

第五章 妇科内分泌疾病

第一节 功能失调性子宫出血 ·· 107

第二节 闭经 ·· 115

第三节 原发性痛经 ·· 122

第四节 多囊卵巢综合征 ·· 125

第六章 性传播疾病

第一节 淋病 ·· 135

第二节 梅毒 ·· 139

第三节 尖锐湿疣 ·· 144

第四节 生殖器疱疹 ·· 150

第五节 获得性免疫缺陷综合征 ·· 153

第七章 不孕症

第一节 卵巢性不孕 ·· 158

第二节 子宫性不孕 ·· 159

第三节 输卵管性不孕 ·· 161

第八章 妊娠期疾病

第一节 异位妊娠 ·· 163

第二节 妊娠剧吐 ·· 171

第三节 妊娠合并糖尿病 ·· 172

第四节 妊娠期高血压疾病 ·· 177

第五节 早产 ·· 186

第六节 过期妊娠 ·· 189

第九章 异常分娩

第一节 产力异常 ·· 192

第二节 产道异常 ·· 194

第三节 胎位异常 ·· 198

参考文献 ·· 207

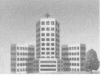

第一章 女性生殖系统生理

女性各个系统、各个阶段具有不同的生理特征，其中以生殖系统的变化最为显著、突出，掌握女性生殖系统正常的生理变化，是诊治女性生殖系统相关疾病的基础。

第一节　女性各阶段生理特点

女性按照年龄可以划分为新生儿期、儿童期、青春期、性成熟期、围绝经期和老年期 6 个阶段。每个时期都有其各自不同的特点。

一、新生儿期

出生后 4 周内称为新生儿期（neonatal period）。在新生儿期，婴儿由于在母体内受到胎盘及母体性腺所产生的雌激素影响，其外阴较丰满，乳房略隆起，可有少许泌乳。出生后新生儿血中雌激素水平迅速下降，可出现少量阴道流血。

二、儿童期

从出生 4 周到 10 岁左右称为儿童期（childhood），是儿童体格快速增长和发育的时期，但生殖器发育缓慢。卵巢的卵泡大量生长，但仅低度发育即萎缩、退化。子宫小，宫颈较长，约占子宫全长的2/3，子宫肌层较薄。输卵管弯曲细长。阴道狭长，上皮薄，细胞内缺乏糖原，阴道酸度低，抵抗力弱，容易发生炎症。约 10 岁起，卵巢内的卵泡受垂体促性腺激素的影响，有一定程度的发育并分泌性激素，子宫、输卵管及卵巢逐渐向骨盆腔内下降，卵巢形态逐步变为扁卵圆形，女性第二性征开始呈现，乳房开始发育，皮下脂肪增多。

三、青春期

青春期（adolescence or puberty）是开始具有生育能力的时期，以生殖器官成熟，第二性征发育，生长加速，情感发生变化、女性出现月经初潮为标志。人类进入青春期由两个生理性过程驱动：性腺功能初现（gonadarche）和肾上腺功能初现（adrenarche）。性腺功能初现包括性腺的发育和成熟，并伴有性甾体激素分泌增加，女性开始有卵泡发育和排卵，以及乳房开始发育和月经初潮。

青春期启动的年龄和青春期发育的速度与许多因素有关。卵巢和肾上腺性甾体激素分泌的增加导致青春期的体征表现，乳房和阴毛开始发育，通常这些变化发生在 8~13 岁。月经初潮是一次无排卵周期的月经，通常发生在乳房开始发育后 2~3 年。初潮后第一年月经周期常不规律，而且无排卵，周期为 21~45 天。初潮后 5 年内，多数月经周期变得规律，周期为 21~35 天。

四、性成熟期

性成熟期（sexual maturity）又称生育期。其卵巢功能成熟并分泌性激素，一般自 18 岁左右开始，约 30 年。此期生殖器各部和乳房也均有不同程度的周期性改变，出现周期性的排卵、月经，并且具有生育能力。受孕以后，身体各器官发生很大变化，生殖器官的改变尤为突出。

五、围绝经期

围绝经期（perimenopause）指卵巢功能开始衰退至停止，从生育期过渡到老年期的一个特殊生理阶段，指 40 岁后任何时期出现与绝经有关的内分泌、生物学及临床特征开始至停经后 12 个月，是妇女由成熟期进入老年期的一个过渡时期。此期间卵巢功能逐渐衰退，排卵变得不规律，直到不再排卵。月经渐趋不规律，最后完全停止。

六、老年期

老年期（senility）指妇女 60 岁以后，机体所有内分泌功能普遍低落，卵巢功能已衰竭，主要表现为雌激素水平低，不足以维持女性第二性征。除整个机体发生衰老改变外，生殖器官进一步萎缩老化，并易感染发生老年性阴道炎、尿道炎及骨质疏松，容易发生骨折。

（王爱红）

第二节　子宫内膜及其他生殖器的周期性变化

子宫内膜及其他生殖器随卵巢的周期性变化而发生改变，其中，子宫内膜的周期性变化最为显著。

一、子宫内膜的周期性变化

子宫内膜分为基底层和功能层，基底层与子宫肌层相连，不受卵巢激素周期性变化的影响，月经期不发生脱落。功能层靠近子宫腔，受卵巢周期性变化的调节，在月经期脱落坏死。子宫内膜的周期性变化一般分为三期，即增殖期、分泌期、月经期。

（一）增殖期

1. 增殖早期

在增殖早期，子宫内膜的厚度通常不超过 2 mm。基底层细胞和上皮的增殖在子宫下部及子宫角处持续进行，使腔上皮在月经周期第 5 天时修复。此时，子宫腺上皮和基质细胞的有丝分裂活动非常活跃。显然，这种反复的"伤口愈合"过程在正常情况下不会产生瘢痕。

子宫内膜增殖早期的腺体窄、直，呈管状，由低柱状细胞排列而成，这种细胞的细胞核呈圆形，位于细胞的基底部。

2. 增殖晚期

在增殖晚期，由于腺体的增生和基质细胞外基质的增加，子宫内膜增厚。接近子宫内膜表面的腺体被宽松地隔开，而在较深层的子宫内膜腺体变得更拥挤、更弯曲。随着排卵时间的临近，子宫腺上皮细胞变高，并形成假复层。

（二）分泌期

1. 分泌早期

尽管在增殖期子宫内膜腔上皮和腺上皮细胞也有分泌活性，但是仍然以排卵作为子宫内膜周期性分泌期开始的标志。上皮细胞和基质细胞的有丝分裂活动仅限于排卵后 3 天内，之后很少能再观察到。在分泌早期，腺上皮细胞和基质细胞核出现异染色质。腺上皮细胞开始在细胞的基底部聚集富含糖原的空泡，将细胞核推移到柱状细胞的中央。基质水肿使子宫内膜变得越来越厚。

2. 分泌中期

此期的特征性表现为螺旋动脉的发育。由于这些血管的增长速度比子宫内膜增厚快，因此，变得越来越卷曲。它们的分泌活性在排卵后 6 天达到最大，表现为细胞质中的空泡散失。

3. 分泌晚期

此期通常发生在月经周期的第 24～28 天，相当于黄体退化的阶段，也是月经来潮的前期。在这个阶段，子宫内膜在孕激素的作用下发生一系列的组织学变化，为受精卵着床和胚胎早期发育做准备。子宫内膜呈海绵状，厚度可以达到 10 mm 左右，内膜腺体开口面向宫腔，有糖原等分泌物溢出。间质更疏松、水肿，螺旋小动脉迅速增长，超出内膜厚度，更加弯曲，血管管腔也随之扩张。

（三）月经期

1. 月经前期

月经前期的主要组织学特征包括：由基质金属蛋白酶催化的基质网的降解、基质内多形核白细胞和单核白细胞的浸润、子宫内膜腺体"分泌耗竭"，此时上皮细胞的核位于基底部。颗粒淋巴细胞核的形态学变化被认为是月经期来临的前兆之一，这种形态学变化包括提示细胞凋亡的核溶解和核碎裂。这些变化发生在细胞外基质降解和白细胞浸润之前。在腺上皮细胞中，分泌早期和中期形成的核仁管道系统和巨大线粒体均消失。月经形成之前，内膜萎缩，部分是由于分泌活性消失和细胞外基质降解。

2. 月经期

雌激素和孕激素的撤退导致月经到来，需要脱落掉子宫腔面被覆的自发蜕膜化的子宫内膜。

二、宫颈的周期性变化

宫颈作为一个生物瓣膜，控制着精子和微生物进入子宫腔。在妊娠期，它还有助于保留胎儿、胎儿附属物以及宫腔内的液体直至分娩。宫颈内被覆高柱状纤毛细胞和无纤毛的分泌细胞。颈管内上皮下是丰富的细胞外基质，由胶原纤维、弹性纤维、成纤维细胞和部分平滑肌细胞（约占 10%）组成。在颈管内没有真正的腺体，但有一些隐窝或小沟组成的复杂系统。这些宫颈管细胞与宫颈阴道部有一条非常明显的分界线，宫颈的阴道部被覆复层扁平上皮。

育龄期妇女的宫颈管内分泌细胞平均一天能产生 20～60 mg 黏液。在月经期中期，这个产量会增加 10～20 倍。宫颈黏液是水、电解质和黏蛋白的混合物，卵巢排卵时水的含量会增加到 98%，无机盐约占黏液重量的 1%。在围排卵期黏蛋白形成水化胶——一种有大筛孔的网状结构，它有利于运动的精子穿过。排卵前期，宫颈黏液量多、稀薄、透明无细胞，pH 大于 7.0。通过评价宫颈黏液的量，包括拉丝能力和蕨样变能力的流变学特点的半定量评分和宫颈、宫颈口的外观表现，来判断女性雌激素水平。

三、输卵管的周期性变化

输卵管的形态和功能在雌、孕激素的周期性调节下发生变化。排卵时输卵管伞部变得充血和肿胀，出现脉冲性波浪式运动。雌激素主要促进纤毛产生，而孕激素主要促进上皮细胞的萎缩和去纤毛化。在雌、孕激素的协同作用下，受精卵在输卵管内的正常运行达子宫腔。

（张亚莉）

第三节　月经周期的调节

正常妇女生殖功能包括周期性卵泡发育、排卵和子宫内膜变化，这种规律的排卵周期是通过对下丘脑、垂体和卵巢发出的刺激和抑制信号进行功能精确和即时的整合而达到的。

月经周期的调控是一个非常复杂的过程，受下丘脑—垂体—卵巢轴的支配。卵巢功能受垂体控制，而垂体的功能又受下丘脑的调节，下丘脑又接受大脑皮质的支配。但卵巢所产生的激素还可以反过来影响下丘脑与垂体的功能，即反馈作用。在中枢神经系统的影响及这些器官之间的相互协调作用下，才能发挥正常的生理功能。内、外因素的刺激均能影响这些相互协调的作用。子宫内膜之所以有周期性变化，是受卵巢激素的影响而产生的。生殖系统通过下面这种经典的内分泌模式发挥功能，由下丘脑向垂体门脉系统脉冲式地分泌促性腺激素释放激素（GnRH）所启动。GnRH 调节促卵泡激素（FSH）和促黄体生成素（LH）在垂体前叶的合成和随后释放进入血液循环。FSH 和 LH 刺激卵巢卵泡的发育、排卵和黄体形成。

生殖系统的神经、内分泌控制需要促性腺激素的脉冲式分泌并释放入垂体门脉系统，刺激促性腺细胞合成与分泌 LH 和 FSH。接下来，促性腺激素刺激卵泡发育和性腺甾体激素或肽类的分泌；后者负反馈作用于下丘脑和垂体，抑制促性腺激素的分泌。在月经中期，雌二醇（E_2）水平升高的正反馈作用产生排卵前促性腺激素峰值。

这个系统的一个关键部分是卵巢甾体激素和抑制素对促性腺激素分泌的调节作用，这种调节作用或是直接作用于垂体水平，或是通过改变 GnRH 分泌的幅度和频率来实现。FSH 分泌的负反馈约束对于人类生殖周期独特的单个成熟卵细胞的发育是至关重要的。除了负反馈控制，月经周期在内分泌系统中的独特之处还在于依赖雌激素——正反馈产生排卵前的 LH 峰。LH 峰是排卵的基本要素。

月经周期的卵泡期始于月经第一天，包括多个卵泡的募集、优势卵泡的出现和内膜的增殖，在排卵前 LH 高峰出现日结束。黄体期，始于 LH 高峰出现后，以黄体形成、分泌黄体酮为特征，并协调内膜的一系列改变为着床做准备，若未发生妊娠，内膜将随着黄体的萎缩失去血供，发生脱落。

雌二醇对下丘脑产生两种不同的反馈作用，即负反馈和正反馈作用。随卵泡的发育，其产生的 E_2 反馈作用于下丘脑抑制 GnRH 的释放，从而实现对促性腺激素脉冲分泌的抑制作用，即负反馈作用。

随着卵泡发育成熟，当 E_2 的分泌达到阈值（250～450 pg/mL），并维持达 2 天时，E_2 就可发挥正反馈作用，刺激 LH 和 FSH 分泌出现高峰。一旦达到阈值，促性腺激素分泌的高峰就不受 E_2 浓度是否进一步增高所影响。

　　在黄体期，高浓度的黄体酮（P）对促性腺激素的脉冲分泌产生抑制作用。黄体失去促性腺激素的支持而萎缩，由其产生的两种卵巢激素也随之减少。子宫内膜因失去卵巢性激素的支持而萎缩、坏死、出血、剥脱，促成月经来潮。在卵巢性激素减少的同时，解除了对下丘脑的抑制，下丘脑得以再度分泌有关释放激素，于是又开始另一个新的周期。如此反复循环，使月经能按期来潮（图1-1）。

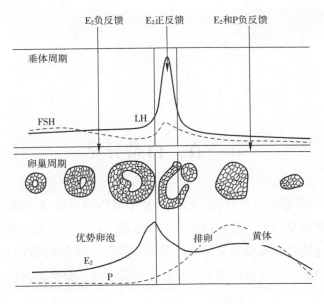

图1-1　雌、孕激素的反馈

（邱彩虹）

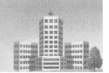

第二章 妇科常见症状

第一节 白带异常

白带（leucorrhea）是由阴道黏膜渗出液、宫颈管及子宫内膜腺体分泌液等混合而成，其形成与雌激素作用有关。由于分泌物多呈白色，故称白带。白带来源于妇女生殖道，有生理性和病理性之分。在正常情况下，妇女阴道和外阴经常有少量分泌物以保持其湿润，此为生理性白带。分泌物增多或性状异常则为病理性白带。虽然如此，妇女对白带的感觉往往因人而异，有的患者白带增多但无自觉不适，无意就医；另一些人则虽然白带不多，仅因外阴部潮湿而惶惑不安，急于求治。故在诊治过程中，必须首先区分生理性和病理性白带，并对引起病理性白带的各种有关疾病进行鉴别，从而做出正确处理。

一、病史要点

应详细询问以下各点：①白带异常出现的时间，与月经周期及性生活有无关系，是否已绝经；②白带及其性状，有无腥臭或恶臭味；③是否伴有外阴瘙痒、尿频、尿痛及其他症状如腹痛、停经或月经紊乱等；④发病前是否使用过公用浴盆、浴巾、公用浴池，游泳或有不洁性生活史；⑤家人或同居伴侣中有无类似的白带增多情况；⑥目前是否放置宫内节育器；⑦近期是否服用过雌激素类药物、阴道用药或药液灌洗阴道；⑧其他有无全身性疾病如心力衰竭、糖尿病等慢性疾病。

二、检查重点

1. 外阴检查

注意外阴、大腿内侧及肛周部有无皮损、发红、水肿、湿疹或赘生物，观察前庭大腺开口处及尿道口有无充血、分泌物，挤压尿道旁腺时有无脓性分泌物外溢。

2. 阴道检查

观察白带来源于外阴、阴道、宫颈抑或是宫颈管内，注意白带的量、色和性状。检查阴道壁有无红肿、出血点、结节、溃疡或赘生物，宫颈有无充血、糜烂、肥大、撕裂、内膜外翻、息肉或赘生物以及宫颈管内有无块状物突出。

3. 双合诊和三合诊检查

除阴道炎外，其他妇科疾病如子宫黏膜下肌瘤、子宫内膜癌、输卵管癌均可引起白带增多，故应常规进行双合诊和三合诊检查，了解子宫的位置与大小，特别是附件有无包块和压痛。

三、重要辅助检查

根据病史及检查所见白带特征和局部病变情况，可选用下述相应辅助诊断方法，以便做出确诊。

1. 悬滴法或培养法找阴道毛滴虫

用无菌棉签自阴道后穹隆部涂抹少许阴道分泌物，置入载玻片上预置的一小滴生理盐水中，立即在低倍显微镜下观察有无活动的滴虫；也可将白带放入装有 2 ~ 3 mL 生理盐水的小瓶中，混匀后取一小滴于玻片上进行观察。悬滴法未能找到滴虫者可采用培养法，但需时较长且操作繁复，一般极少采用。

2. 涂片法或培养法找念珠菌

取可疑白带做涂片，固定后用革兰染色，置油镜下观察，可见成群革兰阳性孢子和假菌丝。如涂片阴性，可用培养法找芽孢和菌丝。

3. 涂片法找线索细胞

取阴道分泌物置于涂片上，加数滴生理盐水均匀混合，在高倍显微镜下观察找寻线索细胞。所谓线索细胞即阴道复层扁平上皮脱落的表层细胞边缘黏附大量颗粒状物，以致细胞边缘原有棱角消失。此类颗粒状物即为阴道加德纳菌等厌氧菌，故在涂片找到线索细胞即为诊断细菌性阴道病的依据。

4. 氨试验

取阴道分泌物少许置玻片上，加入 10% 氢氧化钾溶液 1 ~ 2 滴，立即嗅到一种鱼腥味为氨试验阳性，多提示有细菌性阴道病存在。

5. 涂片法及培养法找淋球菌

淋球菌多藏匿于前庭大腺、尿道旁腺和宫颈腺体内，但以宫颈管内腺体的阳性率为最高。取材时先揩净宫颈表面分泌物，以小棉签置入颈管内 1.0 ~ 1.5 cm 处，转动 1 ~ 2 周，并停留 1 分钟，然后取出棉签做涂片或培养。涂片经革兰染色后，油镜下检验如见中性粒细胞内有成对革兰阴性双球菌为阳性，但涂片法阳性率低，故目前主张对女性淋病的诊断应采用培养法。

6. 沙眼衣原体的检测

可取颈管分泌物进行吉姆萨染色，在光镜下观察找包涵体，但阳性率不高。培养法确诊可靠，因技术条件要求高，目前临床很少采用。以单克隆抗体荧光标记或用酶来直接检查标本中的沙眼衣原体抗原是一种快速诊断法，已有试剂盒。此外，亦可用间接血凝试验、荧光抗体试验或 ELISA 法检查血清中的抗体。

7. 宫颈刮片细胞学或 TCT 细胞学检查

应常规进行，可发现宫颈癌前病变或早期宫颈癌。液基薄层细胞检测（TCT）法检查可靠性高，目前临床常常使用 TCT + 人乳头瘤病毒（HPV）联合筛查方案。

8. 活体组织检查

对宫颈、阴道或外阴等部位赘生物或有恶变可疑者均应取活检以明确诊断。如能在阴道镜检下对宫颈或阴道可疑病变部位取活检则更为准确。

9. 分段诊断性刮宫

凡分泌物来自颈管内或其以上部位者，应行分段诊断性刮宫，先刮颈管，后刮宫腔，将刮出组织分别送检。

四、生理性白带的鉴别

在对病理性白带进行鉴别前，临床上应首先认识正常妇女的生理性白带。

生理性白带是女性生殖器在适量内源性或外源性雌激素作用下所形成的分泌物。①外阴双侧前庭大腺分泌的少量无色透明黏液，用以保持前庭部黏膜潮润，性兴奋可促使黏液分泌增加。②外阴部汗腺、皮脂腺的极少量分泌物。③阴道黏膜分泌物混有脱落的阴道扁平上皮细胞及正常寄生在阴道内的多种需氧和厌氧菌，一般以阴道杆菌为主。由于阴道上皮细胞内含有丰富的糖原，阴道杆菌可将糖原转化为乳酸，因而阴道分泌物呈酸性（pH≤4.5），其量可在性兴奋时显著增加。④宫颈管腺体分泌的碱性蛋清样高度黏性液体，其中混有极少量颈管柱状上皮细胞。⑤黄体晚期子宫内膜分泌的极少量碱性液。生理性白带呈白色糊状，高度黏稠，无腥臭味，量少，一般仅沉积于阴道后穹隆部，但其量和性状可随妇女的年龄及卵巢分泌激素的变化而有所改变。

1. 新生儿白带

胎儿的阴道和颈管黏膜受到胎盘分泌的雌激素影响而增生，出生前阴道内有较多分泌物积聚。出生后因其体内雌激素水平急剧下降，增生的上皮脱落并随阴道内积聚的分泌物排出体外，故新生儿在最初10天，外阴有较多无色或白色黏稠分泌物；少数新生儿由于子宫内膜随雌激素水平下降而剥脱，还可出现撤退性出血，故其白带为粉红色或血性，甚至有少量鲜血流出。

2. 青春期白带

随着青春期的到来，卵巢的卵泡开始发育，在卵泡分泌的雌激素影响下，少女于初潮前1～2年开始常有少量黏液样白带，可持续至初潮后1～2年排卵性月经周期建立时为止。

3. 育龄期白带

育龄妇女在每次月经周期的排卵前2～3天，体内雌激素水平逐渐上升达高峰，宫颈管腺体分泌的黏液增多，此时可出现稀薄透明的黏性白带；在月经来潮前2～3天，因盆腔充血，多有较黏稠的白带出现。

4. 妊娠期白带

在妊娠期，特别是从妊娠3～4个月开始，雌、孕激素水平显著上升，阴道壁的分泌物及宫颈腺体分泌的黏液均增加，往往有较多黏厚白带排出。

5. 产褥期白带

产后最初数天有较多血液排出，称为血性恶露；继而排出物中有较多坏死内膜组织，内含少量血液，呈淡红色，称为浆液性恶露；产后2～3周始排出的为退化蜕膜组织、宫颈黏液、阴道表皮细胞及细菌的混合物，色泽较白，称为白色恶露，为产褥期白带，可持续至产后4～6周甚至更晚。

6. 外源性雌激素所致白带

使用己烯雌酚或雌激素制剂治疗闭经或功能失调性出血等妇科疾病，可促使宫颈管和阴道分泌物增加而出现白带。

五、病理性白带的鉴别

（一）根据白带性状进行鉴别

1. 透明黏性白带

此白带性状与生理性白带相同，类似鸡蛋清，但量显著增多，远远超出正常生理范围，一般见于慢性宫颈炎、颈管内膜外翻、卵巢功能失调、阴道腺病或宫颈高分化腺癌的患者。

2. 白色或灰黄色泡沫状白带

为滴虫性阴道炎的特征，可伴有外阴瘙痒。

3. 凝乳状白带

白带呈白色豆渣状或凝乳状，为念珠菌性阴道炎的特征。患者常伴有严重外阴瘙痒或灼痛。妊娠、糖尿病、长期使用抗生素、肾上腺皮质激素或免疫抑制剂为念珠菌感染的高危因素。

4. 脓性白带

白带色黄或黄绿、黏稠呈脓样，多有臭味，一般为化脓性细菌感染所致，常见于滴虫性阴道炎、急性或亚急性淋菌性宫颈炎和阴道炎、急性衣原体宫颈炎、萎缩性阴道炎，也可见于子宫内膜炎、宫腔积脓或阴道内异物残留等情况。

5. 灰白色有腥味白带

白带呈灰白色，稀薄，有腥臭味，特别是在性交后腥臭味更甚。一般为细菌性阴道病所引起。

6. 血性白带

白带中混有血液，应警惕宫颈癌、子宫内膜腺癌等恶性肿瘤的可能性。但宫颈息肉、黏膜下肌瘤、萎缩性阴道炎也可导致血性白带。放置宫内节育器引起者也较多见。

7. 水样白带

持续流出淘米水样白带应考虑晚期宫颈癌、阴道癌或黏膜下肌瘤伴感染。阵发性排出淡黄色或淡红色水样液有输卵管癌的可能。输卵管积水患者偶有间歇性清澈的水样排液。

（二）引起白带增多的常见疾病

生殖系统不同部位的疾病均可引起白带增多，其中除因外阴疾病引起者诊断多无困难不予介绍外，其余将分别加以鉴别。

1. 滴虫性阴道炎

由阴道毛滴虫感染所致，为常见的阴道感染之一。除通过性传播外，还可通过浴室、便器、共用浴巾、内衣裤间接传染。

（1）阴道分泌物异常增多，呈稀薄泡沫状或脓性。

（2）轻度外阴瘙痒。

（3）阴道壁充血，有时可见散在黏膜下红色出血点。

（4）阴道分泌物镜检可见活动毛滴虫。

2. 念珠菌性阴道炎

为目前我国最多见的阴道感染。正常妇女阴道内可寄生有白色念珠菌，当阴道内环境改变，如孕妇阴道内糖原增多、应用皮质激素或大量使用广谱抗生素等引起阴道内菌群失调后，念珠菌大量繁殖即可发病。

（1）阴道排出物为干酪样或豆渣样、黏厚、无臭味。

（2）外阴、阴道严重瘙痒，外阴红肿，排尿时灼热感，性交可使症状加剧。

（3）检查时可见阴道内有豆渣样白色分泌物覆盖于黏膜表面，擦净后见黏膜充血、水肿。

（4）阴道分泌物镜检找到念珠菌孢子和假菌丝。

3. 细菌性阴道病

是由阴道加德纳菌和其他厌氧菌及需氧菌混合感染引起的非特异性阴道炎。阴道分泌物增多，呈灰白色，稀薄，有腥臭味，性交后更明显，但也可能无白带增多。检查可嗅到分泌物有鱼腥味。分泌物稀薄，黏着于阴道壁，易擦去。阴道黏膜外观正常。阴道分泌物氨试验呈阳性，镜检下找到线索细胞。

以上 3 种常见阴道炎的鉴别方法，见表 2 - 1。

表 2 - 1　滴虫性阴道炎、念珠菌性阴道炎和细菌性阴道病的鉴别

项目	滴虫性阴道炎	念珠菌性阴道炎	细菌性阴道病
阴道分泌物性状	灰黄色或黄绿色，量大，均质，黏度低，常呈泡沫状	白色，凝乳状，黏稠，黏附于阴道壁	灰白色，均质，黏度低，易揩净
阴道分泌物 + 10% KOH	偶有鱼腥臭味	无臭味	鱼腥臭味
阴道黏膜	普遍发红，宫颈或阴道壁可见点状出血斑	普遍发红	正常
阴道 pH	5.5 ~ 5.8	4.0 ~ 5.0	5.0 ~ 5.5
外阴红肿	不一定	常见	无
外阴瘙痒	轻至重度	剧烈	无
阴道分泌物涂片	活动毛滴虫	念珠菌孢子和菌丝	线索细胞

4. 老年性阴道炎

又称为萎缩性阴道炎，是由于雌激素水平过低和继发感染所致，常见于绝经后、卵巢切除后或盆腔放疗后的妇女。

（1）阴道有少量黄色或血性白带，伴阴部烧灼痛和性交痛。

（2）常伴有尿频、尿痛等不适。

（3）检查见阴道黏膜菲薄、充血、皱襞消失，有出血斑点，甚至表浅破损。

5. 阿米巴性阴道炎

常继发于肠道阿米巴病，原发于阴道者几乎没有。

（1）大量阴道分泌物，呈血性、浆液性或黄色脓性黏液，具有腥味。

（2）外阴、阴道因分泌物刺激而有疼痛、不适。

（3）患者曾有腹泻或痢疾史。

（4）检查可见外阴、阴道有溃疡，溃疡边缘隆起，基底有黄色坏死碎片，易出血。

（5）分泌物涂片检查或培养找到阿米巴滋养体，溃疡活检可找到原虫。

6. 阴道内异物残留

术后或产后阴道内残留纱布未取出或长期安放子宫托均可引起脓性白带，伴有奇臭。妇科检查时即能发现。

7. 阴道癌

原发性阴道癌少见，一般多继发于宫颈癌。因阴道无腺体，故大多为鳞状上皮细胞癌，极少数为腺癌。

（1）40 岁以上，特别是绝经后发病者为多。

（2）早期为无痛性阴道出血，晚期继发感染，有脓血性分泌物。

（3）检查病变多位于阴道上 1/3 的阴道壁，形态不一，表现为硬块、结节、溃疡或菜花状生长，接触性出血明显。

（4）取病变组织活检可证实，但必须排除宫颈癌的存在。

8. 急性宫颈炎

临床上淋球菌可引起急性宫颈炎和颈管内膜炎。此外，在产褥期内链球菌、葡萄球菌等化脓性细菌感染也可引起急性宫颈炎。

（1）阴道有大量脓性分泌物排出。

（2）宫颈充血、水肿，宫颈管内见大量黄绿色脓性分泌物。

（3）淋球菌感染时，常同时并发有阴道黏膜充血、水肿。

（4）若淋球菌由宫颈管上升，可引起急性淋球菌性输卵管炎。

9. 慢性宫颈炎（包括慢性宫颈管内膜炎）

宫颈阴道部黏膜为单层光滑呈鲜红色柱状上皮覆盖时仍为正常宫颈，一般无症状。但当其表面呈沙粒状甚至乳突状不平时则可导致白带增多，称慢性宫颈炎。但必须通过宫颈刮片、阴道镜检甚至宫颈活检排除宫颈上皮内瘤变和早期宫颈浸润癌的存在。

（1）宫颈阴道部黏膜部分呈沙粒状或乳突状鲜红色，表面有较多黏稠白色分泌物覆盖。白带常规有白细胞，但无致病微生物发现。

（2）宫颈管外口处乳白色或黄白色黏液分泌物增多，不易拭净，一般为慢性宫颈管内膜炎。白带常规检查有白细胞增多，若找到淋球菌或细胞内衣原体包涵颗粒时，应分别确诊为慢性淋球菌宫颈炎或慢性衣原体宫颈炎。

10. 宫颈结核

一般是继发于子宫内膜结核和输卵管结核，患者多有肺结核病史。

（1）早期有接触性出血。

（2）阴道有脓血性分泌物。

（3）妇科检查发现宫颈颗粒状糜烂或溃疡形成，也可呈菜花状，接触性出血明显。但用肉眼观察，难以与宫颈癌区分。

（4）宫颈活检镜下找到结核结节即可证实，并可排除宫颈癌。

11. 宫颈癌

多发生于 40 岁左右的妇女，但近年此病有年轻化趋势。以鳞状上皮细胞癌为多，少数为腺癌。

（1）早期宫颈癌有接触性出血。

（2）中、晚期宫颈癌特别是晚期宫颈癌有大量脓血性白带，奇臭。

（3）晚期宫颈鳞状上皮细胞癌外观呈结节状、菜花状或火山口状溃疡，质脆易出血。

（4）宫颈腺癌可能仅有宫颈呈桶状增大、质硬，表面光滑或轻度糜烂。

（5）宫颈黏液腺癌可分泌大量稀薄透明黏液性白带，需长期用卫生垫。

（6）宫颈组织活检是最后确诊方法。

12. 急性子宫内膜炎

一般多发生于产后、自然流产、人工流产或宫腔内安放节育器后。宫腔内有退化绒毛残留，更易诱发感染。

（1）有分娩或宫腔手术史，可能伴低热。

（2）宫腔分泌物多呈赭色。

（3）若无绒毛组织残留，一般在用抗生素治疗后，分泌物会逐渐消失。

13. 子宫黏膜下肌瘤伴感染

一般见于脱出至颈管或阴道内的有蒂黏膜下肌瘤。

（1）患者月经量过多。

（2）阴道有大量脓性分泌物。

（3）妇科检查在阴道内或宫颈管口处见到球状质实块物，表面为坏死组织覆盖。块物有蒂与宫颈管或宫腔相连。

14. 慢性子宫内膜炎

子宫内膜炎大多为急性，慢性子宫内膜炎极少见，仅绝经后老年性子宫内膜炎可能为慢性。若宫腔内分泌物排出不畅时，可导致宫腔积脓。

（1）老年妇女宫颈管内有少量水样液体流出。

（2）若宫颈管粘连，液体流出不畅时，则宫腔积脓，子宫增大，B超见宫腔内有液性暗区。给予雌激素治疗和扩张宫颈管后，脓液排净，症状可消失。

（3）一般均应做分段诊断性刮宫排除子宫内膜癌。

15. 子宫内膜癌

近年发病率显著上升，多见于绝经前后妇女。

（1）早期有不规则阴道出血。

（2）晚期并发有血性白带。

（3）检查子宫增大。

（4）分段诊断性刮宫可明确诊断。

16. 输卵管积水

输卵管慢性炎症引起积水，但其远端完全阻塞。当积液较多时，经宫腔排出体外。

（1）患者有不育史。

（2）偶有阵发性阴道排液，排出液体多为水样。

（3）B超检查在排液前可见到子宫附件处有液性暗区，排液后暗区消失。

17. 原发性输卵管癌

是罕见的疾病，一般好发于 40~60 岁妇女，多为单侧发病。

（1）间歇性腹痛和阴道排液，一般是每次腹痛后立即有阴道排液。

（2）排出的液体为淡黄色水样或为血性水液。

（3）妇科检查可扪及一侧附件有包块，一般为 3~6 cm，直径不等。

（4）盆腔 B 超在子宫一侧附件处见到回声不均的液性包块。

（5）在排出的水液中偶可找到癌细胞。

（邓少婷）

第二节　下腹痛

下腹痛是妇科最常见的症状之一，其病因复杂，可由妇科疾病所致，也可由内、外科及泌尿科疾病引起。因此，要全面考虑，详细询问病史，仔细进行腹部及盆腔检查，并进行必要的辅助检查。首先应排除妇科以外的疾病，如急性阑尾炎、肾结石绞痛、泌尿道感染、结肠炎等。临床上根据起病缓急，可分为急性下腹痛和慢性下腹痛。

一、病史要点

应了解以下病史。①腹痛起病的缓急，有无诱因。②应了解腹痛的部位，最早出现或疼痛最明显的部位常提示为病变部位。注意疼痛的性质、程度及发展过程。剧烈绞痛提示可能有脏器缺血或扭转；持续性疼痛多为炎症。③注意腹痛与月经的关系及婚姻、生育状况。④注意腹痛的伴随症状及放射部位，如剧烈绞痛伴恶心、呕吐多为卵巢肿瘤蒂扭转；伴畏寒、发热提示有炎症；伴肛门坠胀、晕厥和休克提示腹腔内出血。⑤既往有无盆腔手术史、类似腹痛发作史及治疗情况。

二、检查重点

1. 一般检查

首先应注意观察患者面部表情是否痛苦，面色是否苍白，同时检测患者的血压、脉搏、呼吸、体温、心肺等。如患者病情危重，有休克表现，提示有盆腔内出血的可能。

2. 腹部检查

观察腹部是否隆起、对称，有无手术瘢痕及腹壁疝；触诊应轻柔，从疼痛的远处开始，逐渐向疼痛的中心移动，注意有无肌紧张及反跳痛，有无腹部包块，压痛的程度及范围，压痛最明显处可能是病变所在，还应注意肝脾是否肿大；叩诊如有浊音或移动性浊音，提示腹腔内积液或积血可能，注意叩诊时肠曲鼓音所在位置，如有腹部包块则鼓音偏向一侧，如有腹腔积液或积血则鼓音位于腹中部；听诊注意肠鸣音有无增强或减弱。

3. 妇科检查

可注意处女膜是否完整，有无裂孔，无裂孔者是否呈紫蓝色膨出；阴道是否充血，有无异常分泌物，阴道后穹隆有无饱满感或触痛；宫颈有无举痛，颈管内是否有组织物；子宫位置、大小、形态、压痛、活动度及有无漂浮感；双附件有无增厚、压痛、肿块，如有肿块则注意其大小、形状、质地、压痛及活动度。

三、重要辅助检查

1. 血常规

红细胞及血红蛋白明显下降提示有腹腔内出血的可能，白细胞及中性粒细胞明显升高提示有炎症存在。

2. 血、尿人绒毛膜促性腺激素（HCG）

尿 HCG 阳性或血 HCG 升高提示腹痛与妊娠有关，如异位妊娠伴腹腔内出血。

3. 尿常规

脓尿提示为泌尿系统感染。

4. 阴道后穹隆穿刺或腹腔穿刺

如疑有腹腔内出血或盆腔感染伴盆腔积脓者，应做阴道后穹隆穿刺或腹腔穿刺，抽出不凝血者提示有腹腔内出血，抽出脓性液体应考虑化脓性炎症，必要时应将穿刺液涂片检查和细菌培养。

5. 盆腔 B 超检查

应常规行 B 超检查，了解子宫大小、形态及附件情况。B 超可以区分宫内外妊娠，有无盆腔包块及包块性质。

6. 腹腔镜检查

根据诊断需要可行腹腔镜检查，在直视下诊断输卵管妊娠、输卵管炎症、脓肿或肿瘤。

7. 其他检查

根据需要可行血糖类抗原 125（CA125）、甲胎蛋白（AFP）测定、诊断性刮宫、CT 或 MRI 等检查。

四、急性下腹痛的鉴别诊断

急性下腹痛是妇科常见症状，起病急，发展快，病情重，病情变化迅速，延误诊断可能对患者造成严重后果。对急性下腹痛严重伴休克者，在重点询问病史和体检后，应迅速做出诊断，并进行抢救。

（一）异位妊娠

异位妊娠是妇科常见急腹症，95% 为输卵管妊娠。下腹痛是其主要症状，腹痛轻重不等，重者可伴失血性休克，抢救不及时可导致死亡。其临床特征：①大多有停经史，停经时间在 12 周以内，以 6～8 周为多见；②停经后有不规则阴道流血，出血量一般少于月经量；③输卵管妊娠早期可有下腹隐痛，发生流产或破裂时，可出现急性下腹痛，常伴肛门坠胀；④检查患者可有面色苍白，血压下降，脉搏快而弱，四肢冰冷等失血体征；⑤腹部检查下腹压痛，反跳痛，但肌紧张不明显，出血多时可有腹部膨隆，移动性浊音阳性；⑥妇科检查宫颈举痛，阴道后穹隆饱满，子宫饱满，可能有漂浮感，附件区可触及包块，压痛，界限不清，质软；⑦血、尿 HCG 阳性；⑧ B 超检查见宫内无胚囊，子宫外可见胚囊或不均质回声包块，盆腹腔内有液性暗区；⑨如有腹腔内出血可疑时，阴道后穹隆穿刺抽出不凝固血液即可确诊。

（二）急性盆腔炎

急性盆腔炎是妇女内生殖器官炎症的总称，包括急性子宫内膜炎及子宫肌炎、急性输卵管炎、输卵管卵巢炎、急性盆腔腹膜炎、盆腔脓肿等，腹痛是其主要症状之一。其临床特征：①常于宫腔手术后、产后、流产后或经期及月经后发病；②急性持续性下腹疼痛，伴畏寒、发热。阴道充血，分泌物增多，可呈脓性；③妇检宫颈举痛明显，阴道后穹隆触痛，子宫及双侧附件区压痛，可能扪及盆腔压痛包块；④血白细胞及中性粒细胞增高，部分可出现中毒颗粒，血细菌培养可能为阳性；⑤ B 超检查盆腔内可能有不规则包块；⑥阴道后穹隆穿刺可抽出脓液，涂片见大量白细胞，培养可为阳性。

（三）卵巢肿瘤蒂扭转

卵巢肿瘤蒂扭转是妇科常见急腹症。多见于瘤蒂较长、瘤体中等大小、活动度大的卵巢肿瘤，如成熟型畸胎瘤。可见于任何年龄，但好发于生育期。其临床特征：①以往可有类似下腹痛史；②突然出现一侧下腹持续性剧烈疼痛，常在体位改变后发生，伴恶心、呕吐，疼痛可放射至同侧腰部、下肢及会阴部。若发病时间长，肿瘤坏死继发感染，患者可出现发热；③检查发现患侧下腹压痛，有肌紧张及反跳痛，肿瘤大者下腹可扪及包块；④在子宫旁可触及包块，张力较大，边界清楚，压痛剧烈，肿瘤蒂部压痛最明显；⑤辅助检查可有血白细胞升高。盆腔 B 超见子宫一侧有肿块，形态规则，边界清楚。

（四）原发性痛经

一般见于青年女性，初潮时无痛经，多在月经来潮数次后出现。临床特征：①月经来潮第1～2天下腹阵发性痉挛痛或坠痛，剧痛时多难以耐受；②盆腔检查无器质性疾病；③盆腔B超无异常发现。

（五）卵巢子宫内膜异位囊肿破裂

卵巢子宫内膜异位囊肿破裂为卵巢内膜异位囊肿内压力增高，使囊壁破裂，囊内容物流入腹腔，刺激腹膜所引起的急性下腹痛，多在经期或月经前后发病。临床特征：①性成熟期妇女，有痛经、不孕史，发病前曾诊断盆腔子宫内膜异位症；②检查可有发热、全腹压痛、反跳痛、肌紧张；③盆腔检查子宫大小正常或稍增大，多固定后倾，双侧附件区增厚，压痛，可扪及不活动囊性包块；④辅助检查血白细胞及中性粒细胞升高。血、尿HCG阴性。B超检查可见盆腹腔积液，盆腔内囊块。阴道后穹隆穿刺可抽出巧克力样液。

（六）卵泡囊肿或黄体囊肿破裂

成熟卵泡或黄体破裂时可有出血，出血多时可发生急性腹痛甚至伴休克，以黄体囊肿破裂为多见，常在经前（黄体期）或月经第1～2天发病；少数为卵泡破裂，一般在月经周期的中间（排卵期）发生。临床特征：①生育年龄妇女多见；②突然出现一侧下腹痛，检查腹部有压痛、反跳痛，患侧明显，出血多时可有移动性浊音；③妇科检查阴道后穹隆饱满，宫颈举痛，子宫正常大小，附件区压痛，患侧明显；④血、尿HCG阴性，B超检查可见盆腹腔内有积液，阴道后穹隆穿刺可抽出不凝血。

（七）子宫穿孔

在进行人工流产术、诊刮术、清宫术、放环术或取环术时，因器械损伤子宫，造成子宫甚至其他内脏穿孔，引起急性腹痛。鉴别要点：①在宫腔手术时发生急性下腹痛；②术中器械进入子宫腔有无底感或超过原测子宫长度时，即应考虑为穿孔；③穿孔时一般内出血少。如穿孔后损伤肠管、大网膜，则出现发热、全腹疼痛、腹肌紧张等全腹膜炎症状。如不及时剖腹探查，可导致感染性休克。

（八）卵巢肿瘤破裂

恶性肿瘤可因瘤细胞浸润卵巢包膜发生破裂。破裂后肿瘤内容物流入盆腔引起急性下腹痛。少数卵巢良性囊肿可因挤压、性交发生破裂。鉴别要点：①原有卵巢肿瘤史；②突发剧烈的腹痛，多伴恶心、呕吐；③检查腹肌紧张，压痛、反跳痛，叩诊有移动性浊音；④妇科检查扪及盆腔包块，压痛明显。

（九）子宫肌瘤

肌瘤一般不引起腹痛，子宫肌瘤红色变性或有蒂浆膜下肌瘤扭转时可出现急性剧烈下腹痛。鉴别要点：①有肌瘤病史；②突然出现急性下腹痛，可有恶心、呕吐、发热；③妇科检查扪及盆腔包块，有压痛，结合B超检查不难诊断。

（十）人工流产术后宫腔粘连

人工流产术后因搔刮过度和（或）伴宫腔感染可引起宫颈管粘连或宫腔粘连、狭窄。继后月经来潮时，可因经血不能排出甚至倒流至腹腔，引起急性下腹痛。鉴别要点：①人工流产术后无月经来潮，但有阵发性下腹疼痛，伴肛门坠胀；②检查下腹有压痛及反跳痛；③妇科检查可见宫颈举痛，子宫增大，压痛，附件区压痛；④宫腔探针不能顺利进入宫腔，当用力探入宫腔后即有黯红色血液流出。

五、慢性下腹痛的鉴别诊断

慢性下腹痛又称为盆腔疼痛，可分为内脏痛和躯体痛，来自膀胱、子宫及附件的疼痛为内脏痛，来自下腹皮肤、外阴、肛门、尿道、筋膜、肌肉和壁腹膜的疼痛为躯体痛。感受疼痛的一种体验是对不良刺激的主观反应，这种刺激可能是身体的或心理因素和社会因素综合作用的结果。如心理因素占主要时，对疼痛性质、定位叙述不够准确，主诉较多且混乱，治疗难度加大。因此，确诊下腹痛的病因有时是十分困难的。

（一）慢性盆腔炎

慢性盆腔炎是引起慢性下腹痛最常见的原因，常因急性盆腔炎未能彻底治愈，病程迁延所致，但也可无急性炎症的发病过程。慢性盆腔炎包括慢性输卵管炎、输卵管积水、输卵管卵巢囊肿、慢性盆腔结缔组织炎等。鉴别要点：①患者除长期腹部坠胀、疼痛及腰骶部酸痛不适外，还有不孕、白带增多及神经衰弱等表现。当抵抗力降低时，易有急性或亚急性盆腔炎发作。②妇科检查子宫多后倾、活动受限，宫旁组织增厚，部分患者可触及宫旁囊性包块，活动度差，轻压痛。③已形成输卵管积水或输卵管卵巢囊肿时，B超检查可见一侧或双侧附件包块，多为囊性，部分为混合性。

（二）盆腔子宫内膜异位症

绝大多数异位病灶发生在卵巢、直肠子宫陷凹、子宫骶韧带、乙状结肠及直肠的浆膜面或直肠阴道隔等部位。见于生育年龄妇女。鉴别要点：①主要表现为继发性进行性痛经、性交痛、月经失调、不孕等；②妇科检查子宫正常或稍大，常后倾固定，直肠子宫陷凹或宫骶韧带或子宫后壁下段可扪及触痛性结节，一侧或双侧附件处可触及囊块，不活动，多有压痛；③B超检查可见附件区有囊性肿块，腹腔镜检查发现盆腔内有紫蓝色结节或卵巢巧克力囊肿。

（三）子宫腺肌病

多见于经产妇，约15%患者并发盆腔子宫内膜异位症。鉴别要点：①继发性进行性痛经，一般经量增多，经期延长；②妇科检查可见子宫增大，质硬，触痛，后壁体征明显；③B超提示子宫增大，但很少超过3个月妊娠大小。

（四）盆腔瘀血综合征

由慢性盆腔静脉瘀血引起的一系列综合征。表现如下：①主要有下腹部坠痛、酸胀及骶臀部疼痛，伴有月经过多、经期延长、性交痛、白带增多等表现；也可有尿频、尿痛及肛门坠胀、痔疮出血等膀胱、直肠刺激症状。久站、久坐后症状明显，平卧或抬高臀部后，症状减轻或消失；②妇科检查可扪及子宫稍大或正常，多为后位，附件区可有压痛；③腹腔镜或阴道彩色B超检查可明确诊断。

（五）结核性盆腔炎

其临床特征：①除腹痛外，多有长期发热、盗汗史；②并发结核性腹膜炎时可扪及腹部柔韧感，压痛，腹腔积液征阳性；③妇科检查：可在盆腔内触及与子宫粘连且形态不规则的包块；④血白细胞及中性粒细胞一般不升高，结核菌素试验阳性甚至强阳性；⑤子宫内膜病理检查是诊断子宫内膜结核最可靠的依据。诊断困难时可行腹腔镜检查取活检证实。

（六）卵巢恶性肿瘤

卵巢恶性肿瘤是女性生殖器官三大恶性肿瘤之一，多见于绝经期前后的妇女，早期不易发现。其临床特征：①早期一般无症状，一旦出现腹痛、下腹包块、食欲不振、消化不良、体重下降，已属卵巢癌的晚期；②腹部检查可能触及肿块，腹腔积液征阳性；③妇科检查可扪及盆腔结节性实质包块，固定，不活动；④血 CA125 一般均 >200 U/L；⑤盆腔 B 超见囊实不均、界限不清的包块。

（七）术后粘连

术后粘连是下腹疼痛的原因之一，20%～50% 盆腔术后慢性下腹疼痛患者与盆腔粘连有关。其临床特征：①持续性腹部钝痛，伴阵发性加剧，重者可有不全甚至完全性肠梗阻以致出现剧烈腹痛；②盆腔检查子宫活动度可能受限，宫旁组织增厚或扪及不规则包块；③腹腔镜检查是诊断术后粘连性腹痛的可靠手段。

（八）残留卵巢综合征

全子宫或次全子宫切除后，保留一侧或双侧卵巢后出现的下腹疼痛。其临床特征：①一般见于因子宫肌瘤、盆腔子宫内膜异位症、子宫腺肌病或功能失调性子宫出血而行全子宫或次全子宫切除术后；②子宫切除后将卵巢固定于阴道残端或宫颈残端者发生率较高；③常伴有深部性交痛；④妇科检查可能扪及有压痛的卵巢；⑤ B 超检查可发现卵巢增大。

（九）卵巢残余物综合征

由于盆腔内粘连严重，解剖不清，在手术切除子宫及双侧附件后，仍残留有少许卵巢皮质未能切净所导致的术后下腹痛。其临床特征：①一般见于慢性盆腔炎、广泛粘连的子宫内膜异位症手术后，特别是有多次盆腔手术史，最终将双侧附件切除者；②术后出现持续性下腹痛，也可能为周期性下腹痛，但无发热；③盆腔 B 超检查及妇科盆腔检查可能发现盆腔内有囊块；④血清 FSH 呈绝经前水平（<40 mU/mL）；⑤有些患者周期服用避孕药可缓解疼痛。

（吴毅明）

第三节　阴道出血

阴道出血是指除正常月经以外的生殖系统出血，是妇科疾病中较常见的症状之一。出血的部位可在外阴、阴道、宫颈、宫体和输卵管，但以子宫出血最为常见。

一、病史要点

（一）仔细询问阴道出血的表现特征

（1）出血的时间和病程。

（2）出血量的多少。

（3）出血有无规律，是否为周期性或持续性或不规则的间歇性出血。

（4）与月经的关系，是否为月经中期出血，或月经前后出血，或与月经不能分辨。

（5）出血前有无停经及停经时限。

（二）伴随症状

（1）有无腹痛，腹痛出现的时间、部位、性质、程度以及是否向他处放射。

（2）有无发热。

（3）有无白带增多，出血前或出血间期白带的性状，有无恶臭等。

（4）有无尿路刺激症状和消化道症状，如腹胀、腹泻、肛门坠胀、排便困难等。

（5）有无腹部包块，包块发现的时间，包块的部位、大小、质地等。

（6）有无贫血的症状。

（三）诱因

阴道出血前有无外伤（尤其是骑跨伤）、性交、宫颈上药或物理治疗，精神创伤、环境变迁、服用避孕药或抗凝药物等。

（四）治疗情况

是否接受过内分泌药物治疗（药品名称、剂量、用药时间及效果）、诊断性刮宫或病灶活检（何时、何地及病检结果）。

（五）月经史

出血前的月经情况，有无痛经。已绝经者，应询问绝经年龄。

（六）婚育史

婚姻状况（有无性生活），孕产次，末次怀孕时间，有无葡萄胎病史，是否避孕及避孕方式。

（七）既往史

有无甲状腺功能亢进症，甲状腺功能减退，高血压，糖尿病，血液病和慢性心、肝、肾疾病等。

（八）家族史

有无糖尿病、高血压和恶性肿瘤史。

二、检查重点

1. 一般情况检查

除测量患者的体温、脉搏、呼吸、血压外，尚需注意患者的精神与营养状况、皮肤黏膜有无瘀斑、全身浅表淋巴结有无肿大。

2. 头、颈部检查

有无突眼、眼睑水肿和甲状腺肿大。

3. 胸部检查

按常规检查心、肺体征。

4. 腹部检查

是否膨隆，肝脾大小，有无包块及包块的部位、大小、质地、活动度、压痛等，有无移动性浊音。

5. 妇科检查

（1）外阴：注意有无充血、水肿、外伤、血肿或赘生物。

（2）阴道：黏膜是否充血或出血，有无溃疡、肿块或损伤。性交后发生阴道大出血者，应注意观察阴道后穹隆有无撕裂伤。

（3）宫颈：表面是否光滑，有无糜烂、息肉或赘生物，质地是否坚硬、有无接触性出血，宫口是否扩张等。

（4）宫体：位置、大小、形态是否规则，质地、活动度等。

（5）双侧附件：有无增厚、压痛或包块（位置、大小、质地、是否活动、有无压痛），直肠子宫陷凹及骶韧带有无结节及压痛。

三、重要辅助检查

1. 实验室检查

血、尿常规检查（有阴道出血时，应查清洁尿）。处于生育年龄的患者常需行尿或血 HCG 检测，以排除妊娠或与妊娠有关的疾病。根据情况有的尚需行甲状腺功能、肝功能、肾功能、凝血功能及性激素和促性腺激素测定。

2. 宫颈细胞学检查

有性交出血或宫颈有糜烂、息肉和接触性出血者，需行此项检查，可协助诊断早期宫颈癌。

3. 超声检查

（1）B 超（经腹或经阴道）：子宫出血者常需行盆腔 B 超检查，以了解子宫大小、形状、子宫内膜厚度、宫腔有无异常回声，附件有无包块及包块的性状，有无腹腔积液等。

（2）宫腔声学造影：当 B 超显示宫腔声像异常时，可行宫腔声学造影，即在 B 超下向宫腔注入无菌生理盐水 5～30 mL，以增加宫腔声像对比度，可清楚显示宫腔是否规则、光滑，有无黏膜下子宫肌瘤和子宫内膜息肉或癌肿。

（3）多普勒彩色血流显像：可协助诊断子宫及盆腔包块病变的性质。

4. 活组织检查

（1）外阴、阴道和宫颈的病灶，可直接取活检，以明确诊断。怀疑绒毛膜癌者，切忌活检，因可发生难以控制的病灶大出血。

（2）子宫出血者，为明确诊断或止血，常需行诊断性刮宫（一般限于已婚患者），刮出组织必须行病理检查。怀疑子宫内膜癌者，行分段诊刮，即先刮宫颈管，再探宫腔深度和刮取子宫内膜组织，然后分别标明标本来源后，送病理检查，以协助诊断子宫内膜癌的临床分期。

5. 内镜检查

（1）宫腔镜检查：当 B 超显示宫腔回声异常，或拟诊功能性子宫出血（功血）久治无效时，需行宫腔镜检查，以明确宫腔有无病变，如黏膜下肌瘤、内膜息肉、癌肿等。

（2）腹腔镜检查：妇检或 B 超发现盆腔包块，或拟诊多囊卵巢综合征、子宫内膜异位症者，行腹腔镜检查可明确诊断。

四、鉴别诊断

（一）幼儿期阴道出血

（1）生殖系统恶性肿瘤：如阴道或宫颈的葡萄状肉瘤、卵巢颗粒细胞瘤等。

（2）外阴、阴道炎。

（3）外伤（外生殖器）。

（4）性早熟。

（5）阴道异物。

（二）青春期阴道出血

（1）无排卵性功能失调性子宫出血：最常见。

（2）甲状腺功能亢进症。

（3）生殖系统恶性肿瘤。

（4）外阴、阴道损伤。

（三）生育期阴道出血

（1）与妊娠有关的疾病：如流产、宫外孕、葡萄胎等。

（2）炎症：急性阴道炎、宫颈炎和子宫内膜炎，宫颈糜烂、息肉，慢性盆腔炎，子宫内膜结核等。

（3）肿瘤：子宫肌瘤、宫颈癌、子宫内膜癌、滋养细胞肿瘤、子宫肉瘤、卵巢颗粒细胞瘤、卵泡膜细胞瘤和阴道恶性肿瘤等。

（4）子宫内膜异位症和子宫腺肌症。

（5）生殖器官损伤。

（6）功能失调性子宫出血（简称"功血"）。

（7）多囊卵巢综合征。

（8）宫内节育器（IUD）出血：放置宫内节育器引起的子宫出血。

（9）与胎盘因素有关的疾病：胎盘早剥、前置胎盘、胎盘边缘血窦破裂。

（10）妊娠晚期子宫破裂。

（四）围绝经期和绝经后的阴道出血

（1）功能失调性子宫出血。

（2）肿瘤：宫颈癌、子宫内膜癌、生殖系统肉瘤、卵巢颗粒细胞瘤和卵泡膜细胞瘤、外阴癌、阴道癌、绒毛膜癌和输卵管癌等。

（五）全身疾病引起的阴道出血

1. 血液系统疾病

如白血病、再生障碍性贫血、血小板减少性紫癜、脾功能亢进引起的血小板减少等常引起月经过多，经期延长。

2. 其他疾病

肝脏疾病引起的凝血因子合成障碍，肾脏疾病、高血压引起的血管病变。其他疾病引起的弥散性血管内凝血（DIC）也可导致月经过多，出血不止。全身性疾病引起的阴道流血往往合并有全身皮肤、黏膜的出血点和瘀斑。

五、常见疾病的诊断要点

（一）流产

（1）通常为已婚育龄妇女。

（2）出血前先有停经，且停经时间多在 3 个月以内。

（3）出血量初始较少，随流产过程发展而增多。

（4）伴不同程度的下腹痛。

（5）宫颈着色，子宫增大变软。

（6）尿和血 HCG 增高。

（7）B 超示宫腔内有妊娠囊。

（8）各类型流产的鉴别，见表 2 - 2。

表 2 - 2　各种类型流产的鉴别诊断

临床表现	先兆流产	难免流产	不全流产	完全流产
阴道出血量	少	增多	大量	减少，渐停止
下腹胀痛	无或轻微	加剧	减轻	消失
组织物排出	无	无	有（部分）	有（全部）
宫颈口	闭	扩张	扩张或有组织物堵塞	闭
子宫大小	与孕周相符	相符或稍小	小于孕周	接近正常
B 超	宫腔内见孕囊和胚胎心管搏动	有或无心管搏动	宫腔异常回声	宫腔无异常回声

（二）输卵管妊娠

（1）常有慢性盆腔炎或不孕史。

（2）出血量少，但持续不净。

（3）多数病例出血前先有 6 周左右的停经史，部分患者可无停经。

（4）伴一侧下腹痛，有内出血时可出现肛门坠胀。

（5）如内出血多时，可有血压下降、脉搏增快等休克的表现，体检时下腹压痛，肌紧张不明显，移动性浊音阳性。

（6）妇科检查：宫颈常有举痛，子宫大小正常或稍增大变软，一侧附件可扪及包块或压痛。

（7）血 HCG 增高。

（8）B 超：宫腔内无妊娠囊，宫旁可见低回声区，若其中见胚芽和心管搏动可确诊。

（9）诊断性刮宫：刮出组织病检多为蜕膜或呈 A - S 反应的子宫内膜，未见绒毛组织。

（10）阴道后穹隆穿刺：若抽出黯红色不凝血或少许陈旧血块可协助诊断。

（三）葡萄胎

（1）出血前已停经 3 个月左右。

（2）表现为不规则的间歇性出血，出血量时多时少，大量出血时常有水泡样组织排出。

（3）一般无明显腹痛。

（4）子宫明显增大变软，大多数较停经月份大。

（5）血 HCG 增高，明显高于相应妊娠月份的正常值范围。

（6）B 超显示扩大的宫腔内充满弥漫光点和小囊状液性暗区。宫旁的一侧或两侧有时可见中等大小多房囊肿（卵巢黄素囊肿）。

（四）子宫肌瘤

（1）多为中年妇女。

（2）主要表现为经期延长和经量增多，月经周期正常。

（3）病程长，患者常有不同程度的贫血。

（4）子宫增大，形状多不规则，质中等，包块较大时可在下腹部扪及。妇科检查时若向上推动包块，宫颈可随之上升。

（5）子宫黏膜下肌瘤从宫颈脱出后，窥视阴道可见一鲜红色包块，表面光滑，质中等。包块蒂部周围可扪及一圈扩张的宫颈，宫体轮廓清楚可及，此点可与子宫内翻鉴别。

（6）B超可协助诊断，诊断小的黏膜下肌瘤常需行宫腔声学造影或宫腔镜检查。

（五）子宫腺肌病

（1）多为中年妇女。

（2）继发性痛经，疼痛程度多呈进行性加剧。

（3）经量增多伴经期延长。

（4）子宫增大，一般不超过3个月妊娠大小，质硬。

（5）B超显示子宫增大，肌壁增厚，常以后壁为甚，回声不均，有的在增厚的肌壁内可见小的无回声区。

（六）子宫肉瘤

（1）多为50岁左右的围绝经期妇女。

（2）不规则阴道出血，量可多可少。

（3）子宫增大、质软，宫颈口常扩张，有的可见息肉样或葡萄样赘生物从宫颈口脱入阴道。由于病程发展迅速，不久可在下腹部扪及增大的子宫包块，常伴有压痛。

（4）B超显示子宫包块内回声不均，常因肿瘤局部坏死出血，而出现不规则的液性暗区，包块与子宫肌壁界限不清。彩超显示包块血流较丰富，子宫动脉血流阻力指数（RI）与脉冲指数（PI）均明显降低。

（5）诊断性刮宫或取宫颈口脱出组织病检可确诊。若肿瘤局限于肌壁内，尚未累及子宫内膜层，则诊刮取不到肿瘤组织，对诊断无意义。

（七）滋养细胞肿瘤（侵蚀性葡萄胎和绒毛膜癌）

（1）曾有葡萄胎、流产或分娩史。

（2）不规则阴道出血，量时多时少。

（3）常伴下腹胀痛。

（4）伴肺转移者，可出现咳嗽、咯血、胸痛，甚至呼吸困难。

（5）妇科检查：子宫增大、质硬，表面可有结节或包块突出。当肿瘤浸润子宫浆膜时，局部常有压痛。并发阴道转移者，常于阴道侧壁和下段前壁见紫蓝色或紫红色结节突起，由于病灶内常有出血和坏死，故质地偏硬。当结节破溃后可发生阴道大出血。

（6）血HCG明显增高：通常葡萄胎清宫后9周下降至正常，少数在14周转阴，如果超过上述时限，就可能为侵蚀性葡萄胎。分娩、流产或异位妊娠后1个月，HCG维持在较高水平，或一度下降后又上升，已排除妊娠物残留、再次妊娠、持续性异位妊娠后，可能为绒毛膜癌。

（7）肺转移者：胸部X线平片可见多个棉球状阴影，少数可为单个孤立的病灶影。

（8）B超和彩超检查：子宫增大。若为侵蚀性葡萄胎，肌壁间可见蜂窝状无回声区和弥散光点。绒毛膜癌的包块可位于子宫肌壁间，为高回声团块，边界清但无包膜；彩超显示有丰富的血流信号和低阻力型血液频谱。

（9）葡萄胎清除后半年内发病者，多为侵蚀性葡萄胎，1年后发病者多为绒毛膜癌。无葡萄胎病史者应诊断为绒毛膜癌。

（八）宫颈癌

（1）多为 35～50 岁的妇女。

（2）出血表现：初为性交出血，继而发展为不规则阴道出血，晚期当肿瘤坏死、脱落，可发生大量出血。

（3）白带增多：肿瘤继发感染后，白带呈淘米水样，有恶臭。

（4）妇科检查：早期宫颈病灶如糜烂，有接触性出血，以后可见菜花样赘生物突出；有的宫颈增大如桶状，质硬。癌肿组织坏死、脱落后，局部形成溃疡或空洞。

（5）早期诊断：宫颈细胞学检查、阴道镜检查和宫颈活检，宫颈有赘生物者，直接取组织病检可确诊。

（九）子宫内膜癌

（1）多为 50～60 岁的妇女。

（2）主要为绝经后不规则阴道出血，未绝经者表现为经期延长，经量增多。

（3）子宫增大，一般不超出 2 个月妊娠大小，质稍软。

（4）B 超示宫腔回声异常，绝经者子宫内膜厚度常达到或超出 5 mm。

（5）分段诊刮病检可确诊。

（十）原发性输卵管癌

（1）多为已绝经妇女。

（2）常有慢性输卵管炎和不孕史。

（3）阴道有血性排液或少量出血。

（4）常有一侧下腹胀痛。

（5）妇科检查于一侧宫旁扪及包块，表面较光滑。包块增大后可在腹部扪及。

（6）收集阴道排液行细胞学检查，可发现腺癌细胞。

（7）B 超显示子宫一侧有包块，其内回声不均，可见液性暗区（输卵管管腔积液）。

（8）腹腔镜检查可见输卵管增粗，有时输卵管伞部可见菜花样赘生物。

（十一）卵巢颗粒细胞瘤

（1）可见于任何年龄的妇女，但以 45～55 岁患者为多。

（2）表现为月经紊乱或不规则阴道出血。

（3）幼儿患者伴性早熟。

（4）妇科检查：已绝经者阴道仍较红润，无明显萎缩。子宫稍增大，宫旁一侧可扪及实性包块，形状较规则，边界清楚，表面光滑，多数可活动。

（5）B 超显示子宫外包块为较均质的低密度回声，间有无回声的液性暗区。

（6）内分泌测定：E_2 明显增高，FSH、LH、睾酮（T）均正常，P 在卵泡期水平。

（十二）子宫内膜异位症

（1）多见于生育年龄的妇女。

（2）表现为月经前后少量出血，或经期延长、经量增多。

（3）常伴痛经、不孕及性交痛。

（4）妇科检查：子宫多后倾，活动受限，子宫旁可扪及囊性包块，多为双侧，壁较厚，且因粘连而固定。骶韧带可扪及结节并有压痛。异位病灶位于直肠阴道隔者，常于阴道后穹隆处扪及瘢痕样小结节突出，质硬且有压痛，月经期结节表面的阴道壁黏膜可呈紫蓝色或有出血点。

（5）B超：卵巢子宫内膜囊肿的典型图像为子宫的后上方一侧或双侧有囊性包块，囊内为均匀分布的细小弱回声光点，多为单房。若囊内有新鲜出血时，也可出现液性暗区。

（6）腹腔镜检查可明确诊断。

（十三）老年性阴道炎

（1）均为绝经多年的老年妇女。

（2）表现为脓血性白带或少量出血。

（3）常伴外阴灼热或微痒。

（4）妇科检查：阴道黏膜萎缩充血，常伴点状或片状出血，宫颈及宫体萎缩。

（5）取阴道分泌物检查：未发现念珠菌、滴虫及淋球菌。

（十四）无排卵型功血

（1）多为青春期和绝经前期妇女。

（2）表现为月经周期紊乱，经期延长，量多少不定。常先停经数周，继而阴道持续出血，量较多。

（3）除继发贫血外，无其他症状。

（4）妇科检查：子宫大小正常或稍大。

（5）B超：盆腔无异常发现。少数于一侧卵巢上有一壁薄的单房囊肿，一般小于 5 cm 直径（卵泡囊肿）。

（6）诊断性刮宫（诊刮）：已婚患者经前或出血 6 小时内诊刮，子宫内膜为增生期、单纯性增生或复杂性增生。

（7）宫腔镜检查可排除宫腔内器质性疾病。

（十五）排卵型功血

（1）多见于生育期妇女。

（2）患者有排卵，但黄体功能异常。

（3）常见有两种类型，黄体功能不足者表现为月经周期缩短，不孕。

（4）妇科检查：子宫大小正常。

（5）B超示盆腔无异常发现。

（6）诊刮：黄体功能不足者表现为分泌期腺体呈分泌不良。

（7）反应落后 2 天，子宫内膜不规则脱落者表现为月经第 5~6 天。

（8）诊刮可见到呈分泌反应的内膜。

（9）早孕时流产：子宫内膜不规则脱落者表现为月经周期正常。

（10）经期延长，经量增多。

（11）宫腔镜检查可排除宫腔内器质性疾病。

（荆芳芳）

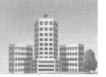

第三章 妇科炎症

第一节 阴道炎

一、细菌性阴道病

细菌性阴道病（bacterial vaginosis，BV）是最常见的阴道炎症，最初被称为"非特异性阴道炎"。Gardner 和 Duke 首先描述了本病的临床特点和有特征性的线索细胞（clue cell）。1984 年，本病被命名为 BV。BV 与许多严重的妇产科并发症有直接关系，通过对 BV 的诊断和治疗，可以使许多妇产科并发症包括某些早产得到预防。

（一）流行病学

BV 发病率在不同的人群和地区变化较大。计划生育诊所就诊女性 BV 的发病率为 14% ~ 25%；在妇科门诊，无症状患者 BV 的发病率为 23%，阴道排液患者 BV 的发病率为 37%；STD 诊所患者 BV 的发病率为 24% ~ 37%；妊娠女性 BV 发病率为 6% ~ 32%。

（二）病理

1. 阴道微生态失衡

从健康女性阴道可培养、分离出 5 ~ 15 种主要细菌，卷曲乳酸杆菌、詹氏乳酸杆菌、发酵乳酸杆菌、加塞乳酸杆菌和惰性乳酸杆菌是阴道主要菌群，产 H_2O_2 乳酸杆菌多种代谢产物有抑菌或杀菌功能，产 H_2O_2 乳酸杆菌减少与 BV 发病相关。阴道内其他细菌约占 10%，包括表皮葡萄球菌、链球菌和阴道加德纳菌等。BV 患者阴道内出现高浓度阴道加德纳菌、普雷沃菌属、消化链球菌、动弯杆菌或人型支原体等，这些 BV 相关微生物浓度比健康女性阴道中增高 100 ~ 1 000 倍，乳酸杆菌减少或消失。

BV 患者阴道微生态失衡导致阴道分泌物 pH 升高，二胺、多胺、有机酸、黏多糖酶、唾液酶、IgA 蛋白酶、胶原酶、非特异性蛋白酶、磷脂酶 A_2 和 C、内毒素、白细胞介素 1_α、前列腺素 E_2 和 $F_{2\alpha}$ 浓度升高。这些酶和有机化合物破坏宿主的防御机制，促使宫颈、阴道微生物进入上生殖道。pH 高达 5.5 时，会严重地减弱中性粒细胞的吞噬作用和对趋化性刺激的反应。阴道内 pH 升高同时增加异性间 HIV 的传播和易感性，并与胎膜早破和早产有关。

2. 微生物感染

Gardner 和 Duke 在 1955 年提出 BV 由阴道加德纳菌感染引起，即单一微生物致病说。之后的研究发现，与 BV 相关的微生物还包括厌氧菌、动弯杆菌和支原体等，即多微生物致病说。Fenis 和 Verhelst

等分别发现阴道阿托波菌与 BV 发病相关。之后，Bradshaw 等发现甲硝唑治疗后复发的 BV 患者阴道阿托波菌检出率较高。Fems 等发现治疗失败的 BV 患者阴道阿托波菌检出率较高。Fredricks 等应用聚合酶链反应（PCR）检测阴道内细菌，发现 BV 患者阴道细菌检出率与无 BV 者显著不同，在 BV 患者阴道内检出 BV 相关细菌 1（BABV1）、BV 相关细菌 2（BABV2）和 BV 相关细菌 3（BABV3）等二十余种细菌。Fredricks 等之后报道了根据 PCR 检出不同细菌诊断 BV 的敏感性和特异性，其中 BABV1、BABV2、BABV3 诊断 BV 的敏感性分别为 43.2%、86.4% 和 42.0%，特异性分别为 96.7%、92.9% 和 96.7%；阴道阿托波菌和阴道加德纳菌诊断 BV 的敏感性均为 96.3%，特异性分别为 77.1% 和 29.5%。

3. 细菌生物膜形成

细菌生物膜（biofilm）是细菌在特定条件下形成一种特殊细菌群体结构，细菌生物膜结构使细菌体被包裹在其自身分泌的多聚物中。Swidsinski 等报道，BV 患者和健康女性阴道内存在包括阴道加德纳菌的多种微生物，但只有 BV 患者阴道内的阴道加德纳菌存在于细菌生物膜中，阴道加德纳菌存在于细菌生物膜可能与 BV 发病相关。Patterson 等发现阴道加德纳菌生物膜形成使其对 H_2O_2 和乳酸耐受性增加 5 倍和 4.8 倍。Swidsinski 等发现经过甲硝唑治疗后，阴道加德纳菌仍大量存在与其形成的生物膜内。所以，阴道加德纳菌生物膜形成可能与 BV 发病和复发有关。

4. 免疫缺陷

Ciraldo 等报道甘露糖结合凝集素 2 外显子 54 密码子基因突变在复发性 BV 患者多见，而甘露糖结合凝集素 2 外显子 57 密码子基因多态性在甘露糖结合凝集素外显子 54 密码子基因患者不常见。但 De Seta 等和 Milanese 等的研究均未证实 BV 患者存在甘露糖结合凝集素 2 基因多态性。Fan 等发现 BV 患者阴道冲洗液白细胞介素 4 浓度低于健康对照者，提出阴道局部白细胞介素 4 浓度降低可能与 BV 发病相关。

5. 发病因素

Fethers 等综述了 BV 的发病因素，包括新性伴、多性伴、月经期性交、经常阴道冲洗、紧张、吸烟和应用 IUD 等。

（三）并发症

French 综合了 BV 的妇科和产科并发症，如下：

1. 盆腔炎

手术证实，患有盆腔炎女性的上生殖道分泌物中最常分离出的菌群与 BV 的菌群一致，包括普雷沃菌属、消化链球菌属、阴道加德纳菌和人型支原体。盆腔炎患者并发 BV 者占 61.8%。

2. 异常子宫出血和子宫内膜炎

异常子宫出血常由子宫内膜炎所致。子宫内膜炎引起异常子宫出血与受感染的子宫内膜对卵巢激素的异常反应或子宫内膜受到感染或炎症的直接破坏有关。对 BV 患者口服甲硝唑治疗，可以迅速地缓解子宫出血。

3. 妇科手术后感染

在手术终止妊娠的女性中，妊娠并发 BV 女性的盆腔炎发病率是未并发 BV 女性者的 3.7 倍。手术流产女性口服甲硝唑治疗 BV 可减少 70% 的术后盆腔炎发生率。并发 BV 患者子宫全切术后，阴道断蒂蜂窝织炎、盆腔脓肿或两者并存的危险性增加。

4. 宫颈癌

BV、宫颈上皮内瘤变以及生殖道人乳头瘤病毒感染有相同的流行病学特征，BV 的厌氧菌代谢可产生胺及有致癌作用的亚硝基胺。BV 患者阴道分泌物中存在高浓度磷脂酶 C 和 A_2，后者可增加了人乳头瘤病毒感染的易感性，这些可能在宫颈上皮细胞转变方面起一定的作用。

5. HIV 感染

BV 可增加异性间 HIV 传播的危险性。当 pH 增加时，HIV 的生存能力和黏附能力增加，并且可能使传播更为容易。同时，BV 可改变阴道分泌物的其他理化性质，这些变化可改变宿主的防御机制，使 HIV 易感性增加。

6. 不育和流产

BV 患者输卵管因素不育症发生率增高。在助孕治疗中，BV 患者和非 BV 患者的胚胎种植率相似，但 BV 患者早孕期流产率高于非 BV 患者。

7. 羊膜绒毛膜炎、胎膜早破、早产和低出生体重儿

BV 患者阴道内细菌可通过胎膜进入羊膜腔，导致羊膜炎及羊膜绒毛膜炎，并可进一步发展为胎膜早破、早产和分娩低出生体重儿。

8. 产后子宫内膜炎及剖宫产后伤口感染

剖宫产分娩的 BV 患者手术后腹部伤口感染和子宫内膜炎发生率较非 BV 患者高。从这些患者产后子宫内膜炎部位常可培养出与 BV 相关的阴道加德纳菌及厌氧菌如普雷沃菌属、消化链球菌等。

（四）临床表现和诊断

1. 临床诊断

患者出现下列 4 项临床特征中至少 3 项可诊断为 BV。

（1）线索细胞：与正常的边界清晰的阴道上皮细胞相比，线索细胞边界模糊。在有 BV 存在的情况下，除了线索细胞以外，显微镜检查还可以发现细菌的种类和数量发生明显改变。镜下的细菌在数量上明显增加，短杆状和球杆菌占优势。湿片检查线索细胞是 BV 特异和敏感的诊断指标，根据线索细胞能准确地预测 85% ~ 90% 的 BV 患者。

（2）氨试验（Whiff test）阳性：阴道分泌物加 10% 氢氧化钾释放出特殊难闻的"鱼腥味"或氨味为氨试验阳性。有氨味存在对诊断 BV 有很高价值。但此法敏感性低，缺乏氨味并不能排除 BV。

（3）阴道 pH 大于 4.5：正常阴道内的 pH 为 3.8 ~ 4.2，pH 大于 4.5 对诊断 BV 最敏感，但特异性低。阴道中的精液、宫颈黏液、经血及滴虫性阴道炎等可使阴道分泌物 pH 升高。

（4）阴道均质稀薄的分泌物：超过 27% 的 BV 患者有明显的"泡沫"样阴道分泌物。尽管患有 BV 的女性常常有分泌物增多，但分泌物的量有不同。

2. 阴道涂片诊断

BV 的涂片特征为阴道加德纳菌、普雷沃菌形态及革兰变异动弯杆菌形态的小细菌占优势，并且乳酸杆菌形态细菌缺乏。根据阴道涂片诊断 BV 的敏感性和特异性分别是 94.7% 和 98.0%。

Nugent 等根据阴道涂片革兰染色后镜下分为 3 类细菌，建立诊断 BV 的评分系统。在 1 000 倍显微镜下 3 ~ 5 个视野，计算每视野细菌平均数，将 3 类细菌数所代表的评分数相加，做出诊断（表 3 - 1）。

表 3 – 1　革兰染色涂片诊断 BV 的 Nugent 评分法

细菌形态	根据细菌形态记分*				
	无	1^{+**}	2^{+**}	3^{+**}	4^{+**}
大革兰阳性杆菌	4	3	2	1	0
小革兰阴性或革兰变异杆菌	0	1	2	3	4
弧形革兰阴性或革兰变异杆菌	0	1	1	2	2

注:*0～3 分为正常，4～6 分为中间型，7～10 分为 BV。

**每视野细菌数 $<1 = 1^+$，$1～5 = 2^+$，$6～30 = 3^+$，$>30 = 4^+$。

3. 微生物的培养

在健康女性中，阴道加德纳菌培养阳性率超过 60%，即使用半定量的方法对密集生长的菌落进行检测，在 BV 低患病率的人群中，根据高浓度阴道加德纳菌可预测 41%～49% 的症状性 BV。在没有其他相关信息的情况下，单纯阴道加德纳菌培养不可用于 BV 诊断。

4. 其他诊断技术

VPⅢ微生物确认试验与其他诊断方法比较，可提供较为客观的检测结果。对依据临床标准诊断为 BV 的患者进行检测，使用 VPⅢ诊断 BV 的敏感性和特异性分别为 95%～97% 和 71%～98%。

（五）治疗

美国 CDC 推荐了治疗的适应证和方案，如下：

非孕期治疗的意义：①减轻阴道感染症状和体征。②减少流产或子宫切除术感染并发症风险。其他潜在益处包括减少其他感染如 HIV 感染和其他 STD 风险。需要治疗有症状的全部 BV 患者。

1. 推荐方案

方案一：甲硝唑 500 mg，口服，2 次/日，连用 7 日。

方案二：0.75% 甲硝唑膏（5 g），阴道涂药，1 次/日，连用 5 日。

方案三：2% 林可霉素膏（5 g），阴道涂药，每晚 1 次，连用 7 日。

2. 替代方案

方案一：替硝唑 2 g，口服，1 次/日，共 2 日。

方案二：替硝唑 1 g，口服，1 次/日，共 5 日。

方案三：林可霉素 300 mg，口服，2 次/日，共 7 日。

方案四：林可霉素栓 0.4 g，阴道内放置，3～4 次/日，共 3 日。

治疗期间，建议患者避免性接触或正确使用避孕套。阴道冲洗可能会增加 BV 复发风险，尚无证据表明冲洗可治疗或缓解症状。

对无症状 BV 患者无须常规治疗，但应对拟进行子宫全切术、附件切除术、刮宫术及宫腔镜检查等手术的所有 BV 患者进行治疗，以避免术后感染。无须常规治疗患者的性伴，但对反复发作或难治性 BV 患者的性伴应予以治疗。

美国 FDA 已批准应用甲硝唑阴道缓释片（750 mg，1 次/日，阴道放置）治疗 BV。

尽管 BV 与包括胎膜早破、早产、羊膜腔感染和产后子宫内膜炎等不良妊娠疾病有关，妊娠期治疗 BV 确定的益处是缓解阴道感染症状和体征。潜在的益处包括降低妊娠期 BV 相关感染并发症和减少其他 STD 或 HIV 的风险。全身治疗对可能的亚临床上生殖器官感染有益。多项研究和荟萃分析没有发现妊娠期应用甲硝唑增加胎儿畸形或机体细胞突变风险。替硝唑为妊娠 C 类药物，不用于孕妇。评估对有早产高风险孕妇筛查 BV 是否可行仍无一致意见。

孕期治疗推荐方案：

方案一：甲硝唑 500 mg，口服，2 次/日，共 7 日。

方案二：甲硝唑 250 mg，口服，3 次/日，共 7 日。

方案三：林可霉素 300 mg，口服，2 次/日，共 7 日。

妊娠期应用甲硝唑的安全性在近年来被更多证实。Burtin 等总结了 30 年来符合要求的 7 篇文献，其中 6 篇为前瞻性研究共 253 例与 1 篇回顾性研究对 1 083 例早孕期应用甲硝唑的病例，未发现早孕期应用甲硝唑增加胎儿畸形危险。多数认为，妊娠早期禁用甲硝唑，妊娠中晚期可应用甲硝唑。

（六）复发性 BV

复发性 BV 是指 BV 在一年内反复发作 4 次或以上。复发性 BV 系患者阴道内相关微生物再激活，而不是再感染。与 BV 复发有关的因素包括：①男性性交传染。②治疗不彻底，未根除病原体。③未能恢复以乳酸杆菌为主要菌群的阴道环境。④危险因素持续存在。

针对 BV 复发正尝试的治疗策略包括：强化治疗、巩固治疗、联合治疗和微生态治疗。Schwebke 等发现口服甲硝唑 14 日疗法的近期（停药 7～14 日）治愈率优于口服甲硝唑 7 日疗法者，但两种疗法的远期（停药 30 日后）疗效相似。Sobel 等报道每周 2 次应用 0.75% 甲硝唑膏巩固治疗，随访 28 周，治疗组患者复发率减少，但患者感染念珠菌率增高。联合治疗方案主要选择甲硝唑联合制霉菌素、甲硝唑联合醋酸膏、甲硝唑联合阿奇霉素、替硝唑联合克霉唑等，大多数联合治疗方案研究显示，联合治疗可提高 BV 治愈率。Falagas 等综述了微生态制剂治疗 BV 的效果，尽管局部和全身应用乳酸杆菌制剂治疗 BV 均有一定作用，但现有资料尚不能最终肯定微生态制剂的治疗效果和做出治疗推荐。

二、外阴阴道假丝酵母菌病

（一）流行病学

70%～75% 的妇女一生至少感染一次外阴阴道假丝酵母菌病（vulvovaginal candidiasis，VVC），40%～45% 的女性经历过外阴阴道假丝酵母菌病复发，不超过 10% 的成年女性感染复发性外阴阴道假丝酵母菌病（recurrent vulvovaginal candidiasis，RVVC）。外阴阴道假丝酵母菌病已成为仅次于细菌性阴道病的最常见的阴道感染。在美国，根据治疗外阴阴道假丝酵母菌病的处方统计，外阴阴道假丝酵母菌病的发病率上升 1 倍。无症状妇女下生殖道假丝酵母菌阳性率为 20%，有症状妇女下生殖道假丝酵母菌阳性率为 29.8%。在妇科门诊有症状妇女外阴阴道假丝酵母菌病的发病率为 15%～30%。孕妇 VVC 检出率为 9.4%～18.5%，其中有症状的 VVC 检出率为 6.6%。

（二）微生物学

从阴道分离的假丝酵母菌中，85%～90% 为白假丝酵母菌，其他非白假丝酵母菌包括光滑假丝酵母菌、热带假丝酵母菌、近平滑假丝酵母菌等。从临床上不能区分白假丝酵母菌和非白假丝酵母菌，而非白假丝酵母菌对抗真菌药物的反应不同于白假丝酵母菌，外阴阴道假丝酵母菌中非白假丝酵母菌比例有上升趋势。剂量不足、疗程不够的抗真菌治疗和非处方药的广泛应用可能与非白假丝酵母菌比例上升有关。

（三）假丝酵母菌的毒力因素

1. 黏附

假丝酵母菌在阴道内繁殖前，首先要黏附于阴道黏膜上皮细胞。白假丝酵母菌较非白假丝酵母菌更易黏附于阴道黏膜上皮细胞，但不同个体的阴道黏膜上皮细胞对假丝酵母菌的黏附性存在差异。假丝酵母菌细胞壁存在黏附上皮细胞、内皮细胞、血浆蛋白和细胞外基质的相关受体。

2. 出芽

假丝酵母菌出芽加速其繁殖和组织侵犯性。假丝酵母菌非出芽突变株不能引起外阴阴道假丝酵母菌病。增加出芽因素可引起症状性外阴阴道假丝酵母菌病，抑制出芽因素可阻止无症状外阴阴道假丝酵母菌病向有症状外阴阴道假丝酵母菌病发展。

3. 释放侵袭性酶

主要包括磷脂酶、蛋白水解酶和脂肪酶等，是假丝酵母菌的重要毒力因子。这些酶类不仅能发挥营养作用，还能造成组织损伤，利于致病菌在人体内的播散、逃逸宿主免疫系统的攻击，从而大大增强菌株的致病性。从有症状的外阴阴道假丝酵母菌病患者的分泌物中可检出致病性假丝酵母菌分泌的天冬氨酸蛋白酶，而无症状外阴阴道假丝酵母菌病者无此酶检出。这些蛋白溶解酶及其多种酶解产物破坏能够消弱假丝酵母菌繁殖和入侵的游离与结合蛋白。有症状外阴阴道假丝酵母菌病患者阴道内的白假丝酵母菌菌株分泌的蛋白水解酶水平高于无症状者。

4. 产生真菌毒素

真菌毒素（如支酶黏素）在抑制趋化和吞噬细胞活动或抑制局部免疫中起重要作用。在外阴阴道假丝酵母菌病者的阴道分泌物中可检出支酶黏素。

5. 假丝酵母菌的表型转化

一些外源性因素如温度和其他未知因子可促进假丝酵母菌的表型转化。表型转化是真菌入侵人体时适应环境变化的重要能力之一，具有可逆性和遗传性。某些白假丝酵母菌细胞可通过改变其形态，如细胞表面特性、菌落形态、生化特性和新陈代谢等，增强其毒力，从而更为有效地感染宿主。尽管假丝酵母菌在遗传上存在不稳定，应用具有高度敏感的 DNA 探针可证明同一菌株可长期存在于外阴阴道假丝酵母菌病者的阴道内，这种情况多见于多疗程抗假丝酵母菌治疗的患者。

6. 结合铁离子

假丝酵母菌与铁离子结合可增加假丝酵母菌的毒力，阴道内的红细胞、血红蛋白为有红细胞结合表面受体的假丝酵母菌提供了理想的繁殖环境。

（四）病因

1. 年龄

在初潮前本病罕见。从 10 岁开始本病发病率升高，20~40 岁发病率最高。接受激素补充治疗的妇女外阴阴道假丝酵母菌病发病率增高。

2. 妊娠

怀孕妇女对假丝酵母菌易感，导致假丝酵母菌携带率和外阴阴道假丝酵母菌病发病率增高。在晚孕期外阴阴道假丝酵母菌病发病率最高，孕期外阴阴道假丝酵母菌病复发率也高于非孕期。雌激素增高为阴道局部假丝酵母菌生长提供了高浓度糖原，雌激素还可增加假丝酵母菌黏附到阴道黏膜上皮细胞的能力。假丝酵母菌表面存在雌激素受体，假丝酵母菌与雌激素结合和雌激素增加假丝酵母菌菌丝形成，从而增加假丝酵母菌的毒力。因此，孕期外阴阴道假丝酵母菌病的治愈率降低。

3. 避孕方式

含高剂量雌激素口服避孕药增加外阴阴道假丝酵母菌病的发病率，其发病机制与孕期外阴阴道假丝酵母菌病发病率增加相同，但未发现口服低剂量雌激素避孕药增加外阴阴道假丝酵母菌病发病率。口服避孕药与复发性外阴阴道假丝酵母菌病发病率增加有关。应用 IUD 和应用阴道隔膜或避孕套者假丝酵母菌携带率增高。

4. 抗生素

有症状的外阴阴道假丝酵母菌病常见于全身或局部应用抗生素期间。应用抗生素后阴道假丝酵母菌携带率增加 10% ~ 30% 。应用抗生素后假丝酵母菌携带率和外阴阴道假丝酵母菌病发病率增加，与抗生素清除了具有保护作用的阴道菌群有关。阴道菌群有能够阻止假丝酵母菌出芽和侵入阴道黏膜上皮细胞的作用。乳酸杆菌是具有上述功能的最主要的阴道菌群。有症状的外阴阴道假丝酵母菌病患者阴道内乳酸杆菌含量降低。乳酸杆菌抑制假丝酵母菌生长和乳酸杆菌与假丝酵母菌竞争营养素及竞争明道上皮细胞假丝酵母菌受体有关。乳酸杆菌产生的细菌毒素能抑制假丝酵母菌出芽和增殖。

5. 行为因素

外阴阴道假丝酵母菌病在性活跃年龄发病率最高，提示本病可能与性行为有关。理论上讲，性行为可将假丝酵母菌带入阴道，但流行病学研究至今未证实性行为在外阴阴道假丝酵母菌病发病中的作用。没有证据说明卫生习惯与外阴阴道假丝酵母菌病发病有关。

6. 糖尿病

糖尿病患者假丝酵母菌定植率增高。未控制的糖尿病患者有症状的外阴阴道假丝酵母菌病发病率增高。

7. 其他因素

穿紧身、不透气的内衣增加外阴阴道假丝酵母菌病的发病率。局部过敏可改变外阴阴道局部环境，使无症状的假丝酵母菌携带发展为有症状的外阴阴道假丝酵母菌病。

（五）感染来源

1. 肠道来源

从几乎 100% 的复发性外阴阴道假丝酵母菌病患者的肠道内可分离到假丝酵母菌，这是外阴阴道假丝酵母菌病由肠道来源这一概念的基础。在局部应用抗假丝酵母菌药物清除阴道内假丝酵母菌后，持续存在于肠道内的假丝酵母菌可能是外阴阴道假丝酵母菌病复发的根源。但有几项研究结果对上述观点提出质疑。第一，妇女外阴阴道假丝酵母菌病复发时直肠内假丝酵母菌培养并非经常阳性；第二，直肠内假丝酵母菌培养阳性可能与阴道分泌物污染直肠和会阴有关；第三，口服制霉菌素消除肠道内假丝酵母菌并未减少复发性外阴阴道假丝酵母菌病发病率。相反，有的妇女肠道内一直存在假丝酵母菌，但阴道内却无假丝酵母菌存在。

2. 性接触传播

有限的研究支持性接触传播外阴阴道假丝酵母菌病。例如，外阴阴道假丝酵母菌病患者的配偶假丝酵母菌携带率为非外阴阴道假丝酵母菌病者的 4 倍；假丝酵母菌更多见于未做包皮环切的男性；在 20% 的复发性外阴阴道假丝酵母菌病患者配偶的阴茎部位可检出假丝酵母菌。

3. 阴道复发

对外阴阴道假丝酵母菌病患者常规抗假丝酵母菌治疗阴道内假丝酵母菌转阴后，在 30 天内又有 20%～25% 的患者阴道内假丝酵母菌培养阳性。这一发现支持复发性外阴阴道假丝酵母菌病由阴道复发及阴道内持续存在假丝酵母菌这一假设。局部治疗后阴道内假丝酵母菌浓度下降与症状消失相一致。当阴道内假丝酵母菌浓度极低时，常规培养并不能培养出假丝酵母菌。

（六）阴道防御机制

1. 体液免疫

免疫球蛋白缺乏的患者对假丝酵母菌的易感性增加。在急性外阴阴道假丝酵母菌病时，患者的全身（如 IgM 和 IgG）和局部（如 SIgA）免疫功能加强。患者的机体可产生抗假丝酵母菌抗体。未发现复发性外阴阴道假丝酵母菌病患者体内抗假丝酵母菌抗体缺乏。复发性外阴阴道假丝酵母菌病患者血清和阴道分泌物中抗假丝酵母菌抗体（如 IgE）浓度增高。

2. 细胞免疫

尽管多核白细胞和单核粒细胞在阻止全身和深部假丝酵母菌感染中起重要作用，在外阴阴道假丝酵母菌病时阴道内吞噬细胞增多并不明显。一般认为吞噬细胞在阻止假丝酵母菌繁殖和侵犯阴道黏膜上皮细胞中的作用不大。应用鼠类进行动物实验的研究显示，在阴道假丝酵母菌感染时，未发现阴道液内粒细胞增多和鳞状上皮细胞内粒细胞浸润增加。

3. 细胞介导的免疫

鹅口疮常见于衰弱和免疫抑制患者，这些患者常存在细胞免疫抑制。在这种情况下，假丝酵母菌是典型的机会感染病原体。淋巴细胞在正常阴道黏膜防御和阻止病原体侵入阴道黏膜过程中起重要作用，细胞因子和干扰素可抑制假丝酵母菌出芽。通过测定细胞因子，发现复发性外阴阴道假丝酵母菌病患者细胞免疫功能正常。细胞免疫抑制与复发性外阴阴道假丝酵母菌病发病无关。应用假丝酵母菌致敏可使阴道产生保护性局部免疫和细胞免疫作用。

4. 阴道菌群

阴道菌群是防御阴道内假丝酵母菌繁殖和症状性外阴阴道假丝酵母菌病的最重要的因素。任何新感染的假丝酵母菌在阴道内必须首先黏附到阴道黏膜上皮细胞才能生存和进一步繁殖、出芽。

（七）病理

外阴阴道假丝酵母菌病主要见于育龄期妇女，大多数病例从无症状向有症状转化的内在因素不清。假丝酵母菌可产生多种细胞外蛋白酶和磷脂酶。通过直接侵犯，芽苞和假菌丝可直接破坏表层细胞，在症状发作期间，可见到明显的出芽和菌丝形成。出芽不仅增加繁殖，而且代表感染性。尽管症状不完全与假丝酵母菌数量相关，但是假丝酵母菌数多和出芽期假丝酵母菌数多者常常症状更明显。在有症状和无症状的部位可见到 $10^3 \sim 10^4/mL$ 假丝酵母菌存在于阴道分泌物内。有时假丝酵母菌很少但患者的症状严重。因此，外阴阴道假丝酵母菌病更像一种过敏反应。

（八）临床表现

瘙痒和白带增多是外阴阴道假丝酵母菌病的常见症状，但两者均不是外阴阴道假丝酵母菌病的特异症状。其中外阴瘙痒最为常见，白带增多并未在所有的患者中出现。常在月经前一周内发病。典型的白带为白色豆渣样，也可为水样稀薄白带，其他症状包括灼痛、性交痛和尿痛等。少数患者出现白带异味。检查见外阴、阴唇局部水肿、充血，可出现皲裂。阴道局部也可出现充血和水肿，白带黏附于阴道壁。患者的宫颈常为正常。部分患者表现为外阴局部严重充血、水肿，可蔓延至腹股沟区和会阴区，这些患者也可无明显白带增多。在通常情况下，患者的症状、体征和局部假丝酵母菌数量相一致。一些患者的配偶在性交后出现一过性龟头炎症状和体征，包括局部瘙痒、充血、灼痛和红斑。这些症状和体征通常在性交后数分钟出现，可持续数小时，可在淋浴后自行消失。20%的复发性外阴阴道假丝酵母菌病患者的配偶有以上病史。Sobel 等提出将外阴阴道假丝酵母菌病分类为单纯型和复杂型（表3-2），单纯型外阴阴道假丝酵母菌病为正常非孕宿主发生的散发和由白假丝酵母菌所致的轻、中度外阴阴道假丝酵母菌病。复杂型外阴阴道假丝酵母菌病包括复发性外阴阴道假丝酵母菌病、重度外阴阴道假丝酵母菌病、妊娠期外阴阴道假丝酵母菌病、非白假丝酵母菌所致的外阴阴道假丝酵母菌病或异常宿主如未控制的糖尿病、免疫抑制和衰竭患者。

表3-2　外阴阴道假丝酵母菌病的分类

单纯型	复杂型
散发	复发
轻、中程度	严重
可能为白假丝酵母菌	非白假丝酵母菌
正常非孕宿主	妊娠，异常宿主如未控制的糖尿病、免疫抑制或衰竭患者

（九）诊断

较特异的症状是外阴瘙痒伴豆渣样阴道分泌物，根据症状仅能诊断38%的外阴阴道假丝酵母菌病，大多数外阴阴道假丝酵母菌病根据显微镜检查诊断。湿片检查不仅可见到假丝酵母菌菌丝，还可排除阴道滴虫和线索细胞。应用10%的氢氧化钾湿片镜检可检出65%～85%的出芽菌丝。外阴阴道假丝酵母菌病患者的阴道 pH 常在正常范围（4.0～4.5），pH＞5 常提示为细菌性阴道病、滴虫感染或混合感染。约有50%的假丝酵母菌培养阳性患者显微镜检查假丝酵母菌阴性。所以，对症状和体征明显而显微镜检查阴性的患者有必要进行假丝酵母菌培养。巴氏涂片诊断外阴阴道假丝酵母菌病的敏感性较低，约为25%。

假丝酵母菌培养阳性并不代表患者的症状与假丝酵母菌感染有关。定量假丝酵母菌培养显示假丝酵母菌镜检阳性者假丝酵母菌浓度较高，假丝酵母菌的浓度与患者症状的严重程度相关。假丝酵母菌携带者的阴道假丝酵母菌浓度常较低。也可用乳胶凝集法诊断外阴阴道假丝酵母菌病，其敏感性和特异性分别达到81%和98%。在鉴别诊断方面，首先要考虑细菌性阴道病和滴虫阴道炎。其他需要鉴别的疾病包括：过敏性外阴炎、外阴白色病变和外阴前庭炎综合征等。

（十）治疗

1. 外阴阴道假丝酵母菌病

目前有多种咪唑类抗假丝酵母菌制剂和剂型。咪唑类抗假丝酵母菌制剂对急性外阴阴道假丝酵母菌病的治愈率为80%～90%，口服型咪唑类制剂因应用方便和局部副反应小而更受患者欢迎。另外，要关注口服剂型有潜在的不良反应以及合并用药问题。没有任何一种制剂或剂型适合所有的外阴阴道假丝酵母菌病患者，也没有任何一种剂型或制剂可在24小时内杀灭全部假丝酵母菌。非白假丝酵母菌可能对多种咪唑类抗假丝酵母菌制剂耐药。常用的两种口服咪唑类抗假丝酵母菌制剂中，氟康唑和伊曲康唑对外阴阴道假丝酵母菌病有较高的治愈率，但后者的治疗疗程应长。目前倾向应用短疗程口服或局部制剂治疗外阴阴道假丝酵母菌病。单剂量制剂对复发性外阴阴道假丝酵母菌病的效果较差。非复杂外阴阴道假丝酵母菌病对多数短疗程口服和局部制剂疗效较好。复杂型外阴阴道假丝酵母菌病对短疗程口服和局部制剂疗效较差，此类患者的抗假丝酵母菌治疗至少需要持续7天。

2. 复发性外阴阴道假丝酵母菌病

复发性外阴阴道假丝酵母菌病是复杂型外阴阴道假丝酵母菌病的一种形式，是指一年内有症状性VVC发作4次或4次以上。大多数复发性外阴阴道假丝酵母菌病患者为正常宿主，由对咪唑类敏感的白假丝酵母菌引起。大多数复发性外阴阴道假丝酵母菌病发病诱因，应注意在治疗的同时发现并积极去除诱因。目前认为，引起复发性外阴阴道假丝酵母菌病的主要原因不是新感染的假丝酵母菌或毒力较大或耐药的假丝酵母菌，宿主因素在复发性外阴阴道假丝酵母菌病发病中起重要作用。大多数研究未能证明对患者的配偶进行治疗可改善复发性外阴阴道假丝酵母菌病的治愈率。没有证据显示复发性外阴阴道假丝酵母菌病患者的阴道菌群异常或乳酸杆菌缺乏。在按复发性外阴阴道假丝酵母菌病治疗前必须通过培养明确诊断。

抗假丝酵母菌治疗方案包括初步治疗和巩固治疗。初步治疗可选择口服制剂或局部制剂，常需每日用药至患者症状消失和假丝酵母菌培养阴性。如果未经过巩固治疗，30%的复发性外阴阴道假丝酵母菌病患者在3个月复发。根据培养和药物敏感试验选择药物。在强化治疗达到真菌学治愈后，给予巩固治疗至半年。下述方案仅供参考。

强化治疗：治疗至真菌学转阴。具体方案如下。口服用药：氟康唑150 mg，顿服，第1、4、7日应用。阴道用药：咪康唑栓/软胶囊400 mg，每晚一次，共6日；咪康唑栓1 200 mg，第1、4、7日应用；克霉唑栓/片500 mg，第1、4、7日应用；克霉唑栓100 mg，每晚一次，7~14日。

巩固治疗：目前国内、外没有较为成熟的方案，建议对每月规律性发作一次者，可在每次发作前预防用药一次，连续6个月。对无规律发作者，可每周用药一次，预防发作，连续6个月。对于长期应用抗真菌药物者，应检测肝肾功能。

3. 耐药性外阴阴道假丝酵母菌病

在多数情况下，由耐咪唑类白假丝酵母菌所致的外阴阴道假丝酵母菌病罕见。相反，复发性外阴阴道假丝酵母菌病常由非白假丝酵母菌所致，大多数非白假丝酵母菌对咪唑类的敏感性下降。约有半数的光滑假丝酵母菌对咪唑类敏感性下降。每日在阴道内放置硼酸（boric acid）制剂，600 mg，对耐药假丝酵母菌感染有效，治疗至培养阴性的时间通常为10~14日，每隔日或每周2次阴道内放置硼酸制剂也可用于复发性外阴阴道假丝酵母菌病的巩固治疗，还可选制霉菌素代替硼酸制剂用于对复发性外阴阴道假丝酵母菌病进行巩固治疗。氟胞嘧啶（flucytosine）治疗耐药假丝酵母菌感染有效。

4. HIV感染并发外阴阴道假丝酵母菌病

HIV感染并发外阴阴道假丝酵母菌病随HIV感染人数增多而增加。HIV感染并发外阴阴道假丝酵母菌病时，所有的患者存在口腔假丝酵母菌感染和细胞免疫缺陷，80%的患者发生其他严重机会感染。HIV感染并发外阴阴道假丝酵母菌病对抗假丝酵母菌制剂治疗有效，但容易复发。HIV感染并发外阴阴道假丝酵母菌病的症状更严重和持续时间更长。超过半数的患者在诊断HIV感染前6个月~3年内即容易感染严重的外阴阴道假丝酵母菌病，外阴阴道假丝酵母菌病的病变范围和程度与患者的免疫缺陷程度相关。HIV感染患者的黏膜假丝酵母菌感染次序依次为阴道、口腔和食管。绝大多数复发性外阴阴道假丝酵母菌病患者的CD4计数正常。由于绝大多数外阴阴道假丝酵母菌病包括复发性外阴阴道假丝酵母菌病患者的HIV检测阴性，故不主张对这些患者进行HIV筛查，但应对外阴阴道假丝酵母菌病伴HIV感染高危因素者进行HIV筛查。

5. 妊娠并发外阴阴道假丝酵母菌病

妊娠并发外阴阴道假丝酵母菌病对抗假丝酵母菌治疗起效较慢，而且容易复发。大多数局部用药方案对孕妇外阴阴道假丝酵母菌病有效，延长治疗时间（如 2 周）可提高疗效及根除外阴阴道假丝酵母菌病。克霉唑（500 mg）单次阴道用药对妊娠并发外阴阴道假丝酵母菌病有较好的疗效。口服抗假丝酵母菌制剂不适合妊娠并发外阴阴道假丝酵母菌病的治疗。

（十一）预防

由于对外阴阴道假丝酵母菌病和复发性外阴阴道假丝酵母菌病的发病机制了解甚少，目前尚无有效预防外阴阴道假丝酵母菌病和复发性外阴阴道假丝酵母菌病的方法。一些预防措施仅限于某些外阴阴道假丝酵母菌病高危因素者。包括对复发性外阴阴道假丝酵母菌病患者应用抗假丝酵母菌制剂进行巩固治疗；对糖尿病患者积极控制血糖；对应用抗生素后易发生外阴阴道假丝酵母菌病的患者尽量避免局部和全身应用广谱抗生素，对必须应用者可同时口服氟康唑 150 mg；对复发性外阴阴道假丝酵母菌病患者避免口服避孕药和使用 IUD。

三、需氧菌性阴道炎

需氧菌性阴道炎（aerobic vaginitis，AV）是一种阴道感染性疾病，主要由需氧菌感染引起，其病因及发病机制目前仍不清楚。正常阴道内以产过氧化氢的乳酸杆菌占优势。患 AV 时，阴道内能产过氧化氢的乳酸杆菌减少或缺失，其他细菌诸如 B 族链球菌、葡萄球菌、大肠埃希菌及肠球菌等需氧菌增多，并产生阴道黏膜炎性改变。

（一）病因及病机

需氧菌性阴道炎的病因及发病机制仍不清楚。正常阴道分泌物是以产过氧化氢乳酸杆菌占优势菌。而患 AV 时，阴道内能产过氧化氢的乳酸杆菌减少或缺失，需氧菌增加，主要为 B 族链球菌、葡萄球菌、大肠埃希菌及肠球菌等。有关发生机制不清，可能与以下因素有关。

1. 阴道中存在的大量肠道来源的细菌可能提示肠道细菌的阴道定植

在 Sobel 对 DIV 的研究中，革兰染色发现乳酸杆菌相对或完全缺乏，被革兰阳性球菌（92%）、革兰阳性杆菌（22%）或阴性杆菌（12%）代替，细菌培养证实这些细菌主要是 B 族链球菌及肠杆菌科类细菌，基本都为肠道起源的需氧菌。这一研究提示虽然特异性病原体未确定，但肠道起源的需氧菌可能参与 DIV 的发病，具体机制有待于进一步研究。Donders 等对 AV 的研究显示，与 AV 有关的阴道微生物主要是 B 族链球菌、金黄色葡萄球菌及大肠埃希菌，与正常人阴道菌群相比，这些细菌增多 3 至 5 倍。Tempera 等对 AV 的研究同样显示，患者阴道分泌物中主要为 B 族链球菌、金黄色葡萄球菌及大肠埃希菌。国内研究显示，AV 主要是以大肠埃希菌感染为主的阴道炎症。研究显示，细菌培养的结果主要为粪肠球菌、链球菌、葡萄球菌等，进一步提示肠道细菌的阴道定植。

2. 局部免疫调节机制也可能参与 AV 的发病

细菌性阴道病缺乏白细胞反应，而需氧菌性阴道炎炎症反应明显，阴道分泌物中促炎细胞因子升高。Donders 等的研究显示，细胞因子 IL - 6，IL - 1 - β 及白血病抑制因子（leukemia inhibitory factor，LIF）显著升高，这提示 AV 是一种明显不同于 BV 的阴道炎症，免疫调节机制可能参与其发病。

3. 雌激素缺乏

阴道分泌物中含有许多基底旁细胞，类似萎缩性阴道炎，提示阴道可能缺乏雌激素作用。DIV 似乎与继发细菌感染的严重萎缩性阴道炎很难区分，但 Gardner 强调不管以任何途径应用雌激素治疗 DIV，只能暂时缓解症状，长期治疗效果不佳，此病可发生于卵巢功能正常的绝经前妇女，因此雌激素缺乏的机制似乎不成立。在 Sobel 研究的 51 例 DIV 患者中，其中 19 例为绝经患者，予以克林霉素治疗后，依据临床和细胞学标准，有 6 例被认为同时伴有雌激素缺乏，补充雌激素后，症状体征消失，获得治愈。Sobel 认为雌激素缺乏可能在 DIV 的感染过程中起一定的作用，但其所研究的一部分绝经患者可能为萎缩性阴道炎，并非 DIV，所以仅纠正雌激素缺乏并不一定能逆转病程。

4. 扁平苔藓

Pellise，HeWitt，Edwards 与 Freidreich 及 Ridley 等的临床观察发现，一些 DIV 似乎与扁平苔藓（lichen planus，LP）有一定的关系。一些作者认为 DIV 是 LP 在生殖器的一种表现，所有这些 DIV 病例都是未诊断的糜烂性 LP。与 LP 有关的 DIV 患者大多主诉外阴痛，性交痛，而那些与 LP 无关的 DIV 患者多主诉性交痛，脓性分泌物增多。外阴阴道检查时发现，在 LP 患者中前庭损害与阴道粘连较常见，而在 Gardner，Murphy 等报告的病例中，外阴的损害较轻，而损害大多发生于阴道上 1/3 部分或整个阴道壁。阴道 pH 大于 4.5，通常在 5.0 ~ 7.0 的范围波动。经观察发现，一部分患者 LP 出现于生殖器损害与 DIV 症状之前，另一部分患者生殖器损害与 DIV 症状出现于 LP 之前，因此目前不能确定 LP 在 DIV 中起什么作用，有待进一步深入研究。

5. 维生素 D 缺乏

对于阴道上皮结构蛋白的合成，诸如细胞角蛋白，维生素 D 是一种必不可少的转录活化子。维生素 D 的缺乏导致这些蛋白合成下降，破坏了阴道上皮结构完整性而脱落。阴道上皮的脱落导致阴道 pH 改变，黏膜脆性增加，继发炎细胞浸润及感染。Peacocke 等对 1 例 DIV 患者的临床观察治疗发现，维生素 D 的补充可导致阴道上皮再生及停止脱屑，由此提示维生素 D 的缺乏可能参与 DIV 的发病机制，DIV 可能是维生素 D 缺乏的一种黏膜表现，但需进一步确定维生素 D 调节阴道上皮何种结构蛋白。

（二）临床表现

由于 AV 同细菌性阴道病（bacterial vaginosis，BV）一样，也存在乳酸杆菌减少，所以与 BV 有相似的特征，如阴道 pH 升高。但 BV 主要由厌氧菌引起，没有明显的阴道黏膜炎症性改变，而 AV 主要由需氧菌增加引起，常常导致明显的阴道黏膜炎症性改变，从而表现为外阴阴道的刺激症状。AV 的主要症状是阴道分泌物增多，性交痛，间或有外阴阴道瘙痒、灼热感等。分泌物典型特点为稀薄脓性，黄色或黄绿色，有时有泡沫，有异味但非鱼腥臭味，氢氧化钾试验阴性。因分泌物中含有大量白细胞，分泌物呈脓性。检查见阴道黏膜充血，严重者有散在出血点或溃疡；宫颈充血，表面有散在出血点，严重时也可有溃疡。

阴道分泌物检查特点：①阴道 pH > 4.5，通常 > 6.0。②0.9% 氯化钠溶液湿片检查，乳酸杆菌减少或缺乏；中性粒细胞增多，甚至是含有中毒性颗粒的白细胞；基底层和基底旁上皮细胞增加，缺乏成熟鳞状上皮细胞。③革兰染色，乳酸杆菌减少或缺失，革兰阳性球菌及肠杆菌科的革兰阴性小杆菌增多。④细菌培养，多为 B 族链球菌、大肠埃希菌、金黄色葡萄球菌及肠球菌等。

（三）诊断

目前的诊断有 Donders 提出的阴道分泌物显微镜湿片诊断标准以及 Tempera 提出的结合临床特征和湿片镜检特点的诊断标准。

1. 阴道分泌物显微镜湿片诊断标准

Donders 等提出了 AV 的诊断标准,认为 DIV 是 AV 最严重的类型,见表 3 – 3。

表 3 – 3 需氧菌性阴道炎显微镜湿片诊断标准

AV 评分	LBG	白细胞数	含中毒性颗粒白细胞所占比例	背景菌落	PBC 所占比例
0	Ⅰ 和 Ⅱa	≤10/hpf	无或散在	不明显或溶胞性	无或 <1%
1	Ⅱb	>10/hpf 和 ≤10/上皮细胞	≤50% 的白细胞	大肠埃希菌类的小杆菌	≤10%
2	Ⅲ	>10/上皮细胞	>50% 的白细胞	球菌样或呈链状	>10%

2. 结合临床特征以及湿片镜检特点的诊断标准

Tempera 等从临床和微生物学两方面诊断 AV。诊断标准如下:①异常阴道黄色分泌物。②阴道 pH 升高,多数 pH > 5.0。③分泌物有异味(但 KOH 试验阴性)。④阴道分泌物高倍镜检大量白细胞(×400)。⑤使用 Donders 分类确定乳酸杆菌分级,Ⅱa、Ⅱb 和 Ⅲ级。

AV 需要与 BV 进行鉴别诊断(表 3 – 4),并应排除滴虫性阴道炎、黏液脓性宫颈炎及子宫内膜炎。此外注意是否有 AV 与 BV 的混合感染。

表 3 – 4 需氧菌性阴道炎与细菌性阴道病的鉴别诊断

	细菌性阴道病	需氧菌性阴道炎
症状	分泌物增多,无或轻度瘙痒	分泌物增多,黄色或黄绿色,部分有性交痛
分泌物特点	白色、匀质、鱼腥臭味	黄色或黄绿色,有异味,但非鱼腥臭味
阴道黏膜	正常	充血,严重者有散在出血点或溃疡
阴道 pH	>4.5	>4.5,但通常 >6.0
氨试验	阳性	阴性
湿片镜检	乳酸杆菌减少或缺乏,线索细胞,极少白细胞	乳酸杆菌减少或缺乏,球菌,部分呈链状排列,多量白细胞,或部分含有中毒性颗粒,基底旁细胞
革兰染色	乳酸杆菌减少或缺乏,加德纳菌、普雷沃菌、类杆菌、动弯杆菌等增加	乳酸杆菌减少或缺乏,革兰阳性球菌及肠杆菌科的革兰阴性小杆菌增多
细菌培养	主要为厌氧菌,诸如加德纳菌、普雷沃菌、类杆菌及动弯杆菌等	主要为需氧菌,诸如 B 族链球菌、大肠埃希菌、金黄色葡萄球菌及肠球菌等
阴道琥珀酸	升高	无变化
阴道细胞因子	IL – 1 – β 轻度升高,LIF 降低,IL – 6 无变化	IL – 6,IL – 1 – β 及 LIF 显著升高

(四)治疗

目前尚无有效标准的治疗方案。卡那霉素及克林霉素治疗有一定疗效,有文献报道喹诺酮类药物也可能有一定疗效。

目前对 AV 的病因学研究相对较少,可能为多种机制参与 AV 的致病过程,其发病机制的深入研究对于 AV 的治疗和预防具有重要意义。目前,AV 尚没有规范化、被大家公认的诊断标准,诊断标准尚需要统一。临床上对生殖道感染症状就诊的患者,除考虑到常见的阴道炎如细菌性阴道病、外阴阴道假丝酵母菌病、滴虫性阴道炎外,还应考虑到有无须氧菌感染或并发需氧菌感染的可能。虽然卡那霉素以及克林霉素治疗 AV 有一定疗效,但目前尚无有效标准治疗方案,治疗上需寻找更有效的方法,需要广大医师在临床工作中探索。

四、老年性阴道炎

老年性阴道炎（senile vaginitis）常见于自然绝经及卵巢去势后的妇女，主要症状为阴道分泌物增多、外阴瘙痒及灼热感。老年性阴道炎是临床常见且复发率较高的老年妇科疾病，国内报道其发病率为30%～58.6%，国外报道高达80%。治疗不及时或用药不合理，会使阴道炎迁延不愈，严重影响患者的生活质量，应及时采取有效的治疗措施。

（一）病因

老年性阴道炎患者发病的主要原因是卵巢功能减退，雌激素水平降低，从而使得阴道黏膜萎缩变薄，阴道上皮内糖原含量减少，阴道 pH 上升，抵抗力薄弱，杀灭病原体的能力降低，致病菌容易侵入，从而导致了老年性阴道炎症的发生。而不注意外阴清洁卫生、性生活频繁、营养不良（尤其是维生素 B 缺乏）等则常为本病发病的诱因。有研究对 180 例老年性阴道炎患者进行阴道细菌培养，分离出 126 株致病菌，阳性率为 70.0%，其中革兰阳性菌 78 株（占 61.9%），主要以表皮葡萄球菌为主（占 36.5%）；革兰阴性杆菌 48 株（占 38.1%），主要以大肠埃希菌为主（占 24.6%）。

（二）临床表现和诊断

绝经后妇女阴道分泌物增多为本病的主要特征，常伴有外阴瘙痒、灼热感等症状。分泌物较稀薄，呈淡黄色，严重者呈脓血性白带。由于感染的病原体不同，分泌物的形状不同，可呈泡沫状，或呈脓状，或带有血性；由于分泌物的刺激，患者常表现外阴瘙痒、灼热；由于阴道黏膜的萎缩，可伴有性交痛；若感染侵犯尿道则出现尿频及尿痛等泌尿系统症状。妇科检查可见阴道黏膜萎缩，皱襞消失，有充血、红肿，也可见黏膜有出血点或出血斑。严重者阴道黏膜面可形成溃疡，分泌物可以呈水样，或呈脓性，有臭味。如不及早治疗，溃疡部可发生粘连，甚至瘢痕挛缩导致阴道狭窄或阴道闭锁使得阴道分泌物引流不畅，形成阴道积脓。

临床上根据患者的年龄及症状和体征明确诊断不困难，但应排除其他疾病。应常规进行阴道分泌物光学显微镜检，大部分患者涂片中可见大量基底层上皮细胞和白细胞及大量球菌。部分为混合性感染，如在涂片中见到滴虫、念珠菌等均可作为进一步明确诊断的依据。对于部分有少量阴道血性分泌物的患者，应与绝经后阴道出血的相关疾病如宫颈癌、子宫内膜癌等进行鉴别诊断，需常规做宫颈细胞学检查，必要时行分段诊断刮宫术。如妇科检查时发现阴道壁有溃疡及肉芽组织者，应与阴道癌进行鉴别诊断，需做局部刮片或局部活检进行病理组织学检查。

（三）治疗

治疗原则为抑制细菌生长和提高机体及阴道抵抗力。

1. 抑制细菌生长

老年性阴道炎的主要致病菌多为厌氧菌，故首选抗厌氧菌药物，常用药物有甲硝唑、克林霉素等。甲硝唑抑制厌氧菌生长，而对乳酸杆菌生长影响较小，是理想的治疗药物，具体使用治疗方法如下。

（1）冲洗阴道：1% 乳酸或 0.5% 醋酸冲洗阴道，1 次/日。增加阴道酸度，抑制细菌生长繁殖。

（2）局部用药：甲硝唑（0.2 g）栓剂或诺氟沙星（0.1 g）栓剂，1 次/日，阴道上药，疗程 7～10日。

（3）全身用药：对于并发有子宫内膜炎、宫体炎及附件炎者应选用口服抗生素，如甲硝唑 0.2 g，3 次/日，口服，共 5～7 天，或克林霉素，300 mg，3 次/日，口服，共 5～7 日。由于老年性阴道炎其阴道内的益生菌－乳酸杆菌已经因上皮代谢改变而受到干扰，因此抗生素的应用可能会进一步使其受到损害，从而进一步破坏阴道内的生态平衡。临床上常见到因抗生素的长期应用而导致二重感染的发生，往往在致病菌得到抑制之后又并发了阴道念珠菌病。因此，抑菌治疗后及时加用阴道局部的益生菌，如定君生等，有利于阴道微生态恢复平衡。

2. 增强阴道黏膜抵抗力

老年性阴道炎的发病主要是妇女体内雌激素水平下降，针对病因给予补充适量雌激素，既可以增强阴道黏膜抵抗力，又可改善因雌激素降低导致的围绝经期的其他相关症状。可局部给药，也可全身给药。但长期较大剂量无对抗地应用雌激素，可刺激乳腺和子宫内膜的异常增生，增加患乳腺癌和子宫内膜癌的风险。因此，单纯治疗老年性阴道炎最好首选局部用药，当并发有围绝经期综合征的全身症状有补充雌激素的需求时，应选用最低有效剂量的雌激素，并辅以适量孕激素和弱雄激素，以保证其安全性。用药期间，应禁食辛辣食物和腥膻食物，避免搔抓皮肤或热水洗烫，并暂时停用肥皂。常用治疗方法如下。

（1）局部用药：雌三醇乳膏，商品名欧维婷软膏，每晚一次，阴道涂药，10 日为一个疗程；结合雌激素，商品名倍美力阴道软膏，每晚一次，阴道涂药，7～10 日为一个疗程；普罗雌烯软膏，商品名更宝芬软膏，每晚一次，阴道涂药，10 日为一个疗程。由于更宝芬软膏仅作用于阴道黏膜局部，而不易被阴道黏膜吸收入血，因此对子宫内膜无明显影响，对于反复发作的患者可以先给予连续应用 10 日后，再给予以后每周 2 次的后续治疗。

（2）全身用药：对于并发有雌激素缺乏的围绝经期综合征全身症状的患者可给予全身治疗，常用药：己烯雌酚 0.125～0.25 mg，每晚一次，日服，10 日为一个疗程；或倍美力 0.3 mg，1 次/日，口服，10 日为一个疗程；或尼尔雌醇，首次口服 4 mg，以后每 1～2 周口服一次，每次 2 mg，维持 1～2 个月。尼尔雌醇为雌素三醇的衍生物，剂量小，作用时间短，对于子宫内膜的影响小。对于应用此类药物的患者在用药前应检查乳腺及子宫内膜，患有子宫内膜增生、内膜癌、乳腺癌患者禁用。长时间应用者应周期性加用孕激素以对抗子宫内膜增生。

3. 全身营养

高蛋白食物，补充维生素 B 及维生素 A 有助于阴道炎的消退。

五、婴幼儿外阴阴道炎

婴幼儿阴道炎（infantile vaginitis）常见于 5 岁以下儿童，多并发外阴炎，主要是与婴幼儿局部解剖特点有关，其外阴发育差，不能遮盖尿道口及阴道前庭，细菌容易侵入，易发生阴道炎；婴幼儿阴道环境与成人不同，雌激素水平低，阴道上皮薄，糖原少，乳酸菌为非优势菌，局部抵抗力低下，易受细菌感染；另外，婴幼儿外阴不清洁，大小便易污染。因此婴幼儿容易患阴道炎、外阴炎。临床表现主要为阴道分泌物增多伴外阴瘙痒、局部红肿等。近年来，随着性病传播的增多，婴幼儿阴道炎不断增多，已成为临床医师不可忽视的问题。

（一）幼女外阴阴道特点

1. 外阴特点

婴幼儿大阴唇尚未发育完全，皮下脂肪薄，不能完全覆盖阴道、尿道，因此容易受外来细菌的侵犯。

2. 阴道特点

女婴的子宫腺体和阴道上皮在出生后 2 周内由于在胎儿时期母体胎盘分泌大量雌激素，体内仍然存在雌激素的影响，出生后随着雌激素水平的不断下降会有少量的白色黏稠的分泌物自阴道流出，有时可见到少量的血性分泌物流出，这些均为正常现象，此时阴道分泌物呈酸性（pH 约为 5.5），阴道尚有自净作用。随着体内雌激素逐渐被代谢，阴道上皮少了雌激素的影响，阴道黏膜变薄，上皮内糖原减少，阴道的 pH 上升为 6 ~ 8，分泌物逐渐减少，自净作用明显减弱。此时阴道内的益生菌 - 乳酸杆菌极少，而其他致病菌较多，致病菌作用于抵抗力较弱或受损的外阴、阴道时，极易产生婴幼儿阴道炎及外阴炎。

（二）病因

1. 婴幼儿卫生习惯不良

外阴部不清洁、穿开裆裤随地乱坐、大便擦拭方向不对等都可能引起病原微生物侵入抵抗力低的外阴及阴道，导致外阴或阴道炎。

2. 婴儿的尿布更换不及时，大小便刺激外阴，容易引起外阴感染。

3. 婴幼儿肛门处有蛲虫感染时，患儿因瘙痒而手挠将蛲虫污染外阴、阴道引起感染。

4. 婴幼儿出于好奇，可将花生米、扣子、糖块、橡皮等异物置入阴道内，引起继发感染。

5. 患有足癣或念珠菌性阴道炎的家长将自己的衣物与婴幼儿的衣裤一起清洗，而引起因污染而传播导致感染。也可能在公共场所，因为浴池、浴具、游泳池等间接传播引起感染，但发生率相对较低。

（三）病原体

对 75 例有临床症状（尿频、尿急、分泌物多）的婴幼儿的外阴分泌物进行涂片革兰染色镜检结果显示，革兰阴性双球菌 6 例，念珠菌 7 例，5 例未检出细菌，14 例检出革兰阳性球菌，43 例检出了革兰阳性球菌、革兰阴性球菌、革兰阳性杆菌和革兰阴性杆菌混合感染。此临床研究证实婴幼儿阴道炎常由多种细菌感染引起，非特异性感染则绝大多数为大肠埃希菌属感染。此外，葡萄球菌、链球菌、变形杆菌等也都为较常见的病原体，而假丝酵母菌、淋病奈瑟菌、滴虫引起的婴幼儿阴道炎虽有上升趋势，但仅占一小部分。

婴幼儿卵巢尚未分泌雌激素，也未接受过雌激素治疗，所以阴道 pH 较高，不适合假丝酵母菌生长繁殖。婴幼儿念珠菌性阴道炎的发生率较低。滴虫主要是通过浴池、浴具、游泳池等间接传播，虽然滴虫在体外环境中的生活能力很强，既耐寒又耐热，在肥皂水中也能生存，传染力很强，但由于女童的阴道呈碱性，所以不容易感染。

随着性病发病率的升高，婴幼儿淋球菌性阴道炎的发病率有所增加，婴幼儿没有性接触史，因此其发病多与父母患病有关。

（四）临床表现

婴幼儿外阴、阴道炎的主要症状是外阴阴道瘙痒、阴道分泌物增多，外阴阴道口黏膜充血、水肿并伴有脓性分泌物流出。婴幼儿往往不能明确诉说症状，常表现为哭闹、烦躁不安、用手指搔抓外阴，通过手指抓伤可使感染进一步扩散。当伴有泌尿道感染时，会出现尿急、尿频、尿痛等症状。婴幼儿的外阴、阴道炎在急性期若被父母疏忽或因症状轻微未予治疗，病变加重则外阴表面可出现由感染所致的溃疡，可造成小阴唇相互粘连。粘连处往往留有小孔，排尿时尿液经小孔流出，会出现尿流变细、分道或尿不成线等。如果阴道炎长期存在，患儿阴道粘连、严重者甚至造成阴道闭锁影响日后的经血流出，给女童健康造成严重危害。

若为阴道异物引起的阴道炎，可引起阴道分泌物持续增多，且为脓血性、有臭味；若为蛲虫所致的阴道炎，婴幼儿会感到外阴及肛门处奇痒，阴道流出多量稀薄的、黄色脓性分泌物。

（五）诊断

由于婴幼儿的语言表达能力差，不能主动配合医生，在诊断上有一定的困难，因此采集病史时需细心询问患儿母亲及保育人员，检查时手法要轻柔，设法分散患儿的注意力，以获得满意的检查结果。个别情况下需要在全身麻醉下对患儿进行检查。

1. 外阴检查

用示指、中指轻轻分开大阴唇，仔细观察外阴、阴道及前庭处。用棉拭子或吸管取阴道分泌物查找阴道毛滴虫、假丝酵母菌或涂片染色做病原学检查，以明确病原体，必要时做细菌培养。

2. 必要时行阴道窥镜检查

可用宫腔镜、支气管镜或鼻镜作为阴道窥器，清楚地了解阴道及宫颈的情况，检查阴道黏膜上皮及分泌物的性状。应同时用棉棒取阴道分泌物做涂片染色进行病原学检查及药物敏感试验。如果阴道内有异物，可在直视下取出异物。

3. 直肠腹部双合诊

用右手示指或小指伸入患儿的肛门，与腹部双手配合触摸阴道内有无异物、子宫大小及盆腔情况。另外进行肛诊时可协助取阴道分泌物，将伸入直肠的手指向前外方挤压阴道后壁，使阴道分泌物流出，涂片送检。

（六）治疗

患儿就诊时多以外阴炎并发阴道炎居多，应同时治疗。

1. 局部处理

（1）发病初期一般仅为外阴炎，外涂抗生素软膏即可。如不及时治疗，则易上行感染至阴道，此时只单纯外阴治疗效果较差，必要时加用口服抗生素。反复感染治疗效果不佳者应排除阴道异物。有报道应用橡皮导尿管插入阴道注入敏感抗生素进行阴道冲洗，一方面可探知阴道内有无异物；另一方面如果阴道内有细小异物可将其冲出。

（2）小阴唇粘连可发生在上、中、下各段或呈不规则，粘连中间有一透明线，如果粘连面积小则多无症状。粘连严重则可导致尿液和分泌物积聚，常伴尿线方向改变、排尿疼痛和反复发作的外阴阴道炎。轻度粘连者可外用雌激素软膏，每日一次，2~4 周后粘连可自然分离。中、重度粘连应进行小阴唇分离术，消毒外阴后轻轻分开，暴露粘连的小阴唇，以棉签向两侧分离，由浅入深，逐渐暴露阴道口及尿道口（可能会有少量出血），然后以碘伏棉球消毒分离后的创面，并涂以红霉素软膏及雌激素软膏，每日一次。术后尽量保持患儿外阴清洁，每日坐浴 1~2 次，连续 1~2 周，多可治愈。

（3）如有异物应尽早取出，可用肛门推移法或鼻内镜取出，若治疗效果不满意，可行宫腔镜下异物取出术，宫腔镜下取出异物较其他方法更加诊断明确、操作准确、成功率高。儿童期处女膜孔直径 4~7 mm，而宫腔检查镜直径 3.5~5 mm，加以麻醉的应用，可使宫腔镜进出不损伤处女膜，但家属的知情同意是必不可少的。

（4）外阴炎及小阴唇粘连的复发率高，应指导婴幼儿母亲正确清洗外阴的方法，清洗方向应由前向后，不可用力擦洗，以免损伤皮肤及黏膜。清洗外阴时尚应观察有无外阴充血、水肿等炎症表现，并及时给予治疗，以免延误治疗导致阴道炎和小阴唇再次粘连。

2. 药物治疗

根据检查及化验结果针对病原体选择相应的抗生素口服及外用。

（1）细菌性阴道炎：在儿童的阴道炎中最常见的是细菌性阴道炎，正常儿童阴道内的菌群有葡萄球菌、草绿色链球菌、肠球菌、大肠埃希菌、不动杆菌等，当抵抗力下降或外来致病菌入侵而感染时，致正常菌群失调，致病菌、条件致病菌繁殖，阴道炎症发生。治疗原则以抗厌氧菌药物为主，可给予甲硝唑 15 mg/kg，2 ~ 3 次/日，口服，共 7 日，或克林霉素 5 ~ 10 mg/kg，2 次/日，口服，连用 7 日。局部可涂抹克林霉素软膏或甲硝唑凝胶，每晚 1 次，连用 7 日。治愈率可达 95% 左右。

（2）滴虫性阴道炎：主要表现外阴奇痒，阴道分泌物灰黄、稀薄、有泡沫、有臭味，阴道及外阴充血、水肿。治疗以甲硝唑治疗为首选，可口服甲硝唑或替硝唑片剂，连服 5 ~ 7 日，每天清洗外阴，局部可涂抹甲硝唑凝胶。

（3）支原体、衣原体感染：支原体感染往往为幼托或家长间接传播，表现为慢性迁延不愈的浆液性黄白色阴道分泌物增多和不同程度的自觉症状。可给予口服红霉素，每日 50 mg/kg，3 ~ 4 次/日，或阿奇霉素 5 ~ 10 mg/kg，2 次/日，连用 10 ~ 14 日，严重者可于服药的同时给予药液冲洗外阴及阴道。

（4）念珠菌性阴道炎：主要表现为外阴奇痒，阴道分泌物增多和烧灼感，阴道黏膜充血、糜烂。白带呈豆渣样浑浊，外阴皮肤有抓痕及损伤。诊断明确后即刻停止应用任何抗生素，并给予口服维生素 B、制霉菌素片剂或两性霉素 B，5 ~ 7 日，或氟康唑 3 ~ 6 mg/kg，1 次/日，连用 3 天。每日以清水洗外阴，可将达克宁霜、制霉菌素悬浮液或 0.1% 两性霉素 B 水溶液涂抹在阴道外口及阴唇内侧，2 ~ 3 次/日，连用 7 ~ 10 天，每月巩固治疗 7 日，共 2 ~ 3 个月。

（七）预防

对于婴幼儿外阴阴道炎，预防是非常重要的。

1. 注意保持婴儿外阴清洁和干燥

小婴儿使用尿布，最好选择柔软、透气好的纯棉制品，少用或不用"尿不湿"；大小便后要及时更换尿布，每天坚持清洗外阴，擦洗时要注意自上而下拭净尿道口、阴道口及肛门周围，并轻轻拭干阴唇及皮肤皱褶处；皮肤如有皲裂，应涂擦无刺激性的油膏，最后在外阴及腹股沟处搽少量爽身粉，以保持局部干燥。应避免过多粉剂进入阴道引起对阴道黏膜的刺激。

2. 尽早穿封裆裤，尽量不让孩子在地板上坐卧；衣服要柔软、宽松、舒适，少穿或不穿紧身裤、高筒袜等。

3. 要重视大小便后的清洁，特别是小便后，应用质量有保证的、柔软的卫生纸拭擦尿道口及周围。注意小便的姿势，避免由前向后流入阴道。大便后应用清洁的卫生纸，由前方向后方擦拭，以免将粪渣拭进阴道内。

4. 婴幼儿的浴盆、毛巾等生活物品要固定，专人专用，避免与其他人交叉感染。

六、寄生虫性阴道炎

寄生虫是引起妇产科疾病的众多原因之一。能引起妇产科疾病的寄生虫虫种众多，而侵入阴道引起阴道炎的寄生虫主要有以下几种，分别为阴道毛滴虫、阿米巴原虫、蛲虫、血吸虫、短膜壳绦虫病、颚口线虫、水蛭以及蝇蛆等。

（一）滴虫阴道炎（trichomonal vaginitis）

滴虫阴道炎由阴道毛滴虫引起，以性接触传播为主。

1. 病因

滴虫阴道炎是由阴道毛滴虫感染而引起的阴道炎症性疾病。寄生于人体的毛滴虫共有 3 种：阴道毛滴虫；人毛滴虫，即人大肠内可有人类五鞭毛毛滴虫；口腔毛滴虫，即寄生于口腔，是一种与人共生的毛滴虫；后二者一般不致病。阴道毛滴虫呈梨形或球形，长 8 ~ 30 mm，体部有波动膜，后端有轴突，顶端有 4 根鞭毛，鞭毛随波动膜的波动而摆动，无色透明，酷似水滴。阴道毛滴虫生活最适宜的 pH 为 5.5 ~ 6.6，pH 在 5 以下或 7.5 以上时则不能生长。滴虫的生活史简单，只有滋养体而无包囊期，对环境适应性强，故滴虫离开人体后也容易通过其污染物传播。滋养体能在室温下在湿毛巾上能存活 23 小时，在 3 ~ 5℃生存 21 日，在 46℃生存 20 ~ 60 分钟，在半干燥环境中生存约 10 小时；在普通肥皂水中也能生存 45 ~ 120 分钟，黏附在厕所坐便器上能生存 30 分钟，因而接触性传染很常见。

2. 传播途径

主要有两种：①经性交直接传播。据报道，与女性患者一次非保护性性交后，有 13% ~ 86% 的男子发生感染，与受感染的男性一次非保护性性交后，有 80% ~ 100% 的女性发生感染。②间接传播。经公共浴池、浴盆、浴巾、游泳池、坐式便器、衣物、污染的器械及敷料等传播。

3. 病理

因阴道毛滴虫具有嗜血及嗜碱性，故当月经前后阴道 pH 发生变化时，隐藏在腺体及阴道皱襞中的滴虫常得以繁殖，引起炎症发作。阴道毛滴虫附着在泌尿生殖道上皮表面，能够穿透表层上皮细胞，受侵的组织细胞表现为受侵组织的非特异性炎症，毛细血管增多、充血，白细胞、红细胞外溢，上皮下白细胞浸润，但无特殊性，阴道分泌物涂片可见滴虫。

4. 临床表现

潜伏期一般为 4 ~ 28 日，由于局部免疫因素、滴虫数量多少及毒力强弱的不同，受感染的表现不同，大致可分为 3 种。

（1）无症状型：约有 50% 的滴虫阴道炎患者感染初期无症状，称为带虫者，而其中 1/3 将在 6 个月内出现症状；无症状的带虫者可以传染给他人，因此应重视这类患者的治疗。

（2）急性型：主要表现为阴道分泌物增多及外阴瘙痒，分泌物特点为稀薄脓性、黄绿色、泡沫状、有臭味，此为滴虫阴道炎的典型症状，通常只有 10% 的患者出现这种典型症状。分泌物呈脓性是因分泌物中含有白细胞；呈泡沫状、有臭味是因滴虫无氧酵解碳水化合物，产生腐臭气体。瘙痒部位主要为阴道口及外阴，间或有灼热、疼痛、性交痛等。

妇科检查可见阴道黏膜充血，严重者有散在出血斑点，甚至宫颈有出血点，形成"草莓样"宫颈，见于不到 2% 的患者；后穹隆有大量白带，为黄绿色、灰黄色或黄白色稀薄脓性分泌物，常呈泡沫状。

（3）慢性型：临床较多见，多由急性期治疗不彻底所致。临床症状一般较轻，白带多为少量或中等，稀薄、稍有臭味，无明显瘙痒或偶伴瘙痒，有时伴有性交痛。

妇科检查：阴道黏膜可无改变或轻度充血。慢性滴虫阴道炎常并发泌尿道的滴虫感染，出现尿频、尿急、尿痛及血尿，故反复发生的泌尿道感染久治不愈应做滴虫培养排除滴虫感染的可能。

5. 并发症

（1）并发其他炎症：滴虫阴道炎往往与其他阴道炎并存，Richard 等人报道约 60% 同时并发细菌性阴道病。据 Steven 等人报道，41% 的滴虫阴道炎患者伴发其他性传播疾病，并发膀胱炎、尿道旁腺或前庭大腺感染、盆腔炎性疾病及盆腔疼痛等不适。

（2）不孕：阴道毛滴虫能吞噬精子，并能阻碍乳酸生成，影响精子在阴道内存活，因此可并发不孕症。

（3）妊娠期滴虫阴道炎：可造成不良的妊娠结局，如胎膜早破、早产、新生儿低出生体重。

6. 实验室检查

（1）生理盐水悬滴法：悬滴法直接镜检较快，操作简便。因滴虫阴道炎常伴大量多核白细胞浸润，因此镜检时应在白细胞数量较少的部位寻找。该方法的敏感度为 42% ~ 92%，与检验者经验有关。

悬滴法必须在生理盐水冷却之前进行检查，因滴虫离体时间越久，动力越差，有时呆滞不动，或仅有鞭毛摆动，这时只能依靠邻近白细胞的扇动状态而推测其存在，有的严重患者在悬滴片整个镜下视野布满白细胞，看不到滴虫，即使看到也不活跃。如遇此情况，可用 0.1% 沙黄溶液代替生理盐水，因为沙黄能使白细胞染成淡红色，而滴虫不染色，其运动也不受影响，故滴虫在淡红色的背景中显得特别清楚。

（2）培养法：培养法是诊断滴虫阴道炎的金标准，但是由于阴道毛滴虫培养需要特殊培养基，如 Diamond 或者 Kupferberg 培养基，且需要 5 ~ 7 日时间才能得到检查结果，因此其应用受到限制。主要适用于多次生理盐水悬滴法检查阴性，临床怀疑患有滴虫者，其准确度可高达 98%。

（3）巴氏涂片法：涂片法是将标本涂在玻片上，用巴氏染色镜检，该方法敏感性不高，即使用吖啶黄染色，其特异性也较低。

（4）OSOM 滴虫快速试验（OSOM trichomonas rapid test）：是一种免疫层析毛细试纸条法，该检测约需 10 分钟，于培养法相比，敏感性为 88.3%，特异性为 98.8%。

（5）抗体检查：单克隆抗体，酶联免疫吸附试验及乳胶凝集实验等用于检查特异性抗体，虽然最初的试验结果不错，但目前尚缺乏临床试验证实其临床应用价值。

（6）聚合酶链反应（PCR）检测：PCR 检测与上述检查相比，具有较高的敏感性（95%）及特异性（98%）；阴道毛滴虫与其他种类的滴虫间无相互作用，与其他的人类寄生虫、沙眼衣原体及淋菌等 STD 间也无交叉反应。PCR 可用于有或无症状的妇女，而且很容易的可从阴道口收集到满意的标本，省去阴道窥器检查。PCR 检测有较高的敏感性和特异性，能够提高滴虫的检出率，应推荐为检测滴虫的常规方法。

7. 诊断与鉴别诊断

因滴虫阴道炎临床症状多变，因此不能依据单项症状或体征诊断。悬滴法找到滴虫或滴虫培养阳性即可确诊。

鉴别诊断见表 3 - 5。

表 3 - 5　滴虫阴道炎的鉴别诊断

	细菌性阴道病	滴虫阴道炎	外阴阴道假丝酵母菌病
症状	分泌物增多，无或轻度瘙痒	分泌物增多，轻度瘙痒	重度瘙痒，烧灼感
阴道黏膜	正常	散在出血点	水肿、红斑
阴道 pH	>4.5	>5	<4.5
氨试验	阳性	阴性	阴性
显微镜检查	线索细胞，极少白细胞	阴道毛滴虫，多量白细胞	芽孢及假菌丝，少量白细胞

8. 治疗

（1）CDC 推荐治疗方案：CDC 推荐的治疗方案如下，该方案的治愈率大约为 85%～95%。

推荐疗法：

甲硝唑 2 g 单次口服。

或

替硝唑 2 g 单次口服。

替代疗法：

甲硝唑 400 mg，口服，一日 2 次，连服 7 日。

甲硝唑的不良反应：服药后偶见胃肠道反应，如口中金属味或口苦、恶心、呕吐。此外，偶见头痛、皮疹、白细胞减少等，一旦发现应停药。治疗期间及停药 24 小时内禁饮酒，因其与乙醇结合可出现皮肤潮红、呕吐、腹痛腹泻等反应。甲硝唑能通过乳汁排泄，若在哺乳期用药，用药期间及用药后 24 小时内不宜哺乳。

甲硝唑治疗失败原因可能有以下几方面：

1）感染部位的吸收和分布的药代动力学问题。

2）阴道细菌对药物的灭活作用。

3）其他药物的干扰作用。

4）对药物（甲硝唑或替硝唑）的耐药性。

5）患者依从性不佳或胃肠道不耐受或者再次感染。

（2）局部用药：先用 1% 乳酸或 0.5% 醋酸冲洗阴道，清除阴道内分泌物，改善阴道内环境，然后阴道内放置甲硝唑凝胶或泡腾片 200 mg，每晚 1 次，连用 7 日。因其在尿道及阴道周围的腺体中不能达到有效的治疗浓度，其治愈率为 50% 左右，因此不推荐单独局部用药治疗。与口服药物联合使用，可以提高滴虫阴道炎的治愈率。

（3）复发性或顽固性滴虫阴道炎：对于复发性滴虫阴道炎，可口服甲硝唑 400 mg，一日 2 次，连服 7 日或 2 g 顿服重复治疗。若上述疗法仍失败，应考虑替硝唑或甲硝唑一次口服 2 g，连服 3～5 日。

如果上述治疗仍无效，应由更专业的专家进行会诊后再行进一步治疗，会诊内容应包括阴道毛滴虫对甲硝唑和替硝唑的敏感度的测定。会诊及阴道毛滴虫敏感度的测定方法可从 CDC 获得。

（4）妊娠并发滴虫阴道炎

1）有症状者：CDC 推荐单次口服 2 g 甲硝唑治疗，甲硝唑属于孕期 B 类用药，经过多年的临床应用，证实甲硝唑是安全的。替硝唑为孕期 C 类药物（动物实验已明确发现不良事件，但仍未有充分的孕妇对照试验），其孕期使用安全性还没有得到完全的评估。

哺乳期妇女服用甲硝唑期间及用甲硝唑后 12～24 小时内应停止哺乳，因为服药后 12～24 小时后通过乳汁排泄的甲硝唑浓度会减少。服用替硝唑期间及停药 3 日内应停止哺乳。

2）无症状者：Carey 等报道对无症状的滴虫性阴道炎患者给予甲硝唑或克林霉素治疗后，早产率增加。因此建议对无症状的带虫者不必筛查及治疗，因为治疗不仅不能改善妊娠的不良结局，而且增加了早产的危险。

（5）并发 HIV 感染者：同时感染 HIV 的毛滴虫患者应当接受与 HIV 阴性的毛滴虫患者相同的治疗。HIV 感染的女性毛滴虫病的发病率、存活率、复发率与患者的免疫状态没有明确的相互关系。

（6）性伴侣的治疗：性伴侣应同时接受治疗，并且避免性生活至治愈为止。研究表明性伴侣同时接受治疗可以提高治愈率，减少传播。

（7）特殊情况：甲硝唑和替硝唑同属硝基咪唑类药物，对硝基咪唑有速发型过敏反应的患者可在专家指导下接受甲硝唑脱敏治疗。曾有两例报道，采用静脉内逐渐增加甲硝唑用药的方法脱敏，开始给药 5 mg，每隔 15～20 分钟增量一次，逐渐增至 125 mg，随后给予口服甲硝唑 2 g。注意这种脱敏方法必须在获得了有过敏史记载或做了阴道内使用甲硝唑凝胶可产生阳性风团后才能实施。脱敏实验应在格外小心的情况下在监护室内进行，实验前应建立两条大的静脉通路和配有心肺复苏人员。两例患者均未发生并发症而痊愈。

局部可以尝试应用除硝基咪唑类以外的药物，但治愈率很低（＜50%）。

9. 随访与预防

对治疗后无症状者或一开始无症状者不需要随访。预防措施包括以下几个方面：①固定性伴侣，性交中使用避孕套。②加强对公共设施的管理及监护，禁止患者进入游泳池；提倡淋浴，公厕改为蹲式；医疗器械及物品要严格消毒，防止交叉感染。③患者内裤及洗涤用的毛巾，应煮沸 5～10 分钟以消灭病原体。

（二）阿米巴性阴道炎（ameba vaginitis）

1. 病因

阿米巴原虫常常使人类肠道发生感染，引起阿米巴痢疾。感染了阿米巴的患者在大便时，阿米巴滋养体可随粪便排出，如不注意卫生，可污染外阴，并上行侵入阴道内。当患者阴道黏膜有破损或机体抵抗力下降时，滋养体就会侵入阴道壁组织内，繁殖生长，从而发生阿米巴阴道炎，严重者还可引起宫颈以及子宫内膜的炎症。

2. 病理改变

溃疡的形成是阿米巴性阴道炎的基本改变。当阿米巴原虫侵入阴道黏膜后，以其伪足的活动及其分泌的溶组织酶，使黏膜细胞发生坏死，形成溃疡，边缘隆起，病灶周围由淋巴细胞及少数浆细胞浸润，溃疡表面被覆黄棕色坏死物质，内含溶解的细胞碎片、黏液和阿米巴滋养体。

3. 临床表现

（1）患者可有腹泻或痢疾病史。

（2）阴道有大量分泌物是本病的特点。分泌物常呈血性、浆液性或黄色黏液脓性，具有腥味，从中可以找到大量滋养体；当阴道黏膜形成溃疡出血时，则分泌物为脓性或血性，溃疡可散在或融合成片，并伴有瘙痒疼痛。病变如波及宫颈或子宫，尚可有下腹痛和月经不调，个别病例由于结缔组织反应严重，可呈现不规则肿瘤样增生、质硬，溃疡表面覆有血性黏液分泌物，容易误诊为恶性肿瘤。在孕期感染可直接或间接感染胎儿，以致引起胎儿死亡。另外在妊娠期由于此时母体细胞免疫反应比非妊娠者低，免疫球蛋白的浓度在不同的妊娠阶段含量也各异，妊娠期阿米巴病往往较严重，甚至致命。

4. 诊断与鉴别诊断

由于本病较为罕见，有时会被临床医生忽略，但根据患者腹泻或痢疾病史以及相关检查，可以做出诊断。最可靠的就是在阴道分泌物（同时检查患者的粪便）涂片找到阿米巴滋养体、分泌物培养找到溶组织阿米巴原虫，以及病灶处的病理学检查找到阿米巴原虫。而对于分泌物检查阴性的慢性溃疡病例，更应做活组织检查。

当阿米巴性阴道炎呈肿瘤样增生时，往往肉眼不易与恶性肿瘤区别，因此需要通过组织活检明确诊断，恶性肿瘤患者无阿米巴原虫及滋养体。阿米巴性阴道炎出现溃疡时需要与结核性溃疡相鉴别，结核性溃疡的特点为溃疡边缘不齐，呈鼠咬状，溃疡底部有颗粒状突起的结核结节；病理切片无阿米巴滋养体而为干酪样坏死及类上皮细胞和朗格汉斯细胞形成的肉芽肿。其他需要与急性单纯性溃疡相鉴别，阴道黏膜病理检查可见鳞状上皮增生，底部为肉芽组织，无阿米巴滋养体，而阿米巴性阴道炎分泌物涂片及组织病理检查可找到阿米巴滋养体。

5. 治疗

治疗原则：以全身治疗为主，结合局部处理。

（1）甲硝唑：对阿米巴原虫有杀灭作用，毒性小，疗效高，口服后血药浓度可持续 12 小时；用法：400 mg 口服，每日 3 次，10～14 日为一个疗程；也可以配合使用甲硝唑栓剂。

（2）替硝唑：该药为抗阿米巴药，但服药后部分患者会出现一过性的白细胞减少。用法：500 mg 口服，每日 4 次，3 日为一个疗程。

（3）依米丁（盐酸吐根碱）：该药对阿米巴滋养体的杀灭作用最强，但对包囊的作用不肯定，本药毒性大，排泄缓慢，容易蓄积中度，因此对心肾功能不全、年老体弱患者以及孕妇禁用。用法：60 mg ［1 mg/（kg·d）］，分两次深部肌内注射，连续 6～9 日为 1 个疗程。

局部用药：用 1% 乳酸或 1：5 000 高锰酸钾溶液冲洗阴道，每日 2 次，冲洗后擦干，阴道放置甲硝唑栓剂，7～10 日为 1 个疗程。

（三）蛲虫性外阴阴道炎

蛲虫病亦称肠线虫病，蛲虫本身极少引起外阴炎，但蛲虫病常有外阴症状，因此外阴蛲虫病较常见。

1. 病因

蛲虫是蠕形住肠线虫的简称。蛲虫长 5～15 mm，白色、线状，寄生在人的肠道，人是唯一的传染源。人因摄入虫卵而感染，虫卵在肠内（通常为盲肠部位）发育成成虫，大约 1 个月雌虫成熟并开始产卵，雌虫受精后，雄虫通常死亡，并随粪便排出体外。妊娠的雌虫，身体几乎充满虫卵，雌虫移行到结肠并排至肛门处，在肛周及会阴皮肤处产卵，偶尔雌虫移行到阴道。雌虫通常在睡眠时自宿主（儿童多见）肛门爬出，在肛门口产卵，引起肛门瘙痒、外阴瘙痒。

2. 临床表现与诊断

蛲虫的感染多见于儿童，其中女童较男童常见，年轻人较老年人常见。

肛周及会阴部瘙痒，患儿因痒而搔抓可引起肛周及会阴皮肤剥脱、血痂，有时潮红，渗出糜烂或继发感染，长期反复发作可致皮肤肥厚，色素沉着形成湿疹样变。患儿可伴有失眠、烦躁不安、易激动、夜惊或遗尿，夜间磨牙等睡眠障碍症状。

根据临床表现，夜间奇痒时检查可在肛门周围发现乳白色小虫，一般较容易诊断。大便或肛门周围及外阴分泌物中查到蛲虫卵可确诊。

3. 治疗

（1）口服驱虫剂

1）恩波吡维铵（扑蛲灵）：5～7.5 mg/kg，睡前 1 次顿服，间隔 2～3 周后再治疗 2～3 次，以防复发。

2）哌嗪：每日 50～60 mg/kg，分两次口服，成人 1～1.2 g/次，每天 2 次，7～10 天为一个疗程。

（2）局部用药

1）睡前用蛲虫膏（含30%百部浸膏及0.2%甲紫）挤入肛门内，连用4～5次，可阻止肛门瘙痒。也可用2%～5%氧化氨基汞软膏、10%鹤虱膏或雄黄百部膏。

2）有继发病变者对症处理。

另有短膜壳绦虫病、棘颚口线虫、血吸虫、水蛭以及蝇蛆引起阴道炎的个案报道，极为罕见。

七、混合性阴道炎

（一）概念及流行病学

混合性阴道炎（mixed vaginitis）是由两种或两种以上的致病微生物导致的阴道炎症，在临床中较为常见。

女性生殖道中可存在多种微生物，有细菌（需氧、厌氧等）、真菌（假丝酵母菌）、支原体、滴虫、衣原体、病毒、螺旋体等。健康女性下生殖道中常驻微生物：细菌，以乳酸杆菌为主；真菌孢子；支原体等。

最常见的阴道炎为细菌性阴道病（bacterial vaginosis，BV）、外阴阴道假丝酵母菌病（vulvovaginal candidiasis，VVC）和滴虫性阴道炎（trichomonal vaginitis，TV），占90%以上。北美和欧洲的调查显示，大多数阴道炎为BV（30%～35%），VVC（20%～25%），TV（10%），或2～3个以上病原的混合感染（15%～20%）。

混合性阴道感染在阴道感染性疾病中占较大比重，并且近年来有上升的趋势。由于研究方法不同，观察的病原体不同，得到的混合感染率差异较大。临床上50%以上的阴道炎为混合感染。混合性阴道炎可以为BV、VVC、TV等不同阴道感染混合而成，也可以由性传播性病原体与需氧菌等混合感染引起，但较为常见的是BV＋VVC，BV＋TV，BV＋TV＋VVC。

中华医学会妇产科感染学组提供的资料显示，BV与其他病原体一同造成阴道感染发生率为53.12%；VVC并发其他病原体的阴道感染发生率为53.85%；TV的混合感染发生率为33.33%。另外，天津医科大学总医院对516例阴道炎患者进行调查，资料同样显示，不同生殖道感染的混合感染情况不同。在BV混合感染患者中，BV＋VVC所占比例最大（78.57%），VVC混合感染中，VVC＋BV所占比例最大（58.51%）。TV混合感染中，TV＋BV所占比例最大（19.15%）。

（二）病因

混合性阴道炎的病因，少部分是同时感染，大部分是一种病原体感染后引起阴道内环境改变，正常乳酸杆菌减少。阴道pH改变，使多种病原体大量繁殖造成局部防御功能下降，从而导致其他病原体的继发感染，形成多种病原体同时感染。

（三）临床表现和诊断

混合性阴道炎的临床特征为症状不典型。阴道混合感染的患者，临床主要表现为白带异常和（或）外阴瘙痒。根据病原体的不同，白带的颜色、性状、气味也不同。患者的症状不典型（如白带腥臭味较重、量多、较为黏稠，或稀薄的白带中有白色膜状物）。

实验室检查：阴道分泌物镜检或病原体培养，同时发现两种或两种以上的致病微生物。

诊断要点：①同时存在至少两种病原体。②两种都可造成异常的局部环境，而引起相应的症状和体征。在临床中，主要根据患者的症状、体征，依靠阴道pH、湿片及胺试验等实验室检测方法进行诊断，传统上倾向于检测 BV、VVC、TV 这三个最常见阴道炎的病原体。

调查资料显示，阴道炎患者中，单一感染与混合感染，两者在瘙痒、白带增多、黏膜充血、分泌物异常方面比较，差异无统计学意义，而混合感染患者比单一感染患者更多地表现出阴道灼痛症状者增加、清洁度更差、pH 偏高、乳酸杆菌减少。

（四）治疗

病原体具有复杂性，混合感染在治疗上存在难点。①比单纯感染的治疗时间长。首都医科大学附属北京妇产医院研究报道，单纯感染 1 个月的转阴率 76%（108/142）远大于混合感染的 10%（10/98）。混合感染的转阴时间主要集中在 2 个月 48%（48/98）和 3 个月 26%（26/98）。②治疗的个体化。经验用药，病原体覆盖不足，导致症状缓解后又反复发作。③尚未制订统一的规范。

目前，治疗目标为：采用综合性手段，杀灭致病菌，维护、促进生理性菌群，增强其功能，实现对人体内有害细菌的控制。在治疗方面，应针对混合感染的病原体，选择合适的抗生素，联合应用，尽可能覆盖抗菌谱以增强疗效、减少复发。常用的抗菌药：硝基咪唑类（甲硝唑、替硝唑、奥硝唑）；消毒类（氯喹那多、聚维酮碘等）；抗真菌类（咪康唑、制霉菌素等）；其他（克林霉素等）。

混合性阴道炎治疗思路（BV + VVC 或 TV + VVC）：

口服硝基咪唑类 + 局部抗真菌药物。

局部联合给药（硝基咪唑类 + 抗真菌药）。

口服联合用药（硝基咪唑类 + 抗真菌类）。

BV + TV：可选择硝基咪唑类口服，疗程 1 周，或者单次口服 + 阴道给药。

国外局部联合治疗方案如下：

BV：甲硝唑（250 ~ 750 mg）、替硝唑、克林霉素。

TV：甲硝唑（500 ~ 750 mg）、替硝唑。

VVC：咪康唑（100 ~ 200 mg）、克霉唑、制霉菌素或氟康唑。

近年来，需氧菌及其与其他病原体混合感染受到关注。需氧菌阴道炎（aerobic vaginitis，AV）为一种弥漫渗出性的阴道炎症，是以阴道上皮细胞脱落及大量的脓性阴道分泌物为特征的临床综合征。AV 与 BV 的区别是阴道分泌物呈黄绿色稀薄脓性，非鱼腥臭味，氢氧化钾试验阴性。细菌培养：多为 B 族链球菌、大肠埃希菌、金黄色葡萄球菌及肠球菌等。

AV 混合感染诊疗思路：

AV + BV 或 AV + TV：口服甲硝唑 + 局部杀菌剂。

AV + VVC：局部杀菌剂 + 口服抗真菌药。

另外，由于解脲脲原体、沙眼衣原体的感染率较高，而且多为混合感染，故选用抗生素时要兼顾解脲脲原体、沙眼衣原体。抗生素包括阿奇霉素、多西环素等，建议根据药敏试验进行选择。

对混合性阴道炎采用抗生素治疗，易引起耐药菌株产生，同时二重感染机会增加，加大治疗难度。

疗效不理想、易复发的另一原因是治疗中忽视了阴道微生态的平衡。有专家建议，杀灭致病微生物 + 重建阴道微生态的治疗方案。应用乳酸杆菌等微生态制剂，与抗生素联合应用，及时补充阴道中乳酸杆菌。其原则是保护和扶植正常菌群，消除和减少病原体，使阴道微生态失衡转向平衡，将被抗生素扰乱的菌群予以调整，即"先抗后调"原则。即从根本上逆转菌群失调，恢复阴道微生态平衡。这种联合治疗对巩固疗效及预防复发有着重要作用。

既往治愈的评判：症状、阳性体征和病原体均消失，这一标准尚不全面，还需阴道清洁度和阴道pH达到正常。因此，疗效的评价，除了有效治疗临床症状之外，阴道微生态的评估也是关键指标。

混合感染是阴道感染中常见的现象，由于病原体的感染常常具有隐匿性，在诊疗中，有许多混合感染的情况被忽视。根据报道，无症状的阴道炎患者中，混合感染占36%。因此，无症状时就不予检查，或是仅满足于检查出一种阴道感染并治疗，都有失偏颇。诊断中要尤其重视微生态的检查，通过对女性阴道菌群、微生态参数（pH等）和乳酸杆菌功能等的检测，不仅可以准确诊断临床常见的阴道炎症，而且，对非特异性感染，如AV等，也能很好地进行识别。

总之，在临床工作中，应重视发现阴道混合感染状态，只有充分地诊断，才能确保更迅速，更全面，更妥善的治疗。

（陈　伟）

第二节　宫颈炎

宫颈炎症为妇科常见的妇科疾病，多发生于生育年龄的妇女。老年人也有随阴道炎而发病的。

一、病原体

宫颈炎（cervicitis）的病原体在国内外最常见者为淋球菌及沙眼衣原体，其次为一般细菌，如葡萄球菌、链球菌、大肠埃希菌以及滴虫、真菌等。沙眼衣原体感染在某一个调查中对妇科门诊16~60岁患者阳性率占26.3%，在269例孕妇中64例发现沙眼衣原体，占23.74%；另据报道沙眼衣原体的感染在女性生殖道中宫颈内膜的阳性率占9.2%（11/120例），仅次于输卵管的阳性率（12%）。有学者报道在1000例非选择性妇女中沙眼衣原体的阳性率占1.0%。另有学者报道孕妇及新生儿1389例中检出率达12.7%。淋球菌及沙眼衣原体可累及宫颈黏膜的腺体，沿黏膜表面扩散到浅层感染。其他病原体与淋菌不同，侵入宫颈较深，可通过淋巴管引起急性盆腔结缔组织炎，致病情严重。

二、病理

宫颈炎的病理变化可见宫颈红肿，宫颈管黏膜水肿；组织学的表现可见血管充血，宫颈黏膜及黏膜下组织、腺体周围可见大量中性粒细胞浸润，腺腔内见脓性分泌物，这种分泌物可由子宫口流出。根据病原体不同颜色和稀稠亦不同。

三、临床表现

主要为白带增多，呈脓性，或有异常出血如经间期出血、性交后出血等，常伴有腰酸及下腹部不适。妇科检查见宫颈红肿，宫颈黏膜外翻，宫颈有触痛，如感染沿宫颈淋巴管向周围扩散，则可引起宫颈上皮脱落，甚至形成溃疡。

四、诊断

出现两个具有诊断性体征，显微镜检查阴道分泌物白细胞增多，可做出宫颈炎症的初步诊断。宫颈炎症诊断后，需进一步做衣原体及淋病奈瑟菌的检测。

1. 两个特征性体征

具备一个或两个同时具备。

（1）宫颈管或宫颈管棉拭子标本上，肉眼见到脓性或黏液脓性分泌物。

（2）用棉拭子擦拭宫颈管时，容易诱发宫颈管内出血。

2. 白细胞检测

可检测宫颈管分泌物或阴道分泌物中的白细胞，后者需排除引起白细胞增高的阴道炎症。

（1）宫颈管脓性分泌物涂片做革兰染色，中性粒细胞＞30个/高倍视野。

（2）阴道分泌物湿片检查白细胞＞10个/高倍视野。

3. 病原体检测

应做衣原体及淋病奈瑟菌的检测，以及有无细菌性阴道病及滴虫阴道炎。

五、治疗

1. 治疗策略

主要为抗生素药物治疗。对于获得病原体者，针对病原体选择敏感抗生素。经验性治疗应包括针对各种可能的病原微生物的治疗，需包括需氧菌、厌氧菌、衣原体（或淋球菌）、支原体等。

有性传播疾病高危因素的患者，尤其是年龄＜25岁、有新性伴侣或多性伴侣、未使用保险套的妇女，应使用针对沙眼衣原体的抗生素。对低龄和易患淋病者，要使用针对淋菌的抗生素。

2. 用药方案

在我国一项多中心宫颈炎的研究中，总结了莫西沙星治疗宫颈炎（莫西沙星400 mg，每日1次，连服7天）的总有效率达96.6%。另一种治疗方案：头孢菌素＋阿奇霉素（二代以上头孢抗生素用7天，加阿奇霉素1.0 g，顿服）的总有效率达到98.5%，有望成为治疗宫颈炎的推荐治疗方案。

妊娠期用药建议使用头孢菌素及阿奇霉素治疗。

非孕期主张以下治疗。

（1）单纯淋病奈瑟菌性宫颈炎：主张大剂量、单次给药，常用药物有第三代头孢菌素，如头孢曲松钠250 mg，单次肌内注射，或头孢克肟400 mg，单次口服；或大观霉素4 g，单次肌内注射。

（2）沙眼衣原体性宫颈炎：治疗药物主要有四环素类，如多西环素100 mg，每日2次，连服7天；红霉素类，主要有阿奇霉素1 g单次顿服，或红霉素500 mg，每日4次，连服7天；喹诺酮类，主要有氧氟沙星300 mg，每日2次，连服7天；左氧氟沙星500 mg，每日1次，连服7天；莫西沙星400 mg，每日1次，连服7天。由于淋病奈瑟菌感染常伴有衣原体感染，因此，若为淋菌性宫颈炎，治疗时除选用抗淋病奈瑟菌药物外，同时应用抗衣原体感染药物。

（3）对于并发细菌性阴道病者：同时治疗细菌性阴道病，否则将导致宫颈炎持续存在。

六、随访

治疗后症状持续存在者，应告知患者随诊。对持续性宫颈炎症，需了解有无再次感染性传播疾病，性伴侣是否已进行治疗，阴道菌群失调是否持续存在。

（罗　晗）

第三节　盆腔炎

盆腔炎症性疾病（pelvic inflammatory disease，PID）是由女性内生殖道炎症引起的一组疾病，包括子宫内膜炎、输卵管炎和输卵管卵巢脓肿，以及扩散后产生的盆腔腹膜炎和肝周围炎，以急性输卵管炎最常见。PID 的远期后遗症主要包括盆腔炎再次急性发作、输卵管性不孕、异位妊娠和慢性盆腔疼痛。既往 PID 多因产后、剖宫产后、流产后以及妇科手术后细菌进入创面感染而得病，近年来则多由下生殖道的性传播疾病（sexually transmitted diseases，STD）上行感染至上生殖道而造成。PID 多数是以疼痛为主要表现，由于盆腔器官多由内脏神经支配，疼痛感觉常定位不准确。严重的 PID 可因败血症、脓毒血症和感染性休克而危及生命，其后遗症可导致不育，增加异位妊娠的危险，影响患者的身心健康及工作。

盆腔结缔组织炎是指盆腔结缔组织初发的炎症，不是继发于输卵管、卵巢的炎症，是初发于子宫旁的结缔组织，然后再扩展至其他部位。本病多由于分娩或剖宫产时宫颈或阴道上端的撕裂，困难的宫颈扩张术时宫颈撕伤，经阴道的子宫全切除术时阴道断端周围的血肿以及人工流产术中误伤子宫及宫颈侧壁等情况时细菌进入发生感染，也属于 PID 的范畴。

一、发病率

PID 在年轻性活跃人群中发病率高。国外有资料显示，15～19 岁妇女的 PID 发病率是 25～29 岁妇女的 3 倍；20～24 岁妇女的 PID 发病率是 25～29 岁妇女的 2 倍。我国则以 30 岁左右为发病高峰。年轻者发病率高，不仅由于这是性活动旺盛的时期，还因性伴侣不稳定。

二、病原体的种类及其对抗生素的敏感性

PID 的发生为多重微生物感染所致，包括厌氧菌、需氧菌、衣原体以及支原体等，其中许多细菌为存在于下生殖道的正常菌群。淋病奈瑟菌、沙眼衣原体、支原体等是导致 PID 的主要病原体，占 60%～70%。我国一项全国多中心调研显示 PID 患者中沙眼衣原体阳性率 19.9%；宫颈支原体阳性率 32.4%；淋病奈瑟菌阳性率 11.2%；厌氧菌阳性率 25%；细菌培养结果显示大肠埃希菌为 6.7%，其次为金黄色葡萄球菌 4.8%、链球菌 2.1%、表皮葡萄球菌 1.6% 等。

常见的致病菌有以下 3 种。

1. 需氧菌

主要有淋病奈瑟菌、葡萄球菌、链球菌及大肠埃希菌等。

（1）淋病奈瑟菌：革兰染色阴性菌，呈卵圆或豆状，常成双排列，邻近面扁平或稍凹，像两瓣黄豆对在一起，急性炎症期细菌多在患者分泌物的少部分中性粒细胞的细胞质中，慢性期则多在细胞外，且有些可呈单个球形或四联状。普通培养基不易成功。喜侵袭人体的柱状上皮和移行上皮，故在女性多为泌尿系统、宫颈、子宫和输卵管黏膜的感染，基本上不侵犯鳞状上皮。随着抗生素的广泛应用，尤其是不合理用药，逐渐产生耐药菌株。

（2）大肠埃希菌：为肠道的寄生菌，一般不发病，但在机体抵抗力下降，或因外伤等侵入肠道外组织或器官时可引起严重的感染，甚至产生内毒素休克，常与其他致病菌发生混合感染。本菌对卡那霉

素、庆大霉素、先锋Ⅴ号、羧苄西林敏感，但易产生耐药菌株，可在药敏试验引导下用药。

（3）葡萄球菌：属革兰阳性球菌，其中以金黄色葡萄球菌致病力最强，多于产后、剖宫产后、流产后或妇科手术后细菌通过宫颈上行感染至宫颈、子宫、输卵管黏膜。本菌对一般常用的抗生素可产生耐药，根据药物敏感试验用药较为理想，耐青霉素的金黄色葡萄球菌对先锋Ⅴ、万古霉素、克林霉素及第三代头孢菌素敏感。

（4）B族链球菌：革兰阳性球菌，是人类体内正常的寄生菌之一，可以引起产前、产后的生殖道感染。感染后症状出现早，一开始就出现高热、心动过速等，是急性绒毛膜羊膜炎最常见的致病源，对产妇和新生儿均有很大的威胁。本菌对青霉素敏感，患病后只要及时、积极治疗基本无死亡。

此外，在需氧性致病菌中尚有肠球菌、克雷白杆菌属、阴道嗜血杆菌等。

2. 厌氧菌

盆腔感染的主要菌种，主要来源于结肠、直肠、阴道及口腔黏膜。由于盆腔组织邻近直肠、肛门，容易感染到厌氧菌；且盆腔解剖位置比较深，环境相对封闭、无氧，厌氧菌容易繁殖，研究表明盆腔感染中2/3来自厌氧菌。其感染的特点是易形成盆腔脓肿、感染性血栓静脉炎，脓液有粪臭并有气泡。可以单独感染，但多数与需氧菌混合感染。条件好的医院已将厌氧菌的检测列为细菌学的常规工作。女性生殖道内常见的厌氧菌有以下几种：

（1）消化链球菌：属革兰阳性菌，易滋生于产后子宫内坏死的蜕膜碎片或残留的胎盘中，其内毒素毒力低于大肠埃希菌，但能破坏青霉素的β-内酰胺酶，对青霉素有抗药性，还可产生肝素酶，溶解肝素，促进凝血，导致血栓性静脉炎。

（2）脆弱类杆菌：属革兰阴性菌，为严重盆腔感染中的主要厌氧菌，这种感染易造成盆腔脓肿，恢复期长，伴有恶臭。本菌对甲硝唑、克林霉素、头孢菌素、多西环素敏感，对青霉素易产生耐药。

（3）产气荚膜梭状芽孢杆菌：属革兰阴性菌，多见于创伤组织感染及非法堕胎等的感染，分泌物恶臭，组织内有气体，易产生中毒性休克、弥散性血管内凝血及肾功能衰竭。对克林霉素、甲硝唑及三代头孢菌素敏感。

除上述3种常见的厌氧菌外，研究表明二路拟杆菌和二向拟杆菌两种厌氧杆菌也是常见的致病菌，对青霉素耐药，对抗厌氧菌抗生素敏感。

3. 其他病原体

（1）沙眼衣原体：一种专有的人类致病原，现已被认为是性传播疾病和围生期感染的一个主要原因。成年人中性传播的沙眼衣原体感染的临床范围与淋病奈瑟菌感染相似，优先感染眼、呼吸道和生殖道的柱状上皮。沙眼衣原体的无症状感染人群要比淋病奈瑟菌高，而有症状的沙眼衣原体感染在临床上要比淋病奈瑟菌感染症状轻一些。感染造成免疫反应，在没有抗生素治疗时常常存在数月或数年。反复的或持续的感染常常造成严重的后果，在输卵管炎中占据很重要的角色。沙眼衣原体被证明存在于50%以上的盆腔炎症性疾病妇女的输卵管或子宫内膜上。

（2）支原体：1937年由Dienes首次报道，从外阴前庭大腺脓肿分离到支原体。20世纪60年代末，发现支原体为人类泌尿生殖系统常见的微生物，尤其在孕妇生殖道中定植率很高。支原体可正常寄居于人体腔道的黏膜上，在机体免疫力低下或黏膜受损的情况下，寄居的支原体可发展成致病原。目前认为，支原体是女性生殖道的正常菌群的组成部分之一，具有条件致病菌的特性。其中解脲支原体、人型支原体、生殖支原体与上生殖道感染关系密切，但很少单独致病，多协同其他微生物共感染。

三、感染途径

PID 主要由病原体经阴道、宫颈的上行感染引起。其他途径尚有下列 3 种。

1. 经淋巴系统蔓延

细菌经外阴、阴道、宫颈裂伤、宫体创伤处的淋巴管侵入内生殖器及盆腔腹膜、盆腔结缔组织等部分，可形成产后感染、流产后感染或手术后的感染。

2. 直接蔓延

盆腔中其他脏器感染后，直接蔓延至内生殖器。如阑尾炎可直接蔓延达右侧输卵管，发生右侧输卵管炎。

3. 经血液循环传播

病原体先侵入人体的其他系统，再经过血液循环达内生殖器，如结核菌的感染，由肺或其他器官的结核灶可经血液循环而传至内生殖器，全身性的菌血症也可发生 PID。

四、发病诱因

PID 常为多种微生物混合感染所致，其中部分正常寄居于女性生殖道，多于机体免疫力降低等情况下致病。常见发病诱因有以下 8 种。

1. 阴道分娩、剖宫产、流产

病原体可上行通过剥离面或残留的胎盘、胎膜、子宫切口等，致子宫、输卵管、卵巢及盆腔腹膜发生炎症，也可经破损的黏膜、胎盘剥离而通过淋巴、血行播散到盆腔。因此须做好宣传教育，注意孕期的体质，分娩时减少局部的损伤，对损伤部位的操作要轻，注意局部的消毒。

2. 月经期性交

月经期宫颈口开放，子宫内膜剥脱面有扩张的血窦及凝血块，均为细菌的上行及滋生提供了良好环境。如在月经期性交或使用不洁的月经垫，可使细菌侵入发生炎症。应加强宣教，更正不良性交行为。

3. 妇科手术操作

各类需伸入器械进入宫腔的操作，如人工流产，放、取环术，子宫输卵管造影术等，导致盆腔感染，称医源性 PID。美国每年行早孕人工流产术 100 万例，发生上生殖道感染的比例接近 1：200，故提出应对高危病例流产术前给予预防性应用抗生素，以减少医源性 PID 的发生。我国在涉及宫腔的计划生育手术前，需常规检查阴道清洁度、滴虫、真菌等，发现有阴道炎症者先给予治疗，可能有助于预防术后 PID 的发生。其他妇科手术如腹腔镜绝育术、经腹或经阴道子宫切除术、人工流产穿通子宫壁，盆腔手术误伤肠管等均可导致急性炎症，波及输卵管、卵巢及盆腔腹膜。操作时必须注意手术者的手、所用器械以及患者的严密消毒，严格掌握手术的适应证，术前给予预防性抗生素。妇科围术期的抗生素应选用广谱类，常用的有氨苄西林、头孢氨苄、头孢唑林、头孢西丁、头孢噻肟、头孢替坦、头孢曲松等。多数学者主张抗生素应在麻醉诱导期，即术前 30 分钟一次足量静脉输注，20 分钟后组织内抗生素浓度可达高峰，必要时加用抗厌氧菌类抗生素如甲硝唑、替硝唑、克林霉素等。如手术操作超过 60～90 分钟，在 4 小时内给第 2 次药。剖宫产术可在钳夹脐带后给药，可选用抗厌氧菌类药物，如甲硝唑、替硝唑、克林霉素等。给药剂量及次数还须根据病变种类、手术操作的复杂性及患者年龄等情况而定。

4. 性乱史

性活动，尤其是不良的性行为，与 PID 关系密切。该人群性传播疾病（STD）发病率较高，导致

PID。多性伴妇女 PID 的患病率是单一性伴者的 5 倍。应加强对年轻妇女及其性伴侣对 STD 的认识和教育工作，包括延迟初次性交的时间，限制性伴侣的数目，避免与 STD 患者进行性接触，坚持使用屏障式的避孕工具，积极诊治无并发症的下生殖道感染等。

5. 邻近器官炎症的蔓延

最常见为急性阑尾炎、憩室炎、腹膜炎等，应针对其他脏器的感染灶及时予以治疗。

6. PID 后遗症

PID 所造成的盆腔内粘连、输卵管积水、扭曲等后遗症，易造成 PID 的再次急性发作，尤其是在患者免疫力低下、有不洁性交史等情况下。

7. 宫内节育器（IUD）

IUD 放置后头 3 周内可发生 PID，但多数症状轻微，目前无证据表明取环后可缓解急性 PID 的发作，上环后发生 PID 的治愈效果及复发率尚无准确数据。在临床中，应注意对上环者的随访。

8. 全身性疾病

如败血症、菌血症等，细菌也可达输卵管及卵巢发生急性 PID。

五、病理

1. 输卵管炎

病变可通过宫颈的淋巴播散至宫颈旁的结缔组织，首先侵及输卵管浆膜层再达肌层，输卵管内膜受侵较轻，或可不受累。病变是以输卵管间质炎为主，由于输卵管管壁增粗，可压迫管腔变窄，轻者管壁充血、肿胀，重者输卵管肿胀明显，且有弯曲，并有含纤维素性渗出物，引起周围的组织粘连。炎症如经子宫内膜向上蔓延时，首先为输卵管内膜炎，输卵管内膜肿胀、间质充血、水肿及大量中性多核白细胞浸润，重者输卵管内膜上皮可有退行性变或成片脱落，引起输卵管管腔粘连闭塞或伞端闭锁，如有渗出物或脓液积聚，可形成输卵管积脓，与卵巢粘连形成炎性包块。

2. 子宫内膜炎

子宫内膜充血、水肿，有炎性渗出物，可混有血液，也可为脓性渗出物（多见于淋菌感染）；重症子宫内膜炎内膜呈灰绿色，坏死，见于放疗如宫腔内放置铯 –137 等。镜下见子宫内膜有大量多核白细胞浸润，细胞间隙内充满液体，毛细血管扩张，严重者细胞间隙内可见大量细菌。内膜坏死脱落，可形成溃疡。分泌物可有恶臭，如果宫颈开放，引流通畅，宫腔分泌物清除而治愈，但也有炎症向深部侵入形成子宫肌炎及输卵管炎或因宫颈口肿胀，引流不畅形成子宫腔积脓者。

3. 卵巢周围炎

卵巢表面有一层白膜包被，很少单独发炎，卵巢多与输卵管伞端粘连，发生卵巢周围炎，进一步形成卵巢脓肿，如脓肿壁与输卵管粘连穿通则形成输卵管卵巢脓肿。脓肿可发生于初次感染之后，但往往是在反复发作之后形成。脓肿多位于子宫后方、阔韧带后叶及肠管间，可向阴道、直肠间穿通，也可破入腹腔，发生急性弥漫性腹膜炎。

4. 盆腔腹膜炎

急性期，腹膜充血、水肿，伴有含纤维素的渗出液，可形成盆腔脏器的粘连，渗出物聚集在粘连的间隙内，可形成多数的小脓肿，或聚集在直肠子宫陷凹内形成盆腔脓肿，脓肿可破入直肠，则症状可减轻，如破入至腹腔则可引起弥漫性腹膜炎，使病情加重。

5. 盆腔结缔组织炎

急性期，局部组织出现水肿、充血，并有多量白细胞及浆细胞浸润。炎症初起时多发生于生殖器官受到损伤的部位，逐渐可蔓延至周围的结缔组织，也可通过淋巴系统向输卵管、卵巢或髂窝处扩散。由于盆腔结缔组织与盆腔内血管接近，可引起盆腔血栓性静脉炎。发炎的部分易化脓，形成大小不等的脓肿，未及时切开排脓引流，脓肿可向阴道、膀胱、直肠自行破溃，高位脓肿也可向腹腔破溃引起弥漫性腹膜炎，发生脓毒症使病情急剧恶化，但引流通畅后，炎症可逐渐消失。如排脓不畅，也可引起长期不愈的窦道。急性盆腔结缔组织炎治疗不彻底，或患者体质较差，炎症迁延而成慢性，盆腔结缔组织由充血、水肿，转为纤维组织，增厚、变硬的瘢痕组织，与盆壁相连，子宫被固定不能活动，或活动度受限制，子宫常偏于患侧的盆腔结缔组织。

6. 肝周围炎

PID 中有 10%～20% 伴有肝周围炎或局部腹膜炎，又称为菲科综合征（Fitz – Hugh Curtis syndrome，FHCS），多在腹腔镜检查时发现，镜下见肝周充血，炎性渗出以及肝膈面与上腹、横膈形成束状、膜状及弦丝状粘连带。肝周围炎被认为是感染性腹腔液体直接或经淋巴引流到膈下区域造成，以沙眼衣原体引起者最多见，偶见有淋菌及厌氧菌引起者。此种肝周围炎很少侵犯肝实质，肝功能多正常。患者可有右上腹不同程度的疼痛及轻压痛，通常发生在急性 PID 发作之前，其严重性与 PID 相关。

六、临床表现

因病情及病变范围大小，而表现出症状不同。轻者症状轻微或无症状，重症者有发热及下腹痛，发热前先有寒战、头痛，体温可高达 39～40℃，下腹痛可与发热同时发生，为双侧下腹部剧痛，或病变部剧痛。如疼痛发生在月经期则可有月经的变化，如月经量增多，月经期延长；在非月经期疼痛发作则可有不规则阴道出血、白带增多、性交痛等现象。由于炎症的刺激，少数患者也可有膀胱及直肠刺激症状如尿频、尿急、腹胀、腹泻等。发生腹膜炎时，可出现恶心、呕吐、腹胀等消化系统症状；如有脓肿形成，可有下腹肿物及局部压迫刺激症状。

检查患者呈急性病容，脉速，唇干。下腹部剧痛常拒按，或一侧压痛，触动宫颈时更明显，炎症波及腹膜时呈现腹膜刺激症状。如已发展为盆腔腹膜炎，则整个下腹部有压痛及反跳痛致使患者拒按。妇科检查见阴道充血，宫颈充血，分泌物呈黄白色或黏液脓性，有时带恶臭，宫颈有举痛，阴道后穹隆有明显触痛，触及饱满、有波动感，则提示可能有盆腔脓肿存在。子宫增大、压痛，活动性受限，附件区可触及输卵管增粗，有明显压痛，若触及压痛明显的肿物，有波动感，可考虑输卵管卵巢脓肿；宫旁结缔组织炎时，可触及宫旁一侧或两侧有片状增厚，或两侧宫底韧带高度水肿、增厚，压痛明显。

七、诊断

PID 的临床表现各异，重症及典型的 PID 病例根据病史、临床及实验室检查所见，诊断不难（表3 – 6），但可能此部分患者仅占 PID 的 4% 左右。临床上绝大多数 PID 为轻到中度及亚临床感染者。这部分患者可无明确病史，临床症状轻微，或仅表现有下腹部轻微疼痛，白带稍多，给临床诊断带来困难。有鉴于此，美国疾病控制与预防中心（CDC）在既往的基础上，提出了 PID 诊断标准，旨在提高对 PID 的认识，对可疑患者做进一步评价，及时治疗，减少后遗症的发生。

表 3 - 6 PID 的诊断标准

最低标准
宫颈举痛或子宫压痛或附件区压痛
附加标准
体温超过 38.3℃（口表）
异常的宫颈或阴道分泌物
阴道分泌物 0.9% 氯化钠溶液涂片镜下见到大量白细胞
沙眼衣原体或淋病双球菌的实验室证据
红细胞沉降率升高
血 C 反应蛋白升高
实验室证实宫颈淋病奈瑟菌或衣原体阳性
特异标准
子宫内膜活检证实子宫内膜炎
阴道超声或磁共振检查显示输卵管增粗，输卵管积液，伴或不伴有盆腔积液、输卵管卵巢肿块，或多普勒检查发现盆腔感染（如输卵管充血）或腹腔镜下有与 PID 相符的异常表现

最低标准提示性活跃的年轻女性或者具有 STD 的高危人群若出现下腹痛，并可排除其他引起下腹痛的原因，妇科检查符合最低诊断标准，即可给予经验性抗生素治疗。附加标准可增加诊断的特异性。特异标准基本可诊断 PID，但由于除 B 超外，均为有创或费用较高的检查，特异标准仅适用于一些有选择的病例。

报道较多，较有辅助诊断价值的方法有下列 5 种。

1. 阴道分泌物的湿片检查

此方法简便、经济、实用。患 PID 时多有白带增多的症状，阴道分泌物湿片检查中每个阴道上皮细胞中多于 1 个以上的多形核白细胞，每高倍视野会有 3 个以上白细胞诊断 PID 的敏感性达 87%，其敏感性高于红细胞沉降率、C 反应蛋白以及经过内膜活检或腹腔镜证实的有症状的 PID 所呈现出来的外周血的白细胞计数值。若湿片中无炎症细胞则诊断 PID 应慎重。

2. 子宫内膜活检

可得到子宫内膜炎的组织病理学诊断，被认为是一种比腹腔镜创伤小而又能证实 PID 的方法，因子宫内膜炎常并发有急性输卵管炎。有研究证实子宫内膜活检与腹腔镜两者在诊断 PID 上有 90% 的相关性。子宫内膜活检的诊断敏感性达 92%，特异性为 87%，并可同时取材做细菌培养，但有被阴道细菌污染的风险。此方法多需 2~3 天获得结果，故在一定程度上限制了其在临床上的广泛应用。

3. 超声等影像学检查

在各类影像学检查方法中，B 超是最简便、实用和经济的方法，且与腹腔镜检查有很好的相关性。在急性、严重的 PID 时，经阴道超声可见输卵管增粗、管腔积液或盆腔有游离液体。B 超还可用于监测临床病情的发展，出现盆腔脓肿时，B 超可显示附件区肿块，伴不均匀回声。CT、MRI 有时也可显示出较清晰的盆腔器官影像，但其价值昂贵而不能普遍用于临床。对于早期、轻度的 PID，B 超敏感性差。采用能量多普勒超声技术，通过测定血流来反映输卵管的充血程度，从而提高对早期 PID 诊断的敏感性，其阳性预测值可达 91%，阴性预测值达 100%。

4. 腹腔镜检查

目前被认为是诊断 PID 的金标准，因可在直视下观察盆腔器官的病变情况，并可同时取材进行细菌鉴定及培养而无阴道污染之虑。腹腔镜诊断 PID 标准：①输卵管表面明显充血；②输卵管壁水肿；③输卵管伞端或浆膜面有脓性渗出物。Soper 认为行腹腔镜检查时应同时对病变的程度予以分级，他提出的分级标准为：轻度，输卵管有充血、水肿，能自由活动，伞端是开放的；中度，输卵管有明显炎症，活动受限，周围有疏松及渗出性的粘连及嵌顿，伞端可能有粘连；重度，盆腔器官之间互相粘连，输卵管积脓或输卵管卵巢粘连成块，大网膜粘连。腹腔镜下见肝周充血，炎性渗出以及肝膈面与上腹、横膈形成束状、膜状及弦丝状粘连带，可考虑肝周围炎。

尽管腹腔镜在诊断 PID 上有上述优越性，但考虑到腹腔镜检查是一个有创并相对昂贵的手术，故多数学者主张 PID 的诊断首先应基于临床诊断，除非诊断有疑问，尤其是不能排除异位妊娠时，才有指征行腹腔镜检查术，而且腹腔镜所见与病变的严重程度并不一定相关，因其只能看到器官的表面，有高达20% 的病例腹腔镜不能做出明确诊断。

5. 其他实验室检查

包括白细胞增多（＞10000），红细胞沉降率增快（＞20 mm/h），C 反应蛋白升高(2 mg/dL)，血清 CA125 升高（＞43.7 IU/mL），腹腔积液与血清同种淀粉酶值（商＜1.5）等，上述检查虽对临床诊断有所帮助，但均缺乏敏感性与特异性。

八、鉴别诊断

需注意与自然流产、感染性流产、急性阑尾炎、异位妊娠、卵巢囊肿扭转或破裂、盆腔子宫内膜异位症、胆囊炎、胃肠炎、憩室炎、肾盂肾炎或肾绞痛等鉴别。下面列出 4 种主要需要鉴别的疾病。

1. 急性阑尾炎

右侧急性输卵管炎卵巢炎易与急性阑尾炎混淆。急性阑尾炎起病前常有胃肠道症状，如恶心、呕吐、腹泻等，腹痛多发生于脐周围，然后逐渐向右侧下腹部固定。检查时仅麦氏点有压痛，体温及白细胞增高的程度不如急性输卵管卵巢炎。急性输卵管卵巢炎右侧者，常在麦氏点以下压痛明显。妇科检查宫颈常有触痛，双侧附件均有触痛，但临床上二者同时发生者也常遇到。仅为急性阑尾炎时，妇科检查不易触及阑尾。

2. 异位妊娠或卵巢黄体囊肿破裂

异位妊娠及卵巢黄体囊肿破裂均可因输卵管妊娠流产或破裂发生急性下腹痛，但异位妊娠常有闭经史，有腹腔内出血。患者面色苍白，急性病容，甚至呈现休克，尿 HCG 常呈阳性，而急性输卵管卵巢炎多无这些症状，做阴道后穹隆穿刺，如抽出为陈旧性血液则诊断明确。

3. 卵巢肿瘤蒂扭转

多出现在活动性包块之后，在体位突然变动或排大便等情况时发生剧烈下腹痛，卵巢肿物扭转后囊腔内常有出血，肿物增大，伴有发热，需与急性输卵管卵巢炎性包块鉴别，询问病史、B 超诊断可有帮助。

4. 盆腔子宫内膜异位症

本病具有痛经、月经量增多，多并有不孕的历史，需与输卵管卵巢炎鉴别，盆腔子宫内膜异位症时，子宫可增大，盆腔有结节状包块，常无发热，如有怀疑可通过 B 超及腹腔镜检查做出诊断（表3 –7）。

表 3-7 盆腔痛的鉴别

疾病	急性盆腔痛	慢性盆腔痛
妇科疾病	妊娠相关	经期痛
	正常妊娠	
	异位妊娠	子宫内膜异位症
	流产	子宫肌瘤
	流产后子宫内膜炎	米勒管异常
	非妊娠相关	性交痛、性交困难
	PID	
	附件脓肿	
	卵巢扭转	
	卵巢囊肿破裂	
	黄体囊肿破裂出血	
胃肠道疾病	胃肠炎	功能性疾病
	阑尾炎	便秘
		肠易激综合征
	肠梗阻	炎性肠病
	肠扭转	乳糖不耐受
	疝	
	憩室炎	
	直肠周围、腰大肌脓肿	
	直肠脱垂，膀胱癌	
	缺血性肠病	
泌尿系统疾病	肾盂肾炎	慢性膀胱炎
	膀胱炎	间质性膀胱炎
	泌尿系结石、肾绞痛	膀胱结石
	肾脓肿	
	尿道炎	
肌肉骨骼病变	筋膜炎	腹盆腔疼痛综合征
	关节炎（髋关节）	肛提肌、梨状肌痉挛
其他		盆腔淤血综合征
		身心疾病
		腹型偏头痛
		抑郁症
		卟啉病

九、治疗

PID 的治疗目的是缓解症状、消除当前感染及降低远期后遗症的危险。

1. 全身治疗

重症者应卧床休息，给予高蛋白流食或半流食，体位以头高脚低位为宜，以利于宫腔内及宫颈分泌物排出体外，盆腔内的渗出物聚集在直肠子宫陷凹内而使炎症局限。补充液体，纠正电解质紊乱及酸碱失衡，高热时物理降温，并应适当给予止痛药，避免无保护的性交。

2. 抗生素治疗

对细菌培养技术的提高以及药物敏感试验的配合，临床上得以合理地使用药物，对急性炎症可达到微生物学的治愈（治愈率84%~98%）。一般在药物敏感试验做出以前，先使用需氧菌、厌氧菌以及淋菌、沙眼衣原体兼顾的广谱抗生素以及联合用药，待药敏试验做出后再改换，一般是根据病因以及发病后用过何种抗生素作为参考来选择药物。在PID诊断48小时内及时用药将明显降低后遗症的发生。抗生素的治疗原则：经验性、广谱、及时和个体化。

（1）门诊治疗：若患者一般状况好、症状轻，能耐受口服抗生素，并有随访条件，可在门诊给予口服或肌内注射抗生素治疗。口服治疗后72小时内无效，应重新评估诊断，并改为肠道外头孢菌素治疗。

由于耐喹诺酮的淋病奈瑟菌的出现，含有喹诺酮的治疗方案已不再作为PID推荐治疗方案。仅在使用肠道外头孢菌素治疗困难，且该区域淋病奈瑟菌传染及发病风险较低时，可考虑使用含有喹诺酮的治疗的方案。具体方案：氧氟沙星400 mg，口服，每日2次，或左氧氟沙星500 mg，口服，每日1次，共14日，加用或不加用甲硝唑500 mg，口服，每日2次，共14日。治疗前需检测淋病奈瑟菌，若检测阳性且淋病奈瑟菌培养结果阳性，需根据抗菌敏感性选择抗生素；若检测出耐喹诺酮的淋病奈瑟菌，或无法行淋病奈瑟菌培养，尽量应用肠道外头孢菌素治疗，使用肠道外头孢菌素治疗困难时，需在含有喹诺酮的治疗方案中加用阿奇霉素2 g顿服。

（2）住院治疗：若患者一般情况差、病情严重等，均应住院给予抗生素为主的综合治疗，抗生素治疗给药途径以静脉滴注收效快。

3. 手术治疗

主要用于治疗抗生素控制不满意的输卵管卵巢脓肿或盆腔脓肿。

（1）手术指征。

1）药物治疗无效：药物治疗48~72小时，体温持续不降，患者中毒症状加重或包块增大者，应及时手术。

2）脓肿持续存在：经药物治疗病情有好转，继续控制炎症数日（2~3周），包块仍未消失但已局限化，应手术切除，以免日后再次急性发作。

3）脓肿破裂：突然腹痛加剧，寒战、高热、恶心、呕吐、腹胀，检查腹部拒按或有中毒性休克表现，应怀疑脓肿破裂。若脓肿破裂未及时诊治，死亡率高。因此，一旦怀疑脓肿破裂，需立即在抗生素治疗的同时行剖腹探查。

（2）手术方式：包括脓肿切开引流，途径有经腹、经阴道、腹腔镜下3种，原则以切除病灶为主。为了保存生育能力及卵巢功能，现多主张对年轻患者的单侧输卵管卵巢脓肿仅行单侧附件切除术。Lander报道的病例中，71%为单侧输卵管卵巢脓肿。此数字说明一半以上的患者有行单侧附件切除术的机会。随着抗生素及试管婴儿技术的发展，各类保存生育功能的手术越来越为人们关注。但在处理具体患者时，应在保存生育功能及冒再次手术危险之间进行权衡。有报道单侧附件切除术后，17%的患者需再次手术，14%的患者可能获得宫内妊娠。

1）经阴道后穹隆切开引流：常用于脓肿聚集在直肠子宫陷凹或阴道直肠陷凹，可先自阴道后穹隆穿刺证实有脓液，或在B超、CT引导下选择部位。一般在宫颈与阴道后穹隆交界处做一横切口，可用手指及血管钳伸入脓腔分离脓肿中的房隔及粘连，以利于脓液的引流，排脓后插入负压吸引管，放置

48～72 小时，脓液明显减少后取出。此方法可应用于对抗生素耐药又希望保留生育者。选用此方法时，应严格挑选适应证，脓肿为单房，位于中线部位，且由于脓液的积聚使直肠阴道隔上 1/3 部分分开者，效果好，并发症少，成功率为 80%～90%。但对于多房的复杂脓肿效果差，成功率只有 43%，而并发症是单房脓肿的 4 倍，约 50% 的患者仍需开腹手术清除感染。在单侧脓肿发生率上升的情况下，对于保留生育能力及卵巢功能而言，单侧附件切除术的效果要好于经阴道脓肿切开引流术。有研究在 B 超引导下切开引流术，使成功率得以上升。

2）经皮穿刺切开引流：有报道称，穿刺的部位根据脓肿的部位而定。单房脓肿者成功率高，也有学者报道对多房脓肿，采取放置多根引流管的方法获得成功。Abolulghar 报道在阴道超声引导下穿刺引流成功率达 85%。Nelson 报道经直肠超声引导下穿刺引流成功率达 93%。一般引流后 48 小时应再次行影像学检查。放置脓腔的引流管可用来进行脓腔的灌洗或灌注显影剂以利于下次影像学的检查。

3）腹腔镜下引流：可同时取得诊断与治疗的效果，尤其适用于诊断仍有疑问者，可在直视下打开脓腔进行引流及灌洗，并可根据情况在腹腔镜下行单侧附件切除术。由于炎症时组织的充血、粘连，手术时需十分小心，避免副损伤。Raiga 等曾报道 39 例腹腔镜下附件脓肿的处理，均得到治愈，3～6 个月后再次行腹腔镜检查时，35 例需行粘连松解术，17 例需行输卵管成形术，在 19 例希望妊娠者中，12 例宫内妊娠。

4）单侧附件切除：适用于单侧输卵管、卵巢脓肿，全身一般情况尚好，并有生育要求的年轻妇女。

5）全子宫加双侧附件切除术：是治疗输卵管、卵巢及盆腔脓肿较为彻底的方法，适用于病情重，年龄大已无生育要求者。手术困难时，需细心分离，避免副损伤，术后应放置引流。

4. 性伴侣治疗

对 PID 患者出现症状前 60 天内接触过的性伴侣进行检查和治疗，此治疗期间，患者需避免性生活。若不进行治疗，患者存在再次感染的危险，而且其性伴侣很可能发生尿道淋病奈瑟菌或沙眼衣原体感染，但常无症状而被忽视。无论 PID 患者分离的病原体如何，均建议患者的性伴侣应针对上述病原体进行检测和治疗。

5. 随访

在 PID 患者治疗头 3 天内，应明确有无临床情况的改善，如退热、腹部压痛或反跳痛减轻、子宫及附件压痛减轻、宫颈举痛减轻。在此期间病情无好转的患者需住院，进一步检查，必要时行手术治疗。对有沙眼衣原体或淋病奈瑟菌感染史的 PID 患者，在治疗后半年内仍有较高的复发风险，因此无论其性伴侣是否接受治疗，建议患者在治疗结束后 4～6 周重新检测上述病原体。

十、PID 的后遗症

PID 可引起一些严重的临床后遗症，一般可分为近期与远期后遗症两种。近期后遗症包括肝周围炎，即 Fitz－Hugh－Curtis 综合征、输卵管卵巢脓肿等。后者一旦破裂可造成弥漫性腹膜炎及败血症，甚至危及患者生命。据报道住院的 PID 妇女中高达 1/3 发生输卵管卵巢脓肿，由于广谱抗生素的使用，因脓肿破裂造成的死亡率已大为减少，但如治疗处理不及时，仍有死亡者。远期后遗症的发生率在 25% 左右，主要包括不育、异位妊娠、慢性盆腔疼痛及 PID 的反复发作。这里就 PID 的远期后遗症分别叙述之。

1. 分类

（1）不育：PID 后的不育发生率在 10% 左右，多为输卵管性不育（tubal factor infertility，TFI），由

于感染和炎症导致的输卵管积水、瘢痕、粘连和伞端闭锁引起；少部分病例因卵巢周围炎症、排卵障碍引起。不育与 PID 发作的次数及发作的严重性直接相关。据统计 PID 发作 1 次后的不育率为 19.5%，2 次后不育率增加 2 倍，达 40%；轻度的 PID 导致的不育率为 0.6%，中度为 6.2%，重度则明显升高到 21.4%。既往诊断 PID 患者，TFI 的发生率增加 12%～50%。PID 治疗后用腹腔镜检查，35%～48% 有输卵管周围的粘连及管腔闭塞。

（2）异位妊娠：近 20 年来异位妊娠的发病率增加了 3～5 倍，其增加的数目直接与性传播疾病及 PID 发生率的上升相关并成正比。组织学的研究证实，近 50% 的异位妊娠发生在既往因输卵管炎而损害的输卵管。英、美等国的研究表明，曾患 PID 者，其异位妊娠发生的危险性将增加 8～10 倍，发生率为 12%～50%。PID 造成的输卵管显微镜下的损害可延迟或阻挡受精卵的正常运行，使其不能正常到达宫腔着床，而着床于输卵管则发生异位妊娠。

（3）慢性盆腔痛：慢性盆腔疼痛与 PID 发作的次数及严重性显著相关，1 次发作后 12% 发生慢性盆腔痛，发作超过 3 次者慢性盆腔疼痛发生率可达 67%。在慢性盆腔痛的患者中，2/3 伴不育及性交痛。慢性盆腔痛常发生于 PID 急性发作后的 4～8 周，虽然盆腔检查无异常发现。PID 后造成的输卵管积水或输卵管卵巢周围的粘连常被认为是造成慢性盆腔痛的原因。有一种假设认为疼痛可能来自月经周期相关的卵巢体积的变化。当卵巢在排卵期增大时造成了周围粘连带的伸展、牵拉从而导致盆腔痛。PID 后造成慢性盆腔痛的机制还有待深入研究。

（4）盆腔炎性疾病的反复发作：有 PID 史者，约 25% 将再次急性发作。年轻妇女再次发作的机会是年纪稍大妇女的 2 倍。采用屏障式的避孕工具及积极治疗下生殖道感染将有助于减少复发。由于 PID 的后遗症与 PID 发作的次数明显相关，故减少复发对降低 PID 的后遗症至关重要。也有学者认为 PID 发作后造成的输卵管组织结构的破坏，输卵管的扭曲、积水，以及患者免疫力降低等使患者易再次发作。有学者提出 PID 后的慢性盆腔痛均应行腹腔镜检查以确定诊断及排除其他疾病。

2. 治疗

对于 PID 造成的后遗症，目前尚无特殊有效的治疗方法，重点在于预防。对无明显盆腔炎病史而有不育、慢性盆腔痛者，可先在腹腔镜下明确诊断。曾患过 PID 者，35%～48% 的患者遗留有输卵管周围的粘连及输卵管堵塞，可在腹腔镜下行粘连分离术、输卵管积水切开术及输卵管伞端成形术等，但上述手术的确切效果有待深入研究。对于缓解慢性盆腔痛的症状及增加受孕率，尚有一些保守的药物、物理疗法及根治性的手术疗法可以应用。

（1）药物治疗。

1）透明质酸酶：给 1500 IU，或糜蛋白酶 5 mg 肌内注射，隔日 1 次，5～10 次为一疗程，以利炎症及粘连的吸收。个别患者如出现全身或局部过敏反应，应停用药。

2）封闭疗法：能阻断恶性刺激，改善组织营养，如骶前封闭，每次用 0.25% 普鲁卡因 40 mL，每周 1～2 次，每疗程 4～5 次；或用阴道侧穹隆封闭，即在距宫颈 1 cm 处刺入侧穹隆 2～3 cm 深，每侧缓慢注射 0.25% 普鲁卡因 10 mL，每日 1 次，每疗程 5～7 次。

（2）物理疗法：通过温热的刺激，进入盆腔组织可促进局部血液循环，改善局部组织的新陈代谢，以利炎症的吸收和消退。

1）激光治疗：利用激光治疗的特点来消炎、止痛，以及促进组织的修复作用。有研究用 25 mW 氦氖激光局部照射 127 例盆腔炎性包块。氦氖激光治疗机，激光管长 100 cm，输出功率 25 mW，光斑可通过透镜调节成聚焦或散焦，照射前患者排空尿液，暴露下腹部，激光束垂直照射患部，距离 60 cm

左右，光斑中心对准病灶区，于月经第 6 天开始照射，每日 1 次，每次 20 分钟，每疗程 15 次，根据病情需要，于下次月经后再作第二个疗程，可连续照射 3~6 个疗程。结果显示痊愈，显效率达 74%，有效率达 93.7%，病程长于 5 年者，痊愈显效率明显降低。

2）超短波疗法：用下腹腰骶对置法，或将阴道电极置于阴道内，微热量或温热量，每次 15~20 分钟，每日 1 次，或隔日 1 次，12~15 次为一疗程。

3）微波治疗：微波是一种高频率电磁波，因机体组织对微波吸收率高，其穿透力较弱，产热均匀，可准确限定治疗部位，操作方便，对慢性炎症用圆形或矩形电极横置于下腹部，距离 10 cm，功率 80~100 W，每次 15~20 分钟，每日 1 次，10~20 次为一疗程。

4）中波直流电离子透入法：用骶-阴道法或腹骶-阴道法，中波电流用 0.6~1A，直流电用 10~15 mA，每次 20~30 分钟，每日或隔日 1 次，15~20 次为一疗程，用于盆腔粘连，效果较好。

5）紫外线疗法：用短裤照射法，红斑量为 2~4 个生物剂量，以后每次增加 1/2~1 个生物剂量，隔日 1 次，每疗程 5~6 次。

6）石蜡疗法：用腰-腹法，使用蜡饼或蜡袋置于下腹部及腰骶部，每次 30 分钟或用蜡栓放置阴道内，隔日 1 次，10~15 次为一疗程。

7）热水坐浴：一般用 1：5000 高锰酸钾溶液或中药洁尔阴坐浴，水温约为 40℃，每日 1 次，5~10 次为一疗程，每次 10~20 分钟。

应用理疗治疗慢性盆腔炎性疾病时应注意其禁忌证：①月经期及孕期；②生殖器官有恶性肿瘤；③伴有出血；④内科并发症，如心、肝、肾功能不全；⑤活动性结核；⑥高热；⑦过敏性体质等情况时均不给做理疗。

（3）手术治疗：患者患病后，治疗长时间不愈，经常下腹坠痛，腰酸，精神忧郁，影响身体健康及工作，尤以盆腔已形成包块，年龄在 40 岁以上，不考虑生育的患者，也可手术治疗。

1）全子宫切除：对输卵管卵巢囊肿，输卵管积水，如已有子女，年龄超过 40 岁者，可行全子宫切除及病灶切除术，如有可能可保留一侧卵巢或部分卵巢。

2）年轻患者迫切希望生育，如单侧或双侧输卵管均不通，根据情况可做输卵管复通术。

十一、中药治疗

中医认为盆腔炎病因以热毒为主，兼有湿、瘀，临证以清热解毒为主，祛湿化瘀为辅。针对热毒炽盛型以清热解毒、利湿排脓；湿热瘀结型以清热利湿、化瘀止痛。并且在急性期清热解毒后，加以行气活血、软坚散结、破瘀之品。

中医治疗上采用独特的中药保留灌肠、外敷等方法可以提高局部药物浓度，使药液直接渗透于炎性包块，有利于局部药物的吸收，同时促进局部组织血液循环，另外，穴位注射等治疗方法也使中医中药在盆腔炎的治疗中发挥重要的作用，各种方法及中药还可以使患者脏腑气血疏通，大大提高了患者的免疫力，使其整体症状得以改善，降低了病程迁延的概率。

中西医联合治疗 PID：PID 单用抗生素治疗用药时间长，日后易迁延，配合清热解毒、理气活血的中药口服治疗后，可提高 PID 的治愈率。

对盆腔炎症性疾病后遗症有组织破坏、粘连、增生及瘢痕。采用中医活血化瘀的方法治疗，有助于恢复破坏组织、松解粘连、减缓增生及瘢痕形成。

（陈　霞）

第四章　妇科肿瘤

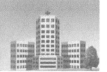

第一节　宫颈癌

近年来，以宫颈脱落细胞涂片为主要内容的宫颈癌筛查的普及和推广使宫颈癌的发生率和死亡率在世界范围内普遍下降了70%。与发达国家相比，发展中国家常因为缺乏经济、有效的筛查，仅有少数妇女能够得到宫颈癌筛查服务。因此宫颈癌仍是一种严重危害妇女健康的恶性肿瘤，在发展中国家尤其如此。

一、流行病学

1. 发病率与死亡率　宫颈癌是最常见的妇科恶性肿瘤。据世界范围统计，其发病率和死亡率在女性恶性肿瘤中居第四位，仅次于乳腺、结直肠癌和肺癌；而在我国女性恶性肿瘤死亡排名中占第二位，患病率位居女性生殖道恶性肿瘤的首位。全世界每年估计有52.7万的新发宫颈癌病例，26.5万的死亡病例，其中超过80%患者发生在发展中国家，且在不同国家或地区宫颈癌的发病率和死亡率存在着显著差异。我国每年约有13万女性被诊断为宫颈癌，占世界新增病例的28.8%，其中约5.3万例死亡。在已建立了宫颈癌筛查的发达国家和一些发展中国家的流行病学资料显示，宫颈浸润癌的发病率和死亡率均已大幅度下降。

2. 地区分布　宫颈癌的发病率和死亡率在不同地区和不同国家之间存在非常显著的差异。与发达国家和地区相比，发展中国家或地区宫颈癌的发病率和死亡率均较高，迄今在南非、东非、中美洲、中亚、南亚和拉美地区，宫颈癌仍是威胁妇女健康的最主要恶性肿瘤，且城市妇女宫颈癌的发病率和死亡率均低于农村妇女。我国宫颈癌以中、东部地区的发病率较高，而西部地区的死亡率较高，宫颈癌的分布特点为：山区高于平原，宫颈癌导致的患者死亡率较高的为宁夏回族自治区、甘肃、山西、陕西、湖南、贵州及江西等省区，形成一个自北向南的高死亡率地带；而死亡率较低的为北京、上海、重庆等城市及内蒙古自治区、辽宁、山东、四川和云南等省区。

3. 人群分布　在世界范围内，宫颈癌发病呈年轻化和发病过程缩短的趋势，年轻化已成为宫颈癌防治工作面临的新的严峻挑战。我国宫颈癌发病通常在35岁以后，高峰年龄在45～49岁。30岁以下已婚妇女宫颈癌少见，30岁以后随着年龄增加宫颈癌发病率明显升高，55～60岁是高发年龄组，65岁以后呈下降趋势。小于30岁宫颈癌患者并非罕见，宫颈癌有逐步年轻化趋势。性伴侣数多的妇女和城市流动性大的妇女患宫颈癌的危险性较高。

宫颈癌的发生存在着种族和民族间的差异，如在非裔美国人、拉丁美洲人和美洲印第安人发病较多，而夏威夷人、新西兰毛利人等发病较少。我国曾经对 8 个民族宫颈癌的死亡率进行了调查，发现维吾尔族的死亡率最高，其次是蒙古族、回族，而藏族、苗族和彝族则较低。

二、病因

宫颈癌的病因学研究历史悠久，也提出了许多可能的病因。概括来讲主要包括两个方面：其一是行为危险因素，如性生活过早、多个性伴侣、多孕多产、社会经济地位低下、营养不良和性混乱等；其二是生物学因素，包括细菌、病毒和衣原体等各种微生物的感染。近年来，在宫颈癌病因学研究方面取得了突破性进展，尤其在生物学病因方面成绩显著，其中最主要的发现是明确人乳头瘤病毒（HPV）是宫颈癌发生的必要条件。

1. 宫颈癌发生的必要条件——HPV 感染　与宫颈癌最为密切的相关因素是性行为，因而人们很早就怀疑某些感染因子的作用。在 20 世纪 60—70 年代，人们将主要的目光投向单纯疱疹病毒（HSV）Ⅱ型，尽管 HSV 在体外被证实具有一定的致癌性，且在宫颈癌标本中有一定的检出率，但临床活体标本能检出 HSV 的始终仅占极小部分，流行病学调查也不支持 HSV 与宫颈癌的关系。而其他的因子，如巨细胞病毒、EB 病毒、衣原体等迄今尚未发现有力证据。

1972 年 Zur Hansen 提出，HPV 可能是最终导致生殖道肿瘤的性传播致病因子，1976 年德国研究者在子宫颈癌中发现有 HPV 特异序列，以后的大量流行病学和分子生物学研究肯定了 HPV 在子宫颈癌发生中的作用。1995 年国际癌症研究中心（IARC）专门讨论有关性传播 HPV 在子宫颈癌发生中的作用，认为 HPV 16 和 18 亚型与子宫颈癌的发生有关。进一步的问题是 HPV 是否是子宫颈癌的必需和充足病因？最有代表性的研究是 Walboomers 等于 1999 年对 1995 年 IARC 收集来自美洲、非洲、欧洲和亚洲 22 个国家冻存的浸润性子宫颈癌组织重新进行 HPV 试验，应用 HPV L1 MY09/MY11 引物检出率为 93%，对 HPV 阴性组织重新应用 L1GP5$^+$/GP6$^+$引物，检出率为 95.7%，使用 14 种高危 HPV E7 引物，检出率为 98.1%，总检出率为 99.7%。实验动物和组织标本研究还表明，HPV – DNA 检测的负荷量与宫颈病变的程度呈正相关，而且 HPV 感染与宫颈癌的发生有时序关系，符合生物学致病机制。这些流行病学资料结合实验室的证据都强有力地支持 HPV 感染与宫颈癌发生的因果关系，均表明 HPV 感染是宫颈癌发生的必要条件。HPV 感染的结局与机体免疫状态有很大关系。HPV 基因的表达不仅有利于病毒随着宿主上皮细胞分化复制，而且参加了逃避宿主免疫监视的机制，干扰机体免疫反应的途径，使机体检测不到病毒的存在，无法使机体刺激免疫系统进而清除体内病毒，从而使微小病变可能得以逐步积累，经多年发展成宫颈癌。关于 HPV 在子宫颈癌发生中的作用或重要性，有研究者认为其重要性与乙型肝炎病毒与肝癌的关系相似，高于吸烟与肺癌的关系。

2. 宫颈癌发生的共刺激因子　事实证明，性活跃妇女一生感染 HPV 的机会大于 70%，但大多为一过性的，通常在感染的数月至两年内消退，仅少数呈持续感染状态，约占 15%。已经证实，只有高危 HPV 持续感染才能导致宫颈癌及癌前病变的发生，但他们之中也仅有极少数最后才发展为宫颈癌。因此可认为 HPV 感染是宫颈癌发生的必要条件，但不是充足病因，还需要其他致病因素协同刺激。现已发现一些共刺激因子与子宫颈癌的发生有关，有研究者总结宫颈癌发生的共刺激因子：①吸烟。②生殖道其他微生物的感染，如 HSV、淋球菌、衣原体和真菌等可提高生殖道对 HPV 感染的敏感性。③性激素影响：激素替代和口服避孕药等。④内源或外源性因素引起免疫功能低下。

国外有学者将宫颈癌的发生形象地用"种子土壤"学说来解释，其中将 HPV 感染比喻为种子，共刺激因子为营养，宫颈移行带为土壤。宫颈癌的发生是多种因素长期共同作用的结果，不断完善的病因学资料为宫颈癌的防治提供了依据。

三、病理

1. 低级别鳞状上皮内病变（LSIL）是 HPV 感染导致的、在临床和形态学上表现为鳞状上皮内病变，它们复发和转化为恶性的风险很低。新定义再次强调了 HPV 感染的核心地位：没有 HPV 感染，就没有 LSIL。HPV 病毒在宿主分化型鳞状细胞内轻微或完全表达，通常无临床症状，需经细胞学筛查、基于传统 HE 染色确定，即受累宿主细胞具有排列紊乱、极向消失、核分裂从基底层上移到中表层和挖空细胞形成等显微镜下可见的组织学病变，以及角化不良、核异型等细胞学特点，方可诊断。

LSIL 具有上皮全层细胞学异常，而不是传统认为的上皮下 1/3，但缺乏贯穿上皮全层的核的增大及非典型性。同样，如果下 1/3 基底细胞层中出现即使单个细胞，具有显著非典型及核分裂异常，由于与 DNA 不稳定及异倍体相关，都不应视为 LSIL，而应诊断为高级别鳞状上皮内病变（HSIL）。

HSIL 本质上是克隆性增生，如果不予治疗，具有显著发展为浸润性癌的风险。组织学上病变表现为细胞排列紧密，形态幼稚，极性紊乱，核质比例增加，核膜起皱，核异型，出现异常核分裂并上移至中表层，P16 呈连续大块状深棕色染色（即 "block - positive"）。其中有 3 种变异型：①薄层，厚度较薄，通常小于 10 层细胞，但具有普通 HSIL 的细胞学特点。当增生性质难以确定，与不成熟性鳞化比较，P16 有助于鉴别。②角化型，为核非典型及多形性伴有表层细胞显著角化，包括角化不良。常见于外宫颈部。临床上类似尖锐湿疣，组织学上存在 HSIL 改变，镜下酷似外阴或肛周皮肤发生的 HPV 相关性角化上皮，也许仅为局部，但其余 HSIL 区域决定其预后及治疗。角化型 HSIL 如果出现大量的奇异形非典型细胞，如蝌蚪样，并有明显的核仁，可能为鳞癌。③乳头状原位鳞癌，即组织学证实无间质浸润，方可诊断。又称非浸润性乳头状鳞状 - 移形细胞癌，是一种具有结缔组织间质、乳头纤细或宽大、组织学上被覆上皮具备 HSIL 的形态特征、类似于尿路上皮肿瘤的 HSIL。活检浅表也许看不到侵袭的证据，但临床上肉眼可见的病变经完整切除后检查，提示为一种具有潜在浸润能力的肿瘤。它与疣状癌不同的是缺乏鲍温病样形态改变。虽然已有混合型鳞状 - 移形细胞癌的描述，但显著的鳞状上皮分化，可与移形细胞癌鉴别。

2. 宫颈浸润癌　指癌灶浸润间质范围超出了微小浸润癌，多呈网状或团块状浸润间质，包括临床分期ⅠB～Ⅳ期。

（1）鳞状细胞浸润癌：占宫颈癌的 80%～85%。鳞状细胞的浸润方式大多为团块状或弥漫性浸润。

1）按照局部大体观主要有四种类型：外生型，最常见的类型，癌灶向外生长呈乳头状或菜花样，组织脆弱，触之易出血，常累及阴道；内生型，癌灶向宫颈深部组织浸润，宫颈表面光滑或仅有柱状上皮异位，宫颈肥大变硬，呈桶状，常累及宫旁组织；溃疡型，上述两型癌组织继续发展或合并感染坏死，组织脱落后形成溃疡或空洞，如火山口状；颈管型，癌灶发生在宫颈管内，常侵入宫颈管及子宫峡部供血层及转移至盆腔淋巴结。

2）根据癌细胞分化程度可分为：①Ⅰ级为高分化癌（角化性大细胞型），大细胞，有明显角化珠形成，可见细胞间桥，细胞异型性较轻，无核分裂或核分裂 <2/高倍视野。②Ⅱ级为中分化癌（非角化性大细胞型），大细胞，少或无角化珠，细胞间桥不明显，细胞异型性明显，核分裂象 2～4/高倍视野。③Ⅲ级为低分化癌（小细胞型），多为未分化小细胞，无角化珠及细胞间桥，细胞异型性明显，核分裂象 >4/高倍视野。

（2）腺癌：占宫颈癌的 15% ~ 20%。由于其癌灶往往向宫颈管内生长，故宫颈外观可正常，但颈管膨大，形如桶状。其最常见的组织学类型有两种。

1）黏液腺癌：最常见。来源于宫颈管柱状黏液细胞。镜下仅腺体结构，腺上皮细胞增生呈多层，异型性明显，见核分裂象，癌细胞呈乳突状突向腺腔。可分为高、中、低分化腺癌。

2）微偏腺癌：属高分化宫颈管黏膜腺癌。癌性腺体多，大小不一，形态多变，呈点状突起伸入宫颈间质深层，腺细胞无异型性。常有后腹膜淋巴结转移。

（3）腺鳞癌：占宫颈癌的 3% ~ 5%。是由储备细胞同时向腺细胞和鳞状细胞分化发展而形成，癌组织中包含有鳞癌和腺癌两种。

四、诊断

1. 临床表现

（1）症状：原位癌与微小浸润癌常无任何症状。宫颈癌患者主要症状是阴道分泌物增多、阴道流血，晚期患者可同时表现为疼痛等症状，其表现的形式和程度取决于临床期别、组织学类型、肿块大小和生长方式等。

1）阴道分泌物增多：是宫颈癌最早出现的症状，大多稀薄、混有淡血性。若合并感染，可有特殊的气味。

2）阴道流血：是宫颈癌最常见的症状。早期患者大多表现为间歇性、无痛性阴道流血，或表现为性生活后及排便后少量阴道流血。晚期患者可表现长期反复的阴道流血，量也较前增多。若侵犯大血管，可引起致命性大出血。由于长期反复出血，患者常可合并贫血症状。

3）疼痛：是晚期宫颈癌患者的症状。产生疼痛的原因主要是癌肿侵犯或压迫周围脏器、组织或神经。

4）其他症状：主要取决于癌灶的广泛程度及所侵犯脏器。癌肿压迫髂淋巴、髂血管使回流受阻，可出现下肢水肿。侵犯膀胱时，可引起尿频、尿痛或血尿，甚至发生膀胱阴道瘘。如两侧输尿管受压或侵犯，严重者可引起无尿及尿毒症，是宫颈癌死亡的原因之一。当癌肿压迫或侵犯直肠时，出现里急后重、便血或排便困难，甚至形成直肠阴道瘘。

（2）体征：宫颈原位癌、微小浸润癌和部分早期浸润癌患者局部可无明显病灶，宫颈光滑或为轻度糜烂。随宫颈浸润癌生长发展可出现不同体征，外生型者宫颈可见菜花状赘生物，组织脆易出血。内生型者由于癌细胞向周围组织生长，浸润宫颈管组织，使宫颈扩张，从而表现为宫颈肥大、质硬和颈管膨大。无论是外生型或内生型，当癌灶继续生长时，其根部血管被浸润，部分组织坏死脱落，形成溃疡或空洞。阴道壁受侵时可见赘生物生长。宫旁组织受侵时，盆腔三合诊检查可扪及宫旁组织增厚、或结节状或形成冰冻骨盆。

晚期患者可扪及肿大的锁骨上和腹股沟淋巴结，也有患者肾区叩痛阳性。

2. 检查

（1）盆腔检查：不仅对诊断有帮助，还可决定患者的临床期别。

1）阴道检查：窥阴器检查以暴露宫颈及阴道穹隆及阴道壁时，应缓慢扩张并深入暴露宫颈和阴道，以免损伤病灶而导致大出血。阴道检查时应主要观察宫颈外形和病灶的位置、形态、大小及有无溃疡等。阴道指诊时应用手指触摸全部阴道壁至穹隆部及宫颈外口，进一步了解病灶的质地、形状、波及的范围等，并注意有无接触性出血。

2）双合诊：主要了解子宫体的位置、活动度、形状大小和质地，以及双附件区域、宫旁结缔组织有无包块和结节状增厚。

3）三合诊：是明确宫颈癌临床期别不可缺少的临床检查，主要了解阴道后壁有无肿瘤病灶的浸润、宫颈大小及形态、宫旁组织情况，应同时注意有无肿大的盆腔淋巴结可能。

（2）全身检查：注意患者的营养状况，有无贫血及全身浅表淋巴结的肿大和肝、脾大。

（3）实验室检查和诊断方法：极早期的宫颈癌大多无临床症状，需经宫颈癌筛查后根据病理组织学检查以确诊。

1）宫颈细胞学检查：是目前宫颈癌筛查的主要手段，取材应在宫颈的移行带处，此为宫颈鳞状上皮与柱状上皮交界处。

2）阴道镜检查：适用于宫颈细胞学异常者，主要观察宫颈阴道病变上皮血管及组织变化。对肉眼病灶不明显的病例，可通过阴道镜协助发现宫颈鳞－柱交界部位有无异型上皮变化，并根据检查结果进行定位活检行组织学检查，以提高宫颈活检的准确率。

3）宫颈活组织病理检查：是诊断宫颈癌最可靠的依据，适用于阴道镜检查可疑或阳性、临床表现可疑宫颈癌或宫颈其他疾病不易与子宫颈癌鉴别时。宫颈活检应注意在靠近宫颈鳞柱交界的区域（SCJ）和（或）未成熟化生的鳞状上皮区取活检可减少失误，因为这常常是病变最严重的区域。溃疡的活检则必须包括毗邻溃疡周边的异常上皮，因为坏死组织往往占据溃疡的中心。取活检的数量取决于病变面积的大小和严重程度，所谓多点活检通常需要 2～4 个活检标本。一般宫颈活检仅需 2～3 mm 深，约绿豆大小，当怀疑浸润癌时，活检应更深些。

4）宫颈锥形切除术：宫颈锥形切除术（锥切）主要应用于宫颈细胞学检查多次异常而宫颈活组织学结果为阴性，或活组织学结果为原位癌但不能排除浸润癌的患者。其在宫颈病变的诊治中居于重要地位，很多情况下锥切既是明确诊断，同时亦达到了治疗目的。按照使用的切割器械不同，可分为传统手术刀锥切、冷刀锥切（CKC）、激光锥切（LC）和环形电切术（LEEP）。锥切术的手术范围应根据病变的大小和累及的部位决定，原则上锥切顶端达宫颈管内口水平稍下方，锥切底视子宫阴道部病变的范围而定，应达宫颈病灶外 0.5 cm。在保证全部完整地切除宫颈病变的前提下，应尽可能多地保留宫颈管组织，这对未生育而又有强烈生育愿望的年轻患者尤为重要。术后标本的处理十分重要，应注意以下几方面：①锥切的宫颈标本应做解剖位点标记，可在宫颈 12 点处剪开或缝线做标记，并标明宫颈内外口。②锥切标本必须进行充分取材，可疑部位做亚连续或连续切片，全面地评价宫颈病变以免漏诊。③病理学报告应注明标本切缘是否受累、病变距切缘多少毫米、宫颈腺体是否受累及深度和病变是否为多中心等，均有助于宫颈病变的进一步治疗。

5）宫颈管搔刮术：是用于确定宫颈管内有无病变或癌灶是否已侵犯宫颈管的一种方法，其常与宫颈活检术同时进行从而及早发现宫颈癌。

6）影像学检查：宫颈癌临床分期通常不能准确地确定肿瘤范围，因此不同的影像学诊断方法，如CT 扫描、MRI 及正电子发射断层扫描术（PET），用于更准确地确定病灶范围，用于确定治疗计划。但这些检查一般不是都有条件进行，而且结果多变，因而这些检查结果不能作为改变临床分期的依据。MRI 具有高对比度的分辨率和多方位的断层成像能力，对宫颈癌分期的准确率为 81%～92%。MRI 在宫颈癌的术前分期中极具价值。①可以通过宫颈本身信号改变直接观察肿瘤的有无及侵犯宫颈的深度。②可以判断宫旁侵犯的程度、宫颈周围器官（膀胱或直肠）是否受侵以及宫颈癌是否向上或向下侵及宫体或阴道。③可以提示肿大淋巴结的存在，进一步判断淋巴结转移的可能。

7）鳞状细胞癌抗原（SCCA）检测：SCCA 是从宫颈鳞状上皮中分离出来的鳞状上皮细胞相关抗原 TA－4 的亚单位，由 SCCA－1 和 SCCA－2 抗原组成，是宫颈鳞癌较特异的肿瘤标志物，现已被广泛应用于临床。

五、宫颈癌分期

T——原发肿瘤

TX　原发肿瘤无法评价；

T0　无原发肿瘤证据；

T1　肿瘤局限于宫颈；

T1a　镜下可见的浸润性癌，浸润深度≤5 mm，宽度≤7 mm，脉管内瘤栓不影响分期；

T1a1　浸润深度≤3 mm，宽度≤7 mm；

T1a2　3 mm＜浸润深度≤5 mm，宽度≤7 mm；

T1b　临床可见的局限于宫颈的肿瘤；或者镜下可见的，超出 T1a 范围的；

T1b1　临床可见的，病变大小≤4 cm；

T1b2　临床可见的，病变大小＞4 cm；

T2　肿瘤侵犯超出子宫颈，但未达到骨盆壁，或者阴道下 1/3；

T2a　无宫旁浸润；

T2a1　临床可见的，病变最大径≤4 cm；

T2a2　临床可见的，病变最大径＞4 cm；

T2b　有宫旁浸润；

T3　肿瘤扩展至盆壁，和/或阴道下 1/3，和/或引起肾积水或无功能肾；

T3a　肿瘤侵及阴道下 1/3，但未侵及盆壁；

T3b　肿瘤侵及盆壁，和/或引起肾积水或无功能肾；

T4　肿瘤侵犯超出骨盆，侵及膀胱或直肠黏膜（不包括泡状水肿）；

N——区域淋巴结

NX　区域淋巴结无法评估；

N0　无区域淋巴结转移；

N0（i＋）　区域淋巴结中孤立的肿瘤细胞群≤0.2 mm；

N1　区域淋巴结转移；

M——远处转移

M0 无远处转移；

M1 远处转移（包括腹腔内播散，锁骨上、纵隔或远处淋巴结，肺肝骨转移）；

表 4－1　宫颈癌分期

分期	T	N	M
I	T1	AnyN	M0
I A	T1a	AnyN	M0
I A1	T1a1	AnyN	M0
I A2	T1a2	AnyN	M0

分 期	T	N	M
Ⅰ B	T1b	AnyN	M0
Ⅰ B1	T1b1	AnyN	M0
Ⅰ B2	T1b2	AnyN	M0
Ⅱ	T2	AnyN	M0
Ⅱ A	T2a	AnyN	M0
Ⅱ A1	T2a1	AnyN	M0
Ⅱ A2	T2a2	AnyN	M0
Ⅱ B	T2b	AnyN	M0
Ⅲ	T3	AnyN	M0
Ⅲ A	T3a	AnyN	M0
Ⅲ B	T3b	AnyN	M0
Ⅳ A	T4	AnyN	M0
Ⅳ B	AnyT	AnyN	M1

六、转移途径

宫颈上皮内缺乏淋巴管和血管，而且基底膜又是组织学屏障，可以阻止癌细胞的浸润，因此宫颈原位癌一般不易发生转移。一旦癌细胞突破基底膜侵入间质，病程即是不可逆，癌细胞可到处转移。宫颈癌的转移途径主要是直接蔓延和淋巴转移，少数经血循环转移。

1. 直接蔓延　是最常见的转移途径，通过局部浸润或循淋巴管浸润而侵犯邻近的组织和器官。向下可侵犯阴道穹隆及阴道壁，因前穹隆较浅，所以前穹隆常常较后穹隆受侵早。癌细胞也可通过阴道壁黏膜下淋巴组织播散，而在离宫颈较远处出现孤立的病灶。向上可由颈管侵犯宫腔。癌灶向两侧可蔓延至宫旁和盆壁组织，由于宫旁组织疏松、淋巴管丰富，癌细胞一旦穿破宫颈，即可沿宫旁迅速蔓延，累及主韧带、骶韧带，甚至盆壁组织。当输尿管受到侵犯或压迫可造成梗阻，并引起肾盂、输尿管积水。晚期患者癌细胞可向前、后蔓延分别侵犯膀胱或直肠，形成癌性膀胱阴道瘘或直肠阴道瘘。

2. 淋巴转移　是宫颈癌最重要的转移途径。一般沿宫颈旁淋巴管先转移至闭孔、髂内及髂外等区域淋巴结，后再转移至髂总、骶前和腹主动脉旁淋巴。晚期患者可远处转移至锁骨上及深、浅腹股沟淋巴结。

宫颈癌淋巴结转移率与其临床期别有关，研究表明Ⅰ期患者淋巴结转移率为15%～20%、Ⅱ期为25%～40%和Ⅲ期50%以上。Henriksen对宫颈癌淋巴结转移进行详细的研究，将宫颈癌的淋巴结转移根据转移时间的先后分为一级组和二级组。

（1）一级组淋巴结

1）宫旁淋巴结：横跨宫旁组织的一组小淋巴结。

2）宫颈旁或输尿管旁淋巴结：位于输尿管周围横跨子宫动脉段附近淋巴结。

3）闭孔或髂内淋巴结：围绕闭孔血管及神经的淋巴结。

4）髂内淋巴结：沿髂内静脉近髂外静脉处淋巴结。

5）髂外淋巴结：位于髂外动、静脉周围的6～8个淋巴结。

6）骶前淋巴结。

（2）二级组淋巴结

1）髂总淋巴结。

2）腹主动脉旁淋巴结。

3. 血行转移　宫颈癌血行转移比较少见，大多发生于晚期患者，可转移至肺、肝、心、脑和皮肤。

七、治疗

浸润性宫颈癌诊断明确后，选择最佳的治疗方案是临床医师面临的首要问题。最佳治疗方案的选择通常取决于患者的年龄、生育要求、全身健康状况、肿瘤的进展程度、有无并发症和并发症的具体情况以及治疗实施单位的条件。因此，有必要先对患者进行全面仔细的检查评估，再由放疗科医生和妇科肿瘤医生联合对治疗方案做出决定。

治疗方案的选择需要临床判断，除了少数患者的最佳方案只能是对症治疗以外，大多数患者的治疗选择主要是手术、放疗或放化疗。对于局部进展患者的初始治疗，大多学者建议选择放化疗，包括腔内放疗（Cs 或 Ra）和外照射 X 线治疗。手术和放疗之间的争论已经存在了几十年，特别是围绕Ⅰ期和ⅡA 期宫颈癌的治疗。对于ⅡB 期及以上期别宫颈癌患者的治疗，大多采取顺铂化疗和放疗联合的放化疗。

1981 年，Zander 等报道了在德国的 20 年合作研究结果，该研究对 1 092 例Ⅰ B 期和Ⅱ期宫颈癌患者行 Meigs 型根治性子宫切除术及双侧盆腔淋巴结切除术。在 1 092 例患者中，50.6% 只给予手术治疗，5 年生存率分别为 84.5%（Ⅰ B 期）和 71.1%（Ⅱ期，多数为ⅡA 期）。在 MD Anderson 医院和肿瘤研究所，Fletcher 报道了 2 000 例宫颈癌患者放疗后的 5 年治愈率：Ⅰ期为 91.5%，ⅡA 期 83.5%，ⅡB 期 66.5%，ⅢA 期 45%，ⅢB 期 36% 和Ⅳ期 14%。Perez 报道单独放疗的 5 年生存率分别为：Ⅰ B 期 87%，ⅡA 期 73%，ⅡB 期 68%，Ⅲ期 44%。Montana 报道单独放疗的 5 年生存率：ⅡA 期为 76%，ⅡB 期 62%，Ⅲ期 33%。

在意大利的一个研究中，337 例Ⅰ B～ⅡA 期宫颈癌患者随机接受放疗或手术治疗。患者的无进展时间的中位数是 87 个月，手术和放疗的 5 年总体无进展生存率相似（分别为 83% 和 74%）。在宫颈直径≤4 cm 的手术组患者中，有 62 例（54%）接受了辅助放疗；在宫颈直径 >4 cm 的手术组患者中，有 46 例（84%）接受了辅助放疗。在手术组和放疗组中，宫颈直径≤4 cm 和 >4 cm 的患者的生存率均相似。而手术 + 放疗组患者的严重并发症发生率（25%）大于放疗组（18%）和手术治疗组（10%）。

总体上讲，对于早期宫颈癌患者，手术和放疗的生存率是相似的。放疗的优点是几乎适用于所有期别的患者，而手术治疗则受限于临床期别，在国外的许多医疗机构中，手术治疗被用于希望保留卵巢和阴道功能的Ⅰ、ⅡA 期年轻宫颈癌患者。由于手术技巧提高和相关材料的改进，目前手术所导致的患者死亡率、术后尿道阴道瘘发生率均 <1%，这使得选择手术治疗的患者明显增加。其他因素也可能导致选择手术而不是放疗，包括妊娠期宫颈癌，同时合并存在肠道炎性疾病，因其他疾病先前已行放疗、存在盆腔炎性疾病或同时存在附件肿瘤的情况，还有患者的意愿。但在选择放疗时必须考虑到放疗对肿瘤周围正常器官的永久损伤和继发其他恶性肿瘤的可能。

（一）手术治疗

手术治疗是早期宫颈浸润癌首选的治疗手段之一，宫颈癌手术治疗已有一百余年历史。随着对宫颈癌认识的不断深入，手术理论与实践的不断完善及宫颈癌其他治疗手段尤其是放疗和化疗的不断进展，宫颈癌手术治疗的术式及其适应证也几经变迁，日趋合理，但其中对手术治疗的发展最重要的贡献者当数 Wertheim 和 Meigs 两位学者。当今开展的宫颈癌各种手术方式均为他们当年所开创术式的演变与发展。

1. 子宫颈癌手术治疗的历史　以手术治疗宫颈癌的设想最初始于 19 世纪初，Sauter 于 1827 年开始采用阴道切除子宫治疗宫颈癌。1878 年 Freund 首先提出子宫切除术为宫颈癌首选的治疗方式，但当时的死亡率高达 50%。1895 年，Reis 最早行根治性子宫及附件切除，并在尸体上示范了盆底淋巴清除术。1905 年，奥地利 Wertheim 首次报道了他施行的 270 例子宫广泛切除及盆腔淋巴结切除术，成为宫颈癌手术的奠基人，这一手术也称 Wertheim 手术。1911 年，他又报道了手术治疗宫颈癌 500 例，并将盆腔淋巴结切除改为选择性切除，使手术死亡率从 30% 降到 10%。但仍由于手术死亡率高及手术引起的泌尿道并发症等问题，以及 1890 年 X 线和镭的发现并逐渐用于宫颈癌治疗，该手术未能推广。

直至 20 世纪 30 年代，美国 Meigs 到维也纳 Wertheim 诊疗所观摩，认识到 Wertheim 手术的合理性，并参考外阴癌淋巴浸润的处理经验，重新开展 Wertheim 手术，并对原有 Wertheim 式子宫根治术与经腹淋巴结系统切除术相结合，形成 Wertheim - Meigs 手术。他于 1944 年报道应用该手术治疗宫颈浸润癌 334 例，Ⅰ期 5 年存活率为 75%，Ⅱ期 54%，输尿管瘘为 9%。1948 年，Brunschwig 开创盆腔脏器切除术治疗晚期宫颈癌及部分复发癌。大约在 30 年代，Wertheim - Meigs 手术传到亚洲，并经冈林、小林隆等不断改进、推广，成为Ⅰ、Ⅱ期和极少数Ⅲ期宫颈癌的主要治疗手段。我国宫颈癌根治术开始于 20 世纪 50 年代，先后在江西、天津、山东等地陆续施行。国内术式以 Wertheim 手术为基础，并汲取了 Meigs、冈林等变式，逐渐形成了我国自己的特色。

2. 宫颈癌手术类型及其适应证　宫颈癌手术治疗的目的是切除宫颈原发病灶及周围已经或可累及的组织，减少并发症。其原则是既要彻底清除病灶，又要防止不适当地扩大手术范围，尽量减少手术并发症，提高生存质量。

（1）筋膜外子宫切除术（Ⅰ型）：切除所有宫颈组织，不必游离输尿管。筋膜外全子宫切除的范围国内外不同学者在描述上尽管存在一定的差异，但不管如何，与适用于良性疾病的普通全子宫切除术的范围并不相同，主要差异在于普通全子宫切除术不需暴露宫旁段输尿管，而是沿子宫侧壁钳夹、切断宫颈旁组织及阴道旁组织，包括主韧带、宫骶韧带、宫颈膀胱韧带等，为避免损伤输尿管，须紧靠宫颈旁操作，这种操作方法必然会残留部分宫颈组织，而不能很完整地切除宫颈。筋膜外全子宫切除术主要适用于ⅠA1 期宫颈癌。

（2）改良根治性子宫切除术（Ⅱ型）：这一术式基本上是 Wertheim 手术，在子宫动脉与输尿管交叉处切断结扎子宫动脉。部分切除主韧带和宫骶韧带，当上段阴道受累时切除阴道上段 1/3。选择性切除增大的盆腔淋巴结。这一术式主要适用于ⅠA2 期宫颈癌。

（3）根治性子宫切除术（Ⅲ型）：基本上为 Meigs 手术。在膀胱上动脉分出子宫动脉的起始部切断并结扎子宫动脉，切除全部主韧带、宫骶韧带及阴道上 1/2。主要适用于ⅠB 和ⅡA 宫颈癌。

（4）超根治性子宫切除术（Ⅳ型）和Ⅲ型的主要区别是：a. 完整切除膀胱子宫韧带；b. 切断膀胱上动脉；c. 切除阴道上 3/4。这一手术泌尿道瘘的发生率较高，主要用于放疗后较小的中心性复发癌。

（5）部分脏器切除术（Ⅴ型）：适用于远端输尿管或膀胱的中心性复发。相应部分切除后，输尿管可重新种植于膀胱。当进行根治术时发现远端输尿管受累时，也可采用该手术，当然也可放弃手术治疗改行放疗。

（6）新的手术分型——Q – M 分型：进入 20 世纪后，随着冷光源和电子摄像技术的发展，外科医生开始进行腹腔镜手术。腹腔镜手术技术随之也应用于宫颈癌的治疗。2005 年美国 FDA 批准达·芬奇手术系统应用于妇科肿瘤。这意味着宫颈癌手术治疗开始进入了一个微创、切除范围保守、保留功能多的时代。这已经与诞生之初的宫颈癌手术治疗理念有了很大不同。在这种"切除范围少，保留功能多，生活质量高"的理念主导下，Piver 手术分型的切除范围显得过大，尤其是切除 1/2 至 3/4 的阴道是不必要的。其次，如同早期的魏波式手术或同麦式手术，教学传承的过程中，实际使用的 Piver 手术分类和原文献已有不同。这使得各个肿瘤研究中心间的相同类型的 Piver 手术在切除范围上并不统一。因此，2007 年日本京都举行的广泛性子宫切除术国际会议上，与会者一致认为，需要确立一种新的更适用于现代宫颈癌手术治疗的分类分型方法。Querleu 和 Morrow 在参考和咨询了世界各国的解剖学和宫颈癌手术医生的意见后，综合完成了宫颈癌根治术的新分型，这种基于三维解剖结构的分型，也称 Q – M 分型。

Q – M 分型包含两部分：手术分型及淋巴结清扫分级。其中手术分型仅与宫旁切除范围有关，宫旁切除范围以固定解剖结构为分界。阴道切除仅用于病灶累及阴道时，不影响手术分型。

1）手术分型

A 类手术：扩大全子宫切除术，与 Piver Ⅰ 类手术相同。不需暴露输尿管；不需切除宫旁组织；需完整保留盆丛神经。

B 类手术：改良根治性子宫切除的手术，同 Piver Ⅱ 类手术。这类手术的特点是稍切除膀胱宫颈韧带和宫骶韧带，注意保护位于输尿管下方的腹下神经丛。阴道切缘至少距离肿瘤 1 cm。需打开输尿管隧道，暴露输尿管，自其附着于宫颈处稍游离，向外侧牵拉。宫颈向膀胱方向主要为膀胱宫颈韧带，打开膀胱子宫反折腹膜后，稍推开膀胱，切除靠近宫颈的膀胱宫颈韧带中叶。宫颈向侧盆壁方向主要为宫旁组织及主韧带。子宫动脉可作为解剖标志，将其在跨过输尿管部分切断，将输尿管向外侧牵拉，暴露其下方及内侧的宫旁组织，主韧带切除 1 ~ 1.5 cm。深部切缘与阴道切缘平齐。宫颈向骶尾骨方向主要为宫骶韧带，切除范围为靠近宫颈侧 1 ~ 2 cm，深部切缘与阴道切缘平齐。输尿管走行部位深面的组织内有盆内脏神经，不予切除。阴道切缘距离肿瘤或宫颈至少 1 cm。

C 类手术：相当于各种经典的根治性子宫切除术。切除髂内动脉内侧的全部宫旁组织，主韧带在靠近盆壁处切除，宫骶韧带在直肠旁切断，宫颈膀胱韧带在靠近膀胱处切断。输尿管完全游离。阴道切缘距肿瘤下缘或宫颈 1.5 ~ 2 cm。C1 类，保留神经；C2 类，不保留神经，相当于 Piver Ⅲ 类手术。C1 类手术，保留神经，沿输尿管走行方向为 C1 手术切缘，输尿管下方为盆内脏神经膀胱支。输尿管，从宫颈向盆壁的宫旁组织中完全游离，但在宫颈向膀胱方向的宫旁组织中，只分离输尿管 1 ~ 2 cm 不游离至膀胱。宫颈向膀胱方向，C1 手术由于输尿管游离 1 ~ 2 cm，可以切除该部分的 1 ~ 2 cm 宫旁组织。宫颈向侧盆壁方向，横向切除范围至髂内动静脉水平，包括子宫动脉在髂内动脉起始处切断。C1 类手术以子宫深静脉为解剖标志，切除至子宫深静脉暴露，保留子宫深静脉及其深面的神经。C2 类手术需切除子宫深静脉及其深面神经直至暴露骨盆。宫颈向直肠方向，分为直肠子宫和直肠宫颈韧带，其外侧部包绕输尿管，也称为输尿管旁组织，其内有盆内脏神经丛。切除输尿管上方的直肠子宫韧带和直肠宫颈韧带，保留输尿管下方的盆内脏神经丛。直肠子宫韧带于直肠旁切断。下方切缘平阴道切缘。阴道切缘距肿瘤下缘或宫颈 1.5 ~ 2 cm。C2 类手术，不保留神经。手术切缘紧贴盆壁及阴道切缘，切除全部的宫旁和阴道旁组织。输尿管，完全游离输尿管至膀胱壁。宫颈向膀胱方向，C2 类手术切缘紧贴膀胱壁表面，切除所有腹侧面宫旁组织。宫颈向盆壁方向，切除髂内动静脉至宫间的所有宫旁组织。C2 类手术需切除子宫深静脉及其深面神经直至暴露骨盆及骶骨。直肠旁间隙与膀胱旁间隙完全贯通。宫颈向直肠方向，于直肠旁切断直肠子宫韧带，其外侧包绕输尿管部分的输尿管旁组织完全切净，使输尿管完全游离悬空在盆腔内。沿盆壁表面切除所有的宫旁组织，直至与阴道切缘平齐。

D 类手术：相当于扩大根治术，与 C2 类手术区别是切除更大范围的宫旁，输尿管完全游离悬空于盆腔内同 C2 手术。向盆壁方向需结扎和切除髂内动静脉及其所有分支，包括臀内支、阴部内和闭孔支。包括 D1 和 D2 类手术。D1 类，宫颈向盆壁方向，结扎髂内外动静脉，切除包括其所有分支在内的盆腔内容物。切缘为骶神经丛，梨状肌和闭孔内肌。D2 类，手术范围是 D1 手术及其切除组织相关的筋膜和肌肉组织。这一术式相当于扩大盆腔内侧壁切除术（LEER）、盆腔廓清术。切除全部的直肠、子宫和膀胱周围组织，若肿瘤侵犯固定于盆壁，则切除固定的盆壁及部分盆底肌肉，如闭孔内肌等。

2）淋巴结清扫分级：腹膜后淋巴结切除的范围，以动脉为解剖标志分为 4 级。闭孔淋巴结默认为常规切除。1 级，切除髂内外动脉周围淋巴结，与 2 级分界标志为髂内、外动脉分叉处；2 级，切除髂总动脉周围淋巴结，与 3 级分界标志为腹主动脉分叉处；3 级，切除腹主动脉旁淋巴结至肠系膜下动脉水平；4 级，淋巴结切除至腹主动脉左肾静脉下水平。

Q - M 分型与 Piver 分型相比有了整体的宫旁切除范围的缩小，与广泛与次广泛粗略的宫旁切除范围 2 cm 和 3 cm 相比，C 类手术切除 1.5 ~ 2 cm，范围缩小，但对于切缘有了具体的解剖结构的定义，描述更准确。QHM 分型是基于解剖结构的分型，对于左、右两侧宫旁浸润程度不同的患者，可以在两侧采取不同型别手术。如保留单侧神经的广泛性子宫切除术就是一侧行 C1 型手术、另一侧行 C2 型手术。同样，对于左右两侧的淋巴结切除情况，也可分开描述。

虽然 Piver 手术分类和 Q - M 手术分型都有广泛应用，NCCN 指南仍使用改良根治和根治性子宫切除术作为推荐的术式。与广泛和次广泛一样，这种称谓更多的是一个手术广泛程度的理念。手术分类和分型只是参考意见，具体治疗时仍然需要结合患者的具体情况，以保障肿瘤安全性为首要前提。

宫颈癌根治术通常经腹施行，但也可经阴道施行。事实上经阴道根治术的历史早于经腹。经阴道子宫根治术特别适用于肥胖，合并心、肺、肾重要脏器疾病难以耐受腹部手术等。但操作难度大，主要依靠术者触觉完成手术，要完成淋巴结切除较为困难，目前临床应用较少。随着腹腔镜手术技术的日益成熟，目前腹腔镜宫颈癌根治术也在蓬勃开展，并且已经显现出其微创效优的特点。

3. 并发症　宫颈癌手术并发症可分为术中、术后及晚期并发症。

（1）术中并发症：主要包括术时出血和脏器损伤。①术时出血，根治性全子宫切除术时出血最容易发生在两个步骤，第一为清扫淋巴结时损伤静脉或动脉，第二容易出血处是分离主韧带和游离输尿管隧道。对这类出血可看清出血点者，采用缝扎或结扎止血。对细小静脉或静脉壁细小破裂出血，最简单有效的方法是压迫止血。②脏器损伤，容易损伤的脏器有输尿管、膀胱、直肠和闭孔神经。若操作仔细、技术和解剖熟练，多能避免。一旦损伤发生，可根据损伤部位和范围做修补术。闭孔神经损伤发生后应立即修补缝合。

（2）术后并发症：①术后出血，多发生于术中出血漏扎或止血不严，若出血发生在阴道残端，可出现术后阴道出血。处理方法经阴道结扎或缝扎止血。若出血部位较高，或腹腔内出血，且出血量较多，则需开腹止血。对手术后数日发生的残端出血要考虑感染所致，治疗以抗感染为主。②输尿管瘘，游离输尿管时损伤管壁或影响其局部血供加之术后感染、粘连排尿不畅等，可形成输尿管阴道瘘或腹膜外渗尿等。防治措施除不断改进技术外，最重要的是手术细致，尽量避免损伤及预防感染，避免排尿不畅。③盆腔淋巴囊肿，手术后回流的淋巴液潴留于后腹膜间隙而形成囊肿，发生率为 12% ~24%。淋巴囊肿一般较小，并无症状可随访观察。但较大的囊肿可引起患侧下腹不适，甚至造成同侧输尿管梗阻。需要时可在超声引导下行穿刺抽吸。淋巴囊肿的预防主要靠尽量结扎切断的淋巴管，也有人提出不缝合反折腹膜可减少其发生。④静脉血栓及肺栓塞，是宫颈癌围术期最可能致死的一个并发症，任何时候都应对此提高警惕，术中、术后应予特别的关注，以防发生这种可能致死的并发症。术中是腿部或盆腔静脉形成血栓的最危险时期，应注意确保术中腿部静脉没有被压迫，仔细分离盆腔静脉可减少在这些静脉中形成血栓。⑤感染，其发生率已明显下降，主要取决于广谱抗生素的临床应用和手术条件及技巧的提高。

（3）晚期并发症：①膀胱功能障碍，Seski、Carenza、Nobili 和 Giacobini 等学者均认为术后膀胱功能障碍是支配膀胱逼尿肌的感觉神经和运动神经损伤的直接结果，手术做得越彻底，损伤的程度就越大，术后发生膀胱功能障碍的可能越大。膀胱功能障碍通常表现为术后排尿困难、尿潴留、尿道感染等，术后需长期给予持续的膀胱引流，但经对症治疗，几乎所有的患者都能恢复。通过控制手术范围和手术的彻底性，特别是对于早期宫颈癌患者，能够降低这个并发症的出现。Bandy 及其同事报道了根治性子宫切除术（Ⅲ型）及术后是否予放疗对膀胱功能的远期影响，结果发现30%的患者术后需膀胱引流达到或超过 30 日，术后盆腔放疗者膀胱功能障碍的发生率明显高于未放疗者。②淋巴囊肿，是较麻烦的并发症。在髂外静脉下方结扎进入闭孔窝的淋巴管有助于减少淋巴液流入这一最常形成淋巴囊肿的区域。腹膜后引流也可减少淋巴囊肿的发生，但避免盆腔腹膜的重新腹膜化就可以不再引流。如果出现淋巴囊肿，一般不会造成损害，而且如果时间足够长，淋巴囊肿通常会被吸收。Choo 及其同事报道认为直径 <4 ~ 5 cm 的囊肿通常在 2 个月内吸收，处理上只需予以观察。当有证据表明存在明显的输尿管梗阻时需要手术治疗，手术需切除淋巴囊肿的顶，并将舌状下挂的网膜缝合到囊腔内面（内部造袋术），这样可以避免重新形成囊肿。经皮穿刺抽吸囊液常会继发感染，所以需谨慎使用。

（二）化疗

近年来对宫颈癌化疗研究的进展，已成为各阶段宫颈癌重要和不可缺少的治疗手段。化疗不仅作为晚期及复发癌的姑息治疗，而且有些化疗药物可作为放疗增敏剂与放疗同时应用或作为中、晚期患者综合治疗方法之一，以提高治疗效果。

1. 同步放化疗　美国新英格兰医学杂志及临床肿瘤杂志相继发表 5 个大样本随机对照临床研究，结果表明，同步放化疗提高了宫颈癌患者（包括ⅠB、ⅡA 期根治性手术后具有高危因素者）的生存率和局部控制率，降低了死亡的危险。从此，世界各地相继采用同步放化疗治疗宫颈癌。Green 等对 19 项采用同步放化疗与单纯放疗治疗宫颈癌的随机对照临床研究中共 4 580 例患者的临床资料进行 Meta 分析，其中同步放化疗患者根据化疗方案不同分为顺铂组和非顺铂组，结果表明，与单纯放疗比较，同步放化疗患者的总生存率明显提高 [其危险比（HR）= 0.71，P < 0.01。其中，顺铂组 HR = 0.70，P < 0.01；非顺铂组 HR = 0.81，P = 0.20]。临床Ⅰ、Ⅱ期宫颈癌患者所占比例高的临床研究中，患者获益更大（P = 0.009）。该 Meta 分析表明，与单纯放疗患者比较，同步放化疗患者的总生存率和肿瘤无进展生存率分别提高了 12% 和 16%；同步放化疗对肿瘤的局部控制（OR = 0.61，P < 0.01）和远处转移（OR = 0.57，P < 0.01）均有益处。2002 年，Lukka 等对 9 项采用同步放化疗治疗宫颈癌的随机对照临床研究进行 Meta 分析，结果与 Green 等的结果一致。但目前也有一些学者持不同意见，认为宫颈癌患者同步放化疗后的 5 年生存率和局部控制率与单纯放疗比较无明显提高。

有关同步放化疗研究中的资料存在不足。①研究组与对照组各期别比例不合理。有的研究组Ⅰ、Ⅱ

期患者占 60% ~70%。②分期标准不一致，有临床分期，也有手术分期，将腹主动脉旁淋巴结阳性患者排除在研究组之外，ⅢA 期或阴道下 1/3 受侵者不列在内。③对照组放疗方案不合适。④各组中贫血患者比例不一致，贫血影响宫颈癌患者放疗的疗效。Pearcey 等报道顺铂加放疗组中 53% 的患者血红蛋白≤90 g/L；而美国 GOG120 号研究中，研究组中 43% 的患者血红蛋白≤90 g/L。⑤各组病理类型比例不一致，有的研究组患者全部为鳞癌，非鳞癌不列在内。

同步放化疗的化疗方案繁多，包括所使用的化疗药物不同、剂量不同，有单药也有多药联合化疗。近几年报道的化疗方案多为以顺铂为主的联合化疗，如紫杉醇 + 顺铂、多柔比星 + 顺铂、紫杉醇 + 卡铂等方案。美国 GOG 先后进行了 4 次临床研究，结果表明，顺铂比氟尿嘧啶更有效、优越，可在门诊使用，且较经济，尤其适合发展中国家对宫颈癌患者的治疗。同步放化疗的顺铂剂量，各家报道也不一。Serkies 和 Jassem 发现同步放化疗伴有较重的并发症，半数以上患者难以完成治疗计划，顺铂 40 mg/m²、1 次/周的全量化疗是困难的。Watanabe 等认为宫颈癌患者行同步放化疗，推荐剂量应为 40 mg/m²、1 次/周，或 75 mg/m²、1 次/月。Nyongesa 等将行同步放化疗的宫颈癌患者根据顺铂剂量不同分为 3 组，顺铂剂量分别为 20 mg/m²、25 mg/m²、30 mg/m²、1 次/周。结果表明，患者能耐受的最佳剂量为 25 mg/m²、1 次/周。

宫颈癌同步放化疗的并发症分为早期与晚期两种，早期不良反应有全身感乏力、食欲减退、厌食、恶心、呕吐，白细胞减少，甚至血红蛋白、血小板下降，早期放射性直肠炎者感里急后重、腹泻、腹痛。2003 年，Kirwan 等收集 19 项采用同步放化疗治疗宫颈癌患者的研究中共 1 766 例患者的临床资料进行 Meta 分析，结果显示，Ⅰ、Ⅱ度血液学不良反应发生率，同步放化疗组高于单纯放疗组，差异有统计学意义；Ⅲ、Ⅳ度不良反应发生率，同步放化疗组与单纯放疗组比较，白细胞减少症的发生率增加 2 倍（OR = 2.15，P < 0.01），血小板减少症增加 3 倍（OR = 3.04，P = 0.005），胃肠道反应增加 2 倍（OR = 1.92，P < 0.001）。19 项研究中，8 项研究有晚期并发症的记录，其中 7 组资料中同步放化疗组晚期并发症的发生率与单纯放疗组比较，差异无统计学意义。导致上述结果可能的原因：①评定并发症的标准不统一。②并发症资料不全。③近期并发症的定义不同。④并发症发生率的计算方法不同。⑤缺少远期并发症资料。⑥随访时间过短。

2. 新辅助化疗　在过去的半个世纪中，随着发达国家宫颈癌筛查的普及，宫颈癌的发病率及死亡率逐渐下降，而与此相反，由于医疗资源短缺，宫颈癌在发展中国家（包括中国）仍持续高发，并且患者就诊时多属局部晚期（≥ⅠB2 期）。局部晚期宫颈癌患者因手术难以切除且多存在淋巴结转移等危险因素，治疗效果往往较差。1999 年，基于 5 项宫颈癌同期放化疗的前瞻性研究证据，美国国立癌症研究所推荐同步放化疗作为局部晚期宫颈癌患者的标准治疗方案。与此同时，放疗前新辅助化疗则被证明不能够改善患者预后，且有可能对患者治疗结局带来不利的影响。妇科肿瘤学界仍亟须一种能够提高疗效并且可以避免放疗相关远期并发症的治疗方法。根治术前新辅助治疗为局部晚期宫颈癌患者提供了另一种可能的选择，尤其是在缺乏放疗设备及专业人员的发展中国家。目前，在我国多数非肿瘤专科医院，甚至将术前的新辅助化疗作为宫颈癌患者的常规治疗。在这样一种形势下，妇科肿瘤从业医生更要充分了解宫颈癌新辅助化疗的利与弊。

新辅助化疗的理论优势主要包括缩小肿瘤体积以利于手术的进行，消除远处微转移灶，有效降低远处复发转移风险，最终达到改善患者生存预后的效果。根治术前新辅助化疗的报道最早可以回溯到 20 世纪 80 年代，Friedlander 等及 Sardi 等在局部晚期宫颈癌患者中采用顺铂 + 博来霉素 + 长春花碱/长春新碱方案获得了较高的缓解率（0 ~60%），并且使一部分不能手术切除的患者获得了根治性手术的机会。自此，尽管缺乏确凿的临床证据，国内外学者相继在局部晚期宫颈癌患者的临床实践中广泛采用了这样一种新型的且不同于标准放射治疗的综合治疗模式，以期改善宫颈癌患者的生存结局。随之而来，涌现出大量针对根治术前新辅助化疗的回顾性及前瞻性的临床研究。在这些研究报道中，研究者们对于术前新辅助化疗的适用人群，最佳化疗方案，反映评价标准，术后辅助治疗等问题往往存在广泛的争议。

随着宫颈癌化疗方案的迭代更新，新辅助化疗的临床缓解率已由最初的60%左右提高到90%左右。早在2003年，一项Meta分析提示新辅助化疗+根治性手术与单纯放疗相比，能够显著地降低患者的死亡风险，5年生存率由单纯放疗组的50%提高到新辅助化疗+根治性手术组的64%。但时至今日，根治术前新辅助化疗并未成为局部晚期宫颈癌患者治疗的标准，与这一Meta分析存在的缺陷无不有关。该Meta分析的结果源于5项随机对照研究的872名患者，这些患者随机接受了高剂量强度、时间密集型的新辅助化疗+根治性手术，或接受了类似剂量的单纯放疗，由于新辅助化疗组中过多的患者接受了辅助放疗，辅助放疗成为一个影响结果的重要混杂因素；另外，近一半的患者来自一项意大利研究，而在这一研究中，25%的患者未按方案完成规定治疗，28%的放疗组患者没有接受后装放疗，放疗组A点总剂量仅为70 Gy低于标准剂量（85～90 Gy），并且尽管有60%的患者为Ⅱb～Ⅲ期，但该研究中并没有进行腹主动脉旁延伸野的照射，且中位放疗治疗时间长达8.8周。此外，放疗组并没有联合同期化疗，而同期放化疗已是当时局部晚期宫颈癌患者的标准治疗。目前，两项的比较新辅助化疗+根治性手术与同期放化疗疗效的Ⅲ期临床试验仍在进行中，有望揭示根治术前新辅助化疗真正的价值。

同样的，比较新辅助化疗+根治性手术与直接行根治性手术的大型前瞻性随机对照临床试验并未证实新辅助化疗能够为宫颈癌患者带来生存获益。早在1997年，来自阿根廷布宜诺斯艾利斯大学的Sardi等报道了首例新辅助化疗+根治性手术与直接行根治性手术比较的随机对照临床研究的长期随访结果。该研究采用了每10天重复一次顺铂50 mg/m² d1，长春新碱1 mg/m² d1，博来霉素25 mg/m² d1～3的BVP化疗方案，3周期化疗结束后对患者进行评估，能够手术切除的患者接受根治性手术治疗，而不能切除的患者则接受根治性的放疗，共205名ⅠB期宫颈癌患者入组该研究。新辅助化疗组81%的总生存率显著优于直接手术组的66%（P<0.05），而亚组分析则提示生存获益仅限于ⅠB2期的患者。然而，该研究并无预设的研究样本量，仅依靠中期分析以保证统计学把握，其研究结果仅仅只能被视为探索性的，需要在进一步的随机对照研究中得以验证。1996年，美国妇科肿瘤研究组启动了一项迄今样本量最大的Ⅲ期随机对照临床试验（GOG141），旨在比较巨块型ⅠB期宫颈癌中新辅助化疗+根治性手术与直接行根治性手术的疗效差异。该研究由于患者招募缓慢，并且约10%的患者违反方案接受辅助放疗，于2001年被提前终止。GOG141研究采用了与Sardi等研究相似的新辅助化疗方案，但因博来霉素潜在致命的肺毒性，故仅采用了顺铂联合长春新碱的方案。该研究结束时，共291名巨块型ⅠB期宫颈癌患者入组，仅达到入组目标的70%（291/451）。与Sardi等研究结果不同，GOG141研究并未证实新辅助化疗具有改善巨块型ⅠB期患者无进展生存率及总生存率的优势（5年PFS：新辅助化疗组56.2% vs 直接手术组53.8%，P>0.05；5年OS：新辅助化疗组63.3% vs 直接手术组60.7%，P>0.05）。相类似的，日本临床肿瘤研究组报道的JCOG0102研究因中期分析中新辅助化疗组的生存预后差于直接手术组而被提前终止。截至文献发表时，共计134例ⅠB2、ⅡA2或ⅡB期宫颈鳞癌患者入组，随机接受2～4周期BOMP方案（博莱霉素7 mg d1～5，长春新碱0.7 mg/m² d5，丝裂霉素7 mg/m² d5，顺铂14 mg/m² d1～5，每21天重复）的新辅助化疗+根治性手术或直接行根治性手术治疗。尽管新辅助化疗组患者接受术后放疗的比例58%显著低于直接手术组的80%（P=0.015），但新辅助化疗组的5年总生存率 70.0% 差于直接手术组的 74.4%（P = 0.85）。

2010 年，Cochrane 图书馆发表了一项对比新辅助化疗 + 根治术与直接行根治性手术的 Meta 分析，共纳入 6 项研究的 1 072 名患者。该研究显示新辅助化疗虽然能够显著降低术后病理危险因素出现的比例（淋巴结转移 OR 0.54，95% CI，0.39 ~ 0.73；宫旁浸润 OR 0.58，95% CI，0.41 ~ 0.82），改善宫颈癌患者的 PFS（HR 0.76，95% CI，0.62 ~ 0.94），但并不能改善 OS（HR 0.85，95% CI，0.67 ~ 1.07）。Kim 等发表的 Meta 分析同样证明，新辅助化疗尽管能够缩小肿瘤大小、减少淋巴结及远处转移率而降低术后辅助放疗的比例，但与直接手术相比，并不能改善 Ⅰ B1 ~ Ⅱ A 宫颈癌患者的生存。该 Meta 分析共纳入了 5 项随机对照研究及 4 项观察性研究的 1 784 名患者。新辅助化疗组中肿瘤 ≥ 4 cm 比例（OR 0.22，95% CI，0.13 ~ 0.39）、淋巴结转移率（OR 0.61，95% CI，0.37 ~ 0.99）、远处转移的比例（OR 0.61，95% CI，0.42 ~ 0.89）及术后放疗的比例（OR 0.57，95% CI，0.33 ~ 0.98）均显著低于直接手术组，但两组间的局部复发率、总复发率及 PFS 无显著差异，相反，观察性研究中接受新辅助化疗患者的 OS 更差（HR 1.68，95% CI，1.12 ~ 2.53）。此外，由于新辅助化疗后手术切除标本不能反映肿瘤的真实状态，如淋巴结转移降低等，为术后辅助治疗选择带来困难。

基于目前的研究证据，NCCN 宫颈癌临床实践指南中明确指出目前不推荐在临床试验之外使用新辅助化疗，而 FIGO 指南中对于术前新辅助化疗的推荐由 2000 版的 B 类证据下降到 2015 版的 C 类证据。鉴于在肿瘤较大的患者或腺癌患者中新辅助化疗较低的缓解率，FIGO 建议在此类患者中应谨慎考虑新辅助化疗的使用，而对于 Ⅱ B 期及以上的患者则应首先考虑根治性同期放化疗。

对于巨块型宫颈癌患者（Ⅰ B2 和 Ⅱ A2 期），我国不少医院流行在术前采用新辅助静脉化疗，或髂内动脉介入化疗，或腔内后装放疗。某医院曾开展过一项新辅助介入化疗、静脉化疗或后装放疗与直接手术对比的 Ⅱ 期随机对照临床试验，研究结果显示介入化疗最能使宫颈肿瘤缩小，腔内放疗次之，静脉化疗最差，在所有新辅助化疗的患者中，盆腔淋巴结转移率均低于直接手术组，但所有新辅助治疗均不能提高生存率（PFS 和 OS）。目前，某医院仅在保留生育的根治性宫颈切除术前开展新辅助化疗的相关临床研究，以期减少手术范围，提高保育手术的成功率。

综上，宫颈癌的新辅助化疗虽然能够有效地缩小肿瘤，提高手术切除率，但不能改善患者的生存结局，甚至会对患者的生存预后带来不利的影响。宫颈癌的新辅助化疗研究目前仍存在较多的争议话题，如适应证的选择、化疗方案的选择、反应评判标准、术后辅助治疗的应用等，通过前瞻性研究解决这些争议，将有望进一步明确新辅助化疗在局部晚期宫颈癌中真正的治疗价值。有学者认为，在获取更进一步肯定的临床研究证据之前，宫颈癌中新辅助化疗的使用应严格限制在临床试验之中。

3. 姑息性化疗　Ⅵ期宫颈癌和复发宫颈癌患者预后差，其中放疗后复发者预后更差。其对化疗的临床有效率在 10% ~ 20%。初始是放疗抑或非放疗，其化疗有效率存在明显不同。导致这种现象的原因可能为：①放疗破坏了复发癌灶的血液供应，药物难于达到较高浓度。②交叉抗拒。③患者存在的相关并发症，如肾功能不全、尿路梗阻等导致患者对化疗药物的耐受性差。

（三）复发转移宫颈癌的治疗

大多数复发转移宫颈癌发生在初次治疗后的 2 年内，其治疗十分困难，预后极差，平均存活期为 7 个月。复发转移宫颈癌治疗方式的选择主要依据患者本身的身体状况、转移复发部位、范围及初次治疗方法决定。目前，国内外对转移复发宫颈癌的治疗趋势是采用多种手段的综合治疗。无论初次治疗的方法是手术还是放疗，均因解剖变异、周围组织粘连及导致的并发症，给治疗带来了一定的困难，并易造成更严重的并发症。因此，在再次治疗前除详细询问病史外，还应做钡灌肠、全消化道造影、乙状结肠镜以及静脉肾盂造影等，以了解复发转移病灶与周围组织的关系，评价以前的放射损伤范围和正常组织的耐受程度等，从而在考虑以上特殊情况后，选择最适宜的个体化治疗。

1. 放疗后局部复发宫颈癌的治疗　大多数放疗后盆腔局部复发的宫颈癌患者并不适合再次放疗，对于这些患者来说盆腔脏器切除术是唯一的治疗方法。纵观几十年来的国外资料，由于手术不断改进如盆腔填充、回肠代膀胱以及阴道重建术等，使手术并发症及病死率明显下降，多数文献报道病死率小于10%，5年存活率明显改善，为30%~60%。影响手术后生存的主要因素有初次治疗后无瘤生存期、复发病灶的大小和复发病灶是否累及盆侧壁，文献报道初次治疗后无瘤生存期大于6个月、复发病灶直径小于3 cm和盆侧壁未累及的患者存活期明显延长。由于放疗后出现广泛纤维化，导致术前判断复发灶是否累及盆侧壁比较困难，有学者认为单侧下肢水肿、坐骨神经痛及尿路梗阻这三种临床表现预示复发病灶已累及盆侧壁，实行盆腔脏器切除术的失败率增加，建议施行姑息性治疗。另外，老年妇女并不是盆腔脏器切除术的反指征。尽管术前进行了严密的评估，但仍有1/3的患者术中发现有盆腔外转移、腹主动脉旁淋巴结转移，以及病灶已累及盆侧壁，因此临床医师应有充分的思想准备，并加强与患者及家属的沟通。也有研究者建议对病灶直径小于2 cm的中心性复发患者可采用子宫根治术，但术后易发生泌尿系统的并发症。

2. 子宫根治术后局部复发宫颈癌的治疗　对于子宫根治术后局部复发的宫颈癌患者治疗方法有两种，一是选择盆腔脏器切除术，二是选择放射治疗。据文献报道其5年存活率为6%~77%。有关影响该类患者治疗后预后的因素主要为初次治疗后的无瘤生存期、复发灶的部位和大小。中心性复发患者的预后好于盆侧壁复发者，对于病灶不明显的中心性复发患者再次治疗后10年存活率可达77%，病灶直径小于3 cm的中心性复发患者10年存活率为48%，而对于病灶直径大于3 cm的中心性复发患者则预后很差。对于体积较小的复发患者往往可通过增加体外放射的剂量提高局部控制率，但对于体积较大的复发患者来说，增加放射剂量并不能改善其预后。因此，为提高子宫根治术后局部复发患者的存活率，关键是加强初次治疗后的随访，争取及早诊断其复发。

已有前瞻性的、多中心的随机研究结果显示同时放化疗与单独放疗相比，能明显改善ⅠB2~ⅣA期的宫颈癌术后复发的存活率，因此有研究者认为子宫根治术后局部复发的患者选择同时放化疗应是今后努力的方向。

3. 转移性宫颈癌的治疗

（1）全身化疗：对转移性宫颈癌患者而言，全身化疗可作为一种姑息性治疗措施。目前有许多有效的化疗方案，其中顺铂（DDP）是最有效的化疗药物。许多研究已证明以顺铂为基础的联合化疗治疗后其缓解率、未进展生存期均明显好于单一顺铂化疗者，但总的生存期两者则没有明显差异，因此目前对于转移性宫颈癌是选择联合化疗还是选择单一顺铂化疗尚有争论。另外，迄今尚无随机研究来比较化疗与最佳支持治疗对此类宫颈癌患者生存期、症状缓解和生活质量影响的差异。

已有许多新药如紫杉醇、长春瑞滨、健择、伊立替康等与顺铂联合治疗局部晚期宫颈癌和（或）复发转移宫颈癌的Ⅱ期研究发现有效率为40%~66%，其中局部晚期宫颈癌的疗效明显好于复发转移宫颈癌，但与既往报道的以顺铂为基础的化疗疗效相比无明显提高。2001年5月美国ASCO会议报道GOG的初步研究结果，该研究比较了顺铂单药（50 mg/m²）与顺铂联合Taxol治疗28例复发和ⅣB期宫颈癌患者的有效率、无进展生存期和总的生存期，尽管最后结果提示顺铂＋Taxol组有效率、无进展生存率明显高于单一顺铂者，但两者总的生存期无明显差异。

（2）放疗：作为局部治疗手段对缓解转移部位疼痛及脑转移灶的治疗具有明显作用，Meta 分析结果显示短疗程放疗与长疗程化疗疗效相似，因此对于预计生存期较短的转移性宫颈癌患者给予短疗程放疗可提高生活质量。

（四）正在发展中的生物治疗

1. 血管生成抑制剂　用于生物治疗在阻止肿瘤生长和进展、甚至清除较小体积残余病灶方面可能有效。近年来，积累了一些有关血管生成在局部进展型宫颈癌中发挥作用的证据。在一个对 111 例患者的研究中，Cooper 等发现肿瘤的血管生成（可由肿瘤的微小血管密度 MVD 来反映）是 COX 多因素分析中的一个重要的预后因素，它与较差的肿瘤局部控制及较差的总生存率有关。相反的，在 166 例行根治性子宫切除术的 ⅠB 期宫颈癌患者中，Obermair 等发现当 MVD < 20/HPF 时，患者的 5 年生存率得到改善，为 90%，而当 MVD > 20/HPF，患者的 5 年生存率为 63%。另外，已经发现 VEGF 受体的表达也与宫颈癌中的 MVD 成正比。

中和抗 - VEGF 的单克隆抗体在各种临床前实体瘤模型中表现出了治疗作用。贝伐单抗是一种 VEGF 单克隆抗体，Genentech 公司已经将它发展并应用于临床，在实体瘤患者中诱导肿瘤生长的抑制，与细胞毒性化疗药物联合用于延缓转移性实体瘤的进展。在最近的一项研究中，对卡铂和紫杉醇化疗加用或不加用贝伐单抗治疗进行了比较，结果发现，加用贝伐单抗使晚期或转移性非小细胞肺癌的生存时间延长了 20%，美国 FDA 因此批准此药用于治疗这种疾病。在另外一个重要的试验中，800 例转移性结直肠癌患者接受 Saltz 方案（依立替康、氟尿嘧啶、甲酰四氢叶酸、IFL）治疗，随机加用贝伐单抗或安慰剂治疗。IFL 加用贝伐单抗治疗组中位数生存时间为 20.3 个月，而 IFL 加用安慰剂组为 15.6 个月。这是用抗血管生成策略治疗人类肿瘤的第一个Ⅲ期临床试验。Monk 正在 GOG 开展一项贝伐单抗在宫颈癌中的Ⅱ期评估，这个免疫分子以 21 日为一个周期，静脉注射，剂量为 15 mg/kg。

2. 治疗性 HPV 疫苗　至于预防性 HPV 疫苗，在 2003 年 WHO 召集了一群来自发展中国家和发达国家的专家来确定检测 HPV 疫苗效能的合适终点。普遍的共识是：效能终点应当是适合在公共健康机构开展 HPV 疫苗的、全球一致的、可测量的。从病毒感染到表现为浸润癌存在时间上的滞后，因此，一个替代终点应当可用来确定疫苗的效能。Einstein 等公布了一种新型的治疗性疫苗：HspE7 的Ⅱ期临床试验数据。融合蛋白由卡介苗热休克蛋白（Hsp65）的羧基端共价结合到 HPV16 ~ E7 的整个序列组成。32 例 HIV 阴性的 CINⅢ患者接种了疫苗，在 4 个月的随访期间，研究者观察到 48% CINⅢ完全消退，19% 的 CINⅢ出现部分消退，33% 的 CINⅢ保持病情稳定。

八、宫颈癌预后

影响宫颈癌预后的因素很多，包括患者的全身状况、年龄、临床分期、组织学类型、肿瘤生长方式，以及患者接受治疗的手段是否规范和治疗的并发症等。但临床分期、淋巴结转移和肿瘤细胞分化被认为是其独立的预后因素。

1. 临床分期　无论采用何种治疗手段，临床期别越早其治疗效果越好。国际年报第 21 期报道了 32 052 例宫颈癌的生存率，其中Ⅰ期患者的 5 年生存率为 81.6%；Ⅱ期为 61.3%；Ⅲ期为 36.7%；Ⅳ期仅为 12.1%。显示了随着宫颈癌临床分期的升高，其 5 年生存率明显下降。

2. 淋巴结转移　局部淋巴结浸润传统上被认为是宫颈癌预后不良的因素，是手术后患者需接受辅助性治疗的适应证。临床期别越高，盆腔淋巴结发生转移的可能性越大。目前的研究表明，无论是宫颈鳞癌还是腺癌，淋巴结转移对于患者总生存率、疾病特异性生存率、局部复发率和无瘤生存期均是一个独立的预后因素。然而，有些学者报道淋巴结状态对于早期宫颈癌的预后无重要临床意义，淋巴结转移常与其他预后不良因素有关，如临床分期、肿块大小、脉管癌栓和宫旁浸润。

转移淋巴结的数目也与宫颈癌的复发率和无瘤生存期有关，并且许多研究发现它是Ⅰ、Ⅱ期宫颈鳞癌的一个独立预后指标。有研究表明，一个淋巴结转移和无淋巴结转移的ⅠB～ⅡA期宫颈癌患者的5年生存率是相似的，分别为85%和87%。但转移淋巴结数目超过1个后，则其5年生存率较低。在许多淋巴结转移的ⅠB期宫颈癌患者中，如有4个以上的转移淋巴结，则其预后更差。但也有研究发现盆腔淋巴结转移的数目与其预后无关。

转移淋巴结的位置也与宫颈癌的预后有关。Kamura等发现，ⅠB～ⅡB期宫颈癌患者有1个部位或无淋巴结转移与2个及以上部位转移的生存率差异有显著性。

3. 组织学类型　迄今对于宫颈鳞癌、腺癌和腺鳞癌是否存在不同的预后和转归尚有争议。几项研究结果表明，ⅠB～Ⅱ期宫颈腺癌、腺鳞癌患者与鳞癌患者相比，前者局部复发率高、无瘤生存率和总生存率低。研究指出，腺癌患者的预后明显差于鳞癌，原因在于腺癌肿块体积大，增加了化疗的耐受及向腹腔内转移的倾向。有报道具有相同临床分期和大小相似的肿瘤的宫颈腺癌和鳞癌的淋巴结转移分别是31.6%和14.8%、远处转移分别为37%和21%、卵巢转移分别是6.3%和1.3%。另外还发现，腺癌患者卵巢转移的发生与肿瘤的大小相关度更高，而与临床分期无关。鳞癌患者卵巢转移则与临床分期有关。但也有研究显示，宫颈腺癌和鳞癌患者在复发和生存率方面差异无显著性。有报道显示淋巴结转移和肿瘤浸润达到宫旁的腺癌患者预后较差，而无淋巴结转移的腺癌预后与鳞癌差异不明显。

4. 肿瘤细胞的分化　肿瘤细胞分化也是宫颈癌的一个重要预后因素，临床分期和治疗方法相同的患者，但由于其肿瘤细胞分化程度不一致，其治疗效果和预后也不尽相同。Zamder分析了566例宫颈鳞癌手术切除标本肿瘤细胞分化程度与其5年生存率的关系，若取材部位为肿瘤表面，则肿瘤细胞分化Ⅰ级5年生存率为96%；Ⅱ级84.0%；Ⅲ级为72.3%；而取材部位为肿瘤中心，则肿瘤细胞分化Ⅰ级5年生存率为85.6%；Ⅱ级79.8%；Ⅲ级为71.6%。结果表明肿瘤细胞分化越差，其5年生存率越低。

九、随访

宫颈癌的复发主要位于阴道上1/3。宫颈癌复发50%在治疗后的1年内，75%～80%在治疗后的2年内，少数复发在治疗后的4～5年内，而治疗5年后复发相对少见。盆腔内局部复发占70%，盆腔外远处转移为30%。因此治疗后的随访非常重要，尤其应注意治疗后的2年。

因为宫颈癌治疗后随访的最佳方法还没有明确的研究结果或统一意见，NCCN指南推荐：随诊时间为第1年每3个月1次，第2年每4个月1次，其余3年每6个月1次，然后每年1次。随访内容主要包括定期询问病史、体格检查和涂片细胞学检查。胸片可以每年做1次。其他检查可以酌情选择，如每半年做1次全血细胞计数、血尿素氮、血清肌酐。对病变持续存在和复发的患者，需要通过影像学检查来评价，部分患者行手术探查，之后进行挽救治疗（指复发后的治疗）。中华医学会妇科肿瘤学分会指南推荐随访时间：①第1年：放疗者每月1次，手术治疗者每3个月1次。②第2年：放疗者每3个月1次，手术治疗者每6个月1次。③2年后：放疗者每6个月1次，手术治疗者每年1次。随访内容：①盆腔检查、三合诊检查。②阴道细胞学检查和HPV检测。③盆腔超声、胸片和肿瘤标志物SCCA检测。④必要时行MRI、泌尿系统和消化系统检查。⑤怀疑早期复发时，PET检查。

十、临床特殊情况的思考和建议

1. 根治性宫颈切除术（RT）的适应证　RT 通过保留子宫体，保留了潜在的生育功能，从而使年轻的早期宫颈癌患者的治疗有了真正的突破。RT 是目前得到最多数据支持的保留早期宫颈浸润癌患者生育功能的手术，虽然这些结果令人鼓舞，但缺乏比较保留生育功能手术与根治性手术的安全性和存活率的证据（如随机对照研究），且这种手术需由训练有素的医生来实施，并需明白的是目前这种手术并不是早期宫颈癌的标准治疗，因此我们应严格掌握该手术的适应证。

从 1994 年至今，RT 的手术适应证在不断改进中。Dargent、Bernardini 等提出的 RT 适应证如下：①渴望生育的年轻患者。②患者无不育的因素。③宫颈癌灶≤2 cm。④临床分期为ⅠA2～ⅠB1 期。⑤组织学类型为鳞癌或腺癌。⑥影像学检查未发现宫颈内口上方有肿瘤浸润。⑦未发现区域淋巴结有转移。现国内外大多数学者采用该适应证。也有学者认为只有鳞癌患者才适合行 RT，因为腺癌患者术后有较高的复发率。但 Schlaerth、Ungar 分别报道的 10 例和 30 例接受 RT 的患者中腺癌及其他病理类型分别占 60% 和 13%，经过平均 2 年以上时间的术后随访，无一例复发，故学者认为腺癌并非 RT 的禁忌证。病灶 >2 cm 患者 RT 术后有较高的复发率，因此多数学者认为接受 RT 者病灶大小应小于 2 cm。但 Cibula 认为癌灶 >2 cm、有强烈保留生育功能的ⅠB1 患者可尝试此法。复旦大学附属肿瘤医院教授在对比了 2006—2014 年该中心所实施的 248 例ⅠB1 期宫颈癌病例，其中 107 人实施腹式宫颈切除术（ART），141 人实施腹式根治性子宫切除术（ARH），两种术式 5 年无复发生存率和 5 年总生存率相似，分别为 97.8% 和 97.0%，100% 和 96.9%，无统计学差异。同时，对于 61 例实施 ART 和 82 例实施 ARH，直径为 2～4 cm 的ⅠB1 期宫颈癌患者，两组 5 年无复发生存率分别为 96.5%、94.8%，5 年总生存率分别为 100%、94.8%，也未见无统计学差异。2008 年 NCCN 指南并不认为病灶的大小是 RT 的禁忌证。对于早期妊娠期宫颈癌患者，若符合 RT 手术的适应证，也可以采用该手术术式。上海复旦大学附属妇产科医院的教授对一名妊娠 18 周，ⅠB1 期，肿瘤直径为 3.5 cm 的宫颈癌患者实施了腹腔镜 RT 手术，术后给予紫杉醇联合卡铂化疗 3 个周期，患者于妊娠 34 周成功产下一名婴儿，同时随访 12 个月患者无复发。

2. 重视和规范宫颈癌的新辅助化疗　宫颈癌新辅助化疗的出现和广泛应用是对宫颈癌治疗所取得的进展，然而，NACT 系辅助治疗的手段，仅为局部晚期宫颈癌综合治疗措施中的一部分，宫颈癌的主要治疗手段仍为手术、放疗和放化疗，目前还没有足够的证据提示化疗作为主要治疗手段与根治手术和（或）放疗在疗效上的可比性。目前临床研究表明，根治手术前运用 NACT 的效果比放疗前运用 NACT 的效果优越，对于ⅡB 以上级别的晚期宫颈癌，首要的治疗的选择仍然应考虑放疗或放化疗，因此应严格掌握 NACT 适应证。另外，目前化疗方案还不规范，尽管 FIGO 指南推荐应用短期集中式的、大剂量、以顺铂为主要药物的化疗方案，长期应用小剂量的化疗方案而推迟根治手术时间不是目前最合理的选择，但具体的方案及用法尚未统一。Cochrane 数据库中证据是基于静脉化疗的临床试验，动脉插管介入化疗方案的高级别循证医学的证据还未见报道。以上问题的解决有待于大样本、随机、双盲的临床对照试验，在没有肯定的循证医学的证据前，不应该在临床上广泛推广对所有宫颈癌患者进行新辅助化疗。

3. 意外发现的宫颈癌　单纯子宫切除术后发现宫颈浸润癌患者的处理比较棘手，目前尚缺乏肯定的恰当治疗方案。对这些患者的全面评价包括询问病史和体格检查、全血细胞计数、血小板检查、肝肾功能检查。影像学检查包括胸片、CT、MRI 或 PET。对ⅠB1 期或期别更早的患者，以上检查为可选。

但对于临床可疑膀胱或直肠侵犯的患者，应该在麻醉下行膀胱镜检查和直肠镜检查。NCCN 指南推荐：对有 LVSI 的ⅠA1 期、ⅠA2 期和更高期别（病理学发现）的患者，合理的治疗方案应该根据手术切缘的状态决定。如果切缘阳性且影像检查未发现淋巴结转移，应该推荐同步放化疗。ⅠA2 期和更高期别的患者，如果切缘或影像学检查为阴性，选择包括盆腔放疗和近距离放疗加（或不加）含顺铂的同步化疗；或全部宫旁组织切除加盆腔淋巴结切除加（或不加）腹主动脉旁淋巴结取样。对淋巴结阴性的患者可以观察或对同时有高危因素者［如原发肿瘤大、深间质浸润和（或）LVSI］进行盆腔放疗加（或不加）阴道近距离放疗。对肉眼残留病灶、影像学检查阳性、淋巴结或宫旁转移或手术切缘阳性的患者推荐行以顺铂为基础的同步化放疗；阴道切缘阳性者完全适合给予个体化近距离放疗。ⅠA1 期且没有 LVSI 可以给予密切观察。

（王红芳）

第二节　子宫肌瘤

子宫肌瘤是女性生殖器中最常见的良性肿瘤，由平滑肌及结缔组织组成。多见于 30～50 岁妇女，据统计生育期妇女的肌瘤发生率为 20%～25%，40 岁以上妇女的发病率为 30%～40%。因肌瘤多无或很少有症状，临床发病率远低于肌瘤真实发病率。

一、病因

确切病因尚未明确，可能与正常肌层的体细胞突变、性激素及局部生长因子间的相互作用有关。

1. 与性激素相关　因肌瘤好发于生育年龄。在妊娠、外源性高雌激素作用下，肌瘤生长较快；抑制或降低雌激素水平的治疗可使肌瘤缩小；绝经后肌瘤停止生长、萎缩或消退，提示其发生可能与女性性激素相关。生物化学检测证实肌瘤中雌二醇的雌酮转化率明显低于正常肌组织；肌瘤中雌激素受体（ER）浓度明显高于周边肌组织，故认为肌瘤组织局部对雌激素的高敏感性是肌瘤发生的重要因素之一。此外研究证实孕激素有促进肌瘤有丝分裂活动、刺激肌瘤生长的作用，肌瘤组织中的孕激素受体浓度高于周边肌组织，分泌期的子宫肌瘤标本中细胞分裂象明显高于增殖期的子宫肌瘤。

2. 与遗传学相关　细胞遗传学研究显示 25%～50% 子宫肌瘤存在细胞遗传学的异常，包括从点突变到染色体丢失和增多的多种染色体畸变，首先是单克隆起源的体细胞突变，并对突变肌细胞提供一种选择性生长优势，如 85% 的子宫肌瘤患者拥有突变的转录介导亚基 Med12，从而促使子宫肌层干细胞转变为肿瘤形成干细胞；其次是多种与肌瘤有关的染色体重排，常见的有 12 号和 14 号染色体长臂片段易位（12；14）（q14－15；q23－24）、12 号染色体长臂重排、7 号染色体长臂部分缺失（7q22q32）等，与之相关的基因有 HMGA2、RAD51B 和 CUX1。分子生物学研究提示子宫肌瘤由单克隆平滑肌细胞增殖而成，多发性子宫肌瘤由不同克隆细胞形成。

3. 与细胞因子相关　一些生长因子在子宫肌瘤的生长过程中可能起着重要作用，如胰岛素样生长因子（IGF）Ⅰ和Ⅱ、表皮生长因子（EGF）、血小板衍生生长因子（PDGF）A 和 B、血管生成因子（VEGF）等。

二、分类

1. 按肌瘤生长部位　分为宫体肌瘤（90%）和宫颈肌瘤（10%），其中宫颈肌瘤多为单发，后壁常见。

2. 按肌瘤与子宫肌壁的关系

（1）肌壁间肌瘤：占 60% ~70%，肌瘤位于子宫肌壁间，周围均被肌层包围。

（2）浆膜下肌瘤：约占 20%，肌瘤向子宫浆膜面生长，并突出于子宫表面，肌瘤表面仅由子宫浆膜覆盖。若瘤体继续向浆膜面生长，仅有一蒂与子宫相连，称为带蒂浆膜下肌瘤，营养由蒂部血管供应，若血供不足，肌瘤可变性坏死。如蒂扭转断裂，肌瘤脱落形成游离性肌瘤。如肌瘤位于宫体侧壁向宫旁生长突出于阔韧带两叶之间称阔韧带肌瘤。

（3）黏膜下肌瘤：占 10% ~15%。肌瘤向宫腔方向生长，突出于宫腔，仅为黏膜层覆盖。根据肌瘤体积在肌壁内的比例，亚型分为 0 型（带蒂的黏膜下肌瘤，肌瘤完全位于宫腔内未向肌层扩展）、1 型（黏膜下无蒂肌瘤，向肌层扩展 <50%）、2 型（黏膜下无蒂肌瘤，侵占肌层部分 ≥50%）。黏膜下肌瘤易形成蒂，在宫腔内生长犹如异物，常引起子宫收缩，肌瘤可被挤出宫颈外口而突入阴道。

3. 子宫肌瘤常为多个，以上各类肌瘤可单独发生亦可同时发生。两个或两个部位以上肌瘤发生在同一子宫者，称为多发性子宫肌瘤。

三、病理

1. 巨检　肌瘤为实质性球形包块，表面光滑，质地较子宫肌层硬，压迫周围肌壁纤维形成假包膜，肌瘤与假包膜间有一层疏松网状间隙，故易剥出。血管由外穿入假包膜供给肌瘤营养，肌瘤越大，血管越粗，假包膜中的血管呈放射状排列。肌瘤长大或多个相融合时呈不规则形状。肌瘤切面呈灰白色，可见漩涡状或编织状结构。肌瘤颜色和硬度与纤维组织多少有关。

2. 镜检　肌瘤主要由梭形平滑肌细胞和不等量纤维结缔组织构成。肌细胞大小均匀，排列成漩涡状或棚状，核为杆状。

3. 特殊类型的子宫肌瘤以病理检查来诊断　与非特殊类型子宫肌瘤的区别在于核分裂象和细胞异型程度。特殊类型的子宫肌瘤在病理组织学上，均属于良性肿瘤。

（1）富于细胞平滑肌瘤：肿瘤中有丰富的平滑肌细胞，排列紧密，细胞大小及形态尚一致，仅个别细胞有异形，偶见 1 ~4 个/10 个高倍视野的分裂象。

（2）奇怪型平滑肌瘤：肿瘤以圆形或多边形细胞为主，胞质嗜酸性，核周呈透亮空隙。其特征为细胞多形性，核异型甚至出现巨核细胞，但无分裂象可见。临床呈良性表现。

（3）血管平滑肌瘤：平滑肌瘤中血管丰富，瘤细胞围绕血管排列，与血管平滑肌紧密相连。肌瘤也可向脉管内生长，促使脉管的平滑肌组织增生后突向管腔，该类型子宫肌瘤可以累及静脉、淋巴管，甚至心脏和肺血管。肿瘤切面色泽较红。

（4）腹腔弥漫型平滑肌瘤病：平滑肌瘤弥漫分布于腹膜、大网膜、肠系膜、直肠子宫凹陷及盆腹腔器官表面。大体上较难与腹膜转移癌和胃肠道间质肿瘤相鉴别，但 HE 染色可发现增生的梭形细胞排列成漩涡状，波形蛋白、ER 和 PR 表达可阳性。

（5）上皮样平滑肌瘤：平滑肌瘤以圆形或多边形细胞组成，常排列成上皮样索或巢状。肌瘤呈黄色或灰色。应注意其边缘部分是否有肌层浸润，若有浸润应视为恶性。

（6）神经纤维样平滑肌瘤：肿瘤细胞核呈栅栏状排列，似神经纤维瘤。

（7）脂肪平滑肌瘤：镜下见平滑肌细胞与脂肪细胞形成的小叶互相掺杂在一起。

四、肌瘤变性

肌瘤变性是肌瘤失去原有的典型结构。

1. 玻璃样变　又称透明变性，最常见。肌瘤剖面漩涡状结构消失，为均匀透明样物质所取代。镜下见病变区肌细胞消失，为均匀透明无结构区。

2. 囊性变　继发于玻璃样变，肌细胞坏死液化即可发生囊性变，此时子宫肌瘤变软，很难与妊娠子宫或卵巢囊肿区别。肌瘤内出现大小不等的囊腔，其间有结缔组织相隔，数个囊腔也可融合成大囊腔，腔内含清亮无色液体，也可凝固成胶冻状。镜下见囊腔为玻璃样变的肌瘤组织构成，内壁无上皮覆盖。

3. 红色样变　多见于妊娠或产褥期，为肌瘤的一种特殊类型坏死，发生机制不清，可能与肌瘤内小血管退行性变引起血栓及溶血，血红蛋白渗入肌瘤有关。患者可有剧烈腹痛伴恶心呕吐、发热，白细胞计数升高，检查发现肌瘤迅速增大、压痛。肌瘤剖面为暗红色，如半熟的牛肉，有腥臭味，质软漩涡状结构消失。镜检见组织高度水肿，假包膜内大静脉及瘤体内小静脉血栓形成，广泛出血伴溶血，肌细胞减少，细胞核常溶解消失，并有较多脂肪小球沉积。

4. 肉瘤样变　肌瘤恶变即为肉瘤变，少见，仅为0.1%左右，多见于绝经后妇女。肌瘤在短期内迅速长大或伴有不规则出血者应考虑恶变。若绝经后妇女肌瘤增大更应警惕恶性变可能。肌瘤恶变后，组织变软而且脆，切面灰黄色，似生鱼肉状，与周围组织界限不清。镜下见平滑肌细胞增生，排列紊乱，漩涡状结构消失，细胞有异型性。

5. 钙化　多见于蒂部细小血供不足的浆膜下肌瘤以及绝经后妇女的肌瘤。常在脂肪变性后进一步分解成甘油三酯，再与钙盐结合，沉积在肌瘤内。X线摄片可清楚看到钙化阴影。镜下可见钙化区为层状沉积，呈圆形，有深蓝色微细颗粒。

五、临床表现

1. 症状　多无明显症状，仅在体检时偶然发现。症状与肌瘤部位、大小、有无变性相关。

（1）经量增多及经期延长：多见于大的肌壁间肌瘤及黏膜下肌瘤者，肌瘤使宫腔增大、子宫内膜面积增加，并影响子宫收缩可有经量增多、经期延长等症状。此外肌瘤可能使肿瘤附近的静脉受挤压，导致子宫内膜静脉丛充血与扩张，从而引起月经过多。黏膜下肌瘤伴坏死感染时，可有不规则阴道流血或血样脓性排液。长期经量增多可导致继发贫血、乏力、心悸等症状。

（2）下腹包块：肌瘤初起时腹部摸不到肿块，当肌瘤逐渐增大使子宫超过3个月妊娠大小较易从腹部触及。肿块居下腹正中部位，实性、可活动、无压痛、生长缓慢。巨大的黏膜下肌瘤脱出阴道外，患者可因外阴脱出肿物来就医。

（3）白带增多：肌壁间肌瘤使宫腔面积增大，内膜腺体分泌增多，并伴有盆腔充血致使白带增多；子宫黏膜下肌瘤一旦感染可有大量脓样白带，如有溃烂、坏死、出血时可有血性或脓血性恶臭的阴道溢液。

（4）压迫症状：子宫前壁下段肌瘤可压迫膀胱引起尿频、尿急；子宫颈肌瘤可引起排尿困难、尿潴留；子宫后壁肌瘤（峡部或后壁）可引起下腹坠胀不适、便秘等症状。阔韧带肌瘤或宫颈巨型肌瘤向侧方发展嵌入盆腔内压迫输尿管使上泌尿路受阻，形成输尿管扩张甚至发生肾盂积水。

（5）其他：常见下腹坠胀、腰酸背痛，经期加重。黏膜下肌瘤、引起宫腔变形和压迫输卵管的肌瘤可引起不孕或流产。肌瘤红色变性时有急性下腹痛，伴呕吐、发热及肿瘤局部压痛；浆膜下肌瘤蒂扭转可有急性腹痛；子宫黏膜下肌瘤由宫腔向外排出时也可引起腹痛。

2. 体征　与肌瘤大小、位置、数目及有无变性相关。大肌瘤可在下腹部扪及实质性不规则肿块。妇科检查子宫增大，表面不规则单个或多个结节状突起。浆膜下肌瘤可扪及单个实质性球状肿块与子宫有蒂相连。黏膜下肌瘤位于宫腔内者子宫均匀增大；黏膜下肌瘤脱出子宫颈外口，检查即可看到子宫颈口处有肿物，粉红色，表面光滑，宫颈四周边缘清楚。如伴感染时可有坏死、出血及脓性分泌物。宫颈肌瘤患者体检时，可发现宫颈变形，颈口扁平，后穹隆消失，探针无法进入宫腔。

六、诊断及鉴别诊断

1. 诊断　一般患者会因为不规则阴道出血、不孕等症状就医，根据病史、妇科体检和辅助诊断（包括超声检查、宫腔镜、磁共振等），诊断多无困难。

2. 疾病鉴别

（1）妊娠子宫：应注意肌瘤囊性变与妊娠子宫先兆流产鉴别。妊娠时有停经史，早孕反应，子宫随停经月份增大变软，借助尿或血 hCG 测定、B 型超声可确诊。

（2）卵巢肿瘤：多无月经改变，呈囊性位于子宫一侧。在某些特定的情况下，两者可能难以鉴别。浆膜下肌瘤可能误诊为卵巢实体或部分实体肿瘤，囊性变的浆膜下肌瘤与卵巢囊肿可能在一般临床检查中不易区别。可借助 B 型超声、磁共振或腹腔镜鉴别浆膜下肌瘤、阔韧带肌瘤与卵巢肿瘤，检查时应特别注意肿块与子宫的关系。

（3）子宫腺肌病：局限型子宫腺肌病类似子宫肌壁间肌瘤，质硬，亦可有经量增多、子宫增大等症状、体征。但子宫腺肌病有继发性渐进性痛经史，子宫多呈均匀增大，很少超过 3 个月妊娠大小，有时经前与经后子宫大小可有变化。B 型超声检查有助于鉴别诊断。有时子宫腺肌病可和子宫肌瘤并存。

（4）子宫内膜息肉：主要表现为月经量多、经期延长及不规则阴道流血等症状，这些症状与子宫黏膜下肌瘤有相似之处，特别是 B 超检查均显示出有宫腔内占位。一般可通过经阴道彩色多普勒超声检查或经阴道宫腔声学造影来进行区别。鉴别子宫内膜息肉及子宫黏膜下肌瘤最为可靠的方法是进行宫腔镜检查。

（5）排卵障碍相关的异常子宫出血：主要表现为不规则阴道出血，临床症状与子宫肌瘤有相似之处。较大的肌瘤、子宫明显增大，多发性肌瘤、子宫增大不规则，以及浆膜下肌瘤、子宫表面有结节性突出等体征，一般较易与排卵障碍相关的异常子宫出血患者相鉴别。鉴别较困难者为子宫肌瘤小，而出血症状又比较明显的病例，可以通过 B 超、诊断性刮宫或宫腔镜检查对两者进行鉴别诊断。

（6）子宫恶性肿瘤

1）子宫肉瘤：好发于老年妇女，生长迅速，多有腹痛和不规则阴道流血，侵犯周围组织时出现腰腿痛等压迫症状。B 型超声及磁共振检查有助于鉴别。

2）宫颈癌：有不规则阴道流血及白带增多或不正常排液等症状，外生型较易鉴别，内生型宫颈癌则应与宫颈管黏膜下肌瘤鉴别。宫颈黏膜下肌瘤突出宫颈口、并伴有坏死感染时，外观有时很难与宫颈癌区别，但阴道检查可发现前者肿瘤仍较规则，有时可扪及根蒂。可借助于 B 型超声检查、宫颈细胞学刮片检查、宫颈活组织检查、宫颈管搔刮及分段诊刮等鉴别。

3）子宫内膜癌：以绝经后阴道流血为主要症状，好发于老年妇女，子宫呈均匀增大或正常，质软。应注意子宫肌瘤合并子宫内膜癌患者，诊刮或宫腔镜有助于鉴别。

（7）其他：卵巢巧克力囊肿、盆腔炎性包块、子宫畸形等可根据病史、体征及 B 型超声检查鉴别。

七、治疗

治疗应根据患者年龄，生育要求，症状及肌瘤的部位、数目全面考虑。

1. 随访观察　无症状或症状轻微患者，一般不需治疗，特别是近绝经期妇女，绝经后肌瘤多可萎缩或逐渐消失。每 3～6 个月随访一次，进行妇科检查和 B 型超声检查，必要时行彩色多普勒超声检查，检测肌瘤的血流信号。若肌瘤明显增大或出现症状，可考虑进一步治疗。对未孕的患者，尤其要重视定期随访，若评估肌瘤可能引起不孕和流产时，应及早手术治疗，以免对今后妊娠产生不良影响。

2. 药物治疗　症状轻，近绝经年龄或全身情况不宜手术者或在手术前控制肌瘤的大小以减少手术难度，可给予药物对症治疗。但因为是非根治性治疗，停药后一般肌瘤会重新增大。

（1）促性腺激素释放激素类似物（GnRHa）：采用大剂量连续或长期非脉冲式给药可产生抑制 FSH 和 LH 分泌作用，降低雌二醇到绝经水平，以缓解症状并抑制肌瘤生长使其萎缩，但停药后又逐渐增大到原来大小。一般应用长效制剂，间隔 4 周皮下注射 1 次。常用药物有亮丙瑞林每次 3.75 mg，或戈舍瑞林每次 3.6 mg。临床应用：①术前辅助治疗 3～6 个月，待控制症状、纠正贫血、肌瘤缩小后手术，降低手术难度，减少术中出血，避免输血。②对近绝经期患者有提前过渡到自然绝经的作用。③因子宫肌瘤引起不孕的患者，孕前用药使肌瘤缩小以利自然妊娠。用药 6 个月以上可产生绝经期综合征，骨质疏松等不良反应，故长期用药受限。有学者指出，在 GnRHa 用药 3 个月加用小剂量雌孕激素，即反向添加治疗，能有效减少症状且可减少这种不良反应。

（2）米非司酮：为人工合成的 19 - 去甲基睾酮衍生物，具有强抗孕酮作用，亦可用于子宫肌瘤治疗。每日 5～10 mg/d 口服，连续服用 3～6 个月，作为术前用药或提前绝经使用。但停药后肌瘤会重新增大，且不宜长期使用，以防其拮抗糖皮质激素的不良反应。

（3）其他药物：在子宫肌瘤患者的经期，可以使用雄激素减少子宫出血量。雄激素可对抗雌激素，使子宫内膜萎缩；也可直接作用于子宫，使肌层和血管平滑肌收缩，从而减少出血量。在近绝经期应用雄激素可提前绝经。常用药物丙酸睾酮 25 mg 肌内注射，每 5 日 1 次，经期 25 mg/d，共 3 次，每月总量不超过 300 mg，可用 3～6 个月；甲睾酮 10 mg/d，舌下含服，连用 3 个月。其他减少子宫出血量的辅助药物还包括子宫收缩剂（缩宫素）和止血药（如妥塞敏、酚磺乙胺、巴曲酶等）。

3. 手术治疗　适应证为月经过多继发贫血、有膀胱、直肠压迫症状或肌瘤生长较快疑有恶变者、保守治疗失败、不孕或反复流产排除其他原因。手术途径可经腹、经阴道或宫腔镜及腹腔镜下手术。

（1）肌瘤切除术：适用于希望保留子宫的患者。多经腹或腹腔镜下切除；黏膜下肌瘤或大部分突向宫腔的肌壁间肌瘤可宫腔镜下切除。宫颈肌瘤和突入阴道的黏膜下肌瘤可经阴道摘除。部分患者在术后会复发，其中约 1/2 患者需要再次手术。肌瘤术后复发的高危因素有患者年龄在 30～40 岁，有 ≥2 个的子宫肌瘤，子宫体积增大如孕 >10 周。

（2）子宫切除术：不要求保留生育功能，或疑有恶变者，可行子宫切除术，包括全子宫切除和次全子宫切除，多经腹、经阴道或腹腔镜下切除。术前应宫颈细胞学检查排除宫颈恶性病变。围绝经期的子宫肌瘤要注意排除合并子宫内膜癌。必要时可于术中行冰冻切片组织学检查。依具体情况决定是否保留双侧附件。

（3）子宫动脉栓塞术（UAE）：子宫动脉栓塞术是经皮的微创介入治疗。治疗原理：肌瘤组织与正常子宫组织相比生长分裂活跃，耗氧量大，对无氧代谢耐受力差；子宫血供的特殊性导致子宫正常组织有丰富的血管交通网，并且对血栓的溶解能力较肌瘤组织强；通过对子宫肌瘤供血动脉的栓塞，以达到阻断瘤体血供，瘤组织坏死萎缩，使瘤细胞总数减少，从而达到缓解症状的目的。适用于有症状性的肌壁间肌瘤（非带蒂肌瘤），希望保留子宫但传统非手术治疗失败又不耐受手术的患者，肌瘤数目 <6 个或无生育要求的患者。手术的绝对禁忌证相对较少，包括有生育要求，未明确性质的盆腔肿块或子宫病变、凝血功能障碍等。该手术不良反应少，常见的并发症有穿刺相关并发症、栓塞后综合征、感染、非靶向栓塞等。但动脉栓塞术后 5 年内的再次干预率较高，达到 28% ~32%，再次干预包括再次子宫动脉栓塞、肌瘤切除术或子宫切除术，主要原因是子宫肌瘤供血的不完全阻断。

4. 其他治疗

（1）高强度聚焦超声（HIFU）：是利用超声波聚焦子宫肌瘤病灶，通过超声波产生的热效应、机械效应、空化效应准确消融目标肌瘤。根据治疗监控方式的不同，HIFU 分为两大类，即磁共振监控的 HIFU（MRgFUS）和超声监控的 HIFU（USgHIFU）。有生育要求的肌瘤患者慎用。

（2）射频消融术（RFVTA）：射频消融术是在 B 超引导下的、利用射频对子宫肌瘤进行消融的门诊无创手术，肌瘤不受大小、位置的限制，体积 <1 cm 或位置在肌层深部的肌瘤都可以被消融，禁忌是有生育要求的患者。临床研究显示肌壁间肌瘤患者经过治疗后，月经量明显减少；消融术后，3 年内的再次干预治疗率为 11%，临床效果良好。

（3）左炔诺孕酮宫内缓释系统（LNG – IUS）：是一种能稳定释放左炔诺孕酮的 T 型节育环，释放的左炔诺孕酮局部作用于子宫内膜使其萎缩从而减少月经量。因此，在肌瘤较小、合并月经过多的患者中，可考虑宫内 LNG – IUS 的治疗。

八、子宫肌瘤合并妊娠的相关处理

肌瘤合并妊娠占肌瘤患者 0.5% ~1%，占妊娠 0.3% ~0.5%，肌瘤小又无症状者常被忽略，故实际发病率高于报道。

1. 肌瘤对妊娠的影响　与肌瘤生长部位有关，黏膜下肌瘤可影响受精卵着床导致早期流产；肌壁间肌瘤过大因机械压迫，宫腔变形或内膜供血不足可引起流产。据报道，在不孕症妇女中，以子宫肌瘤作为不孕的独立因素者占 1% ~3%，在反复自然流产中占 7%。因此有研究建议有子宫肌瘤的不孕妇女经过 1 年不孕相关治疗后仍未妊娠，行肌瘤剔除术可能会有帮助。

2. 妊娠对肌瘤的影响　子宫肌瘤合并妊娠属于高危妊娠范畴，孕期子宫血供丰富，肌瘤在孕期及产褥期易发生红色变性，表现为肌瘤迅速长大，剧烈腹痛，发热和白细胞计数升高，通常采用保守治疗能缓解。

3. 肌瘤对分娩的影响　妊娠合并子宫肌瘤多能自然分娩，但胎儿娩出后易因胎盘粘连、附着面大或排出困难及子宫收缩不良导致产后出血，甚至发生产后感染。妊娠后期及分娩时胎位异常、胎盘低置或前置、产道梗阻等难产应做剖宫产，术中是否同时切除肌瘤，需根据肌瘤大小、部位和患者情况决定。

九、临床特殊情况的思考和建议

1. 妊娠合并子宫肌瘤患者剖宫产同时是否可行肌瘤切除术　足月妊娠时，子宫肌瘤边界清晰，容易分离，而且对催产素敏感性高。Hassiakos 等研究了 141 例因妊娠合并子宫肌瘤实施剖宫产术的患者，其中 47 例在剖宫产同时行肌瘤切除术。与剖宫产术时未行肌瘤切除术的患者相比，剖宫产术同时行肌瘤切除术的患者手术时间和住院天数延长，但两者在术中出血、术后感染等并发症方面的差异无统计学意义。妊娠合并子宫肌瘤患者在剖宫产同时行子宫肌瘤切除术的意义在于：

（1）避免短期内再次手术，使患者心理上和生理上得到恢复。

（2）肌瘤剔除术后子宫收缩更为协调，有利于子宫修复，对减少术后出血及盆腔感染可能也有一定的作用。但剖宫产术同时行肌瘤切除术需在术前和术中做好充分准备。术前应行 B 型超声检查，了解肌瘤与胎盘位置以决定是否同时行肌瘤切除术，若切除，需要选择适合的切口及手术方式，并备有充足血源。术中要求手术者技术娴熟，能处理髂内动脉或子宫动脉结扎术或子宫切除术。术中一般先作剖宫产（除黏膜下肌瘤外）、缝合剖宫产切口，然后再行肌瘤切除术。肌瘤挖除前先在瘤体周围或基底部注射缩宫素，可有效减少手术出血量。对一些粟粒大小肌瘤可应用高频电刀使其炭化，临床上亦收到良好的效果。

2. 40 岁以上无生育要求的多发性子宫肌瘤患者是否可行子宫肌瘤切除术　对于此类患者，临床上一般采取全子宫或次全子宫切除术。但近年来，越来越多的患者提出了保留子宫的要求。因为子宫不仅是生育的器官，同时也是性器官，甚至有研究表明可能具有一定的分泌功能，有些妇女对于子宫的缺失具有巨大的心理负担。因此，无生育要求的多发性子宫肌瘤患者若对保留子宫有强烈的愿望，可以行子宫肌瘤切除术，但需告知其术后复发的风险，并强调定期随访的重要性。同时，术前可通过阴道用米索前列醇或术中瘤体内注射垂体后叶素、丁哌卡因联合肾上腺素等药物以及放置止血带等方法减少术中出血。

3. 子宫肌瘤的激素替代治疗的思考　研究发现，绝经后使用激素替代疗法的妇女，无论是单用雌激素或雌、孕激素联合应用均有促进子宫肌瘤生长的作用，但一般不会引起绝经后流血等临床症状。目前认为，绝经期子宫肌瘤妇女使用激素治疗不是绝对禁忌证，而是属于慎用范围。对于有绝经期症状者可以采用激素治疗，使用时注意孕激素用量不宜过大，雌激素和孕激素采用小剂量、个体化治疗，且口服比经皮给药对肌瘤的生长刺激作用弱。但对绝经期使用激素治疗的子宫肌瘤妇女要强调知情同意和定期检查及随访的重要性，治疗期间应注意观察有无异常阴道流血等临床症状的出现，同时定期行 B 型超声检查子宫肌瘤大小和子宫内膜厚度。一旦发现子宫肌瘤增大或出现异常阴道流血可停药，并进一步检查异常阴道流血的原因。

4. 子宫肌瘤不孕患者治疗的思考　约有 30% 子宫肌瘤患者表现为不孕，这与肌瘤生长的部位有关。如子宫角部的肌瘤可造成输卵管扭曲、变形，影响精子或受精卵通过，减少受孕机会。黏膜下子宫肌瘤占据宫腔的位置、影响受精卵着床。而较大的肌壁间肌瘤既可改变宫腔的正常形态，又可压迫输卵管。对于这些患者，应考虑行肌瘤切除术。一般肌壁间肌瘤切除术后建议避孕一年，黏膜下肌瘤宫腔无损者避孕 4~6 个月后考虑妊娠。妊娠后加强管理，警惕孕中、晚期子宫破裂，适当放宽剖宫产指征。

有关行辅助生育技术前子宫肌瘤不孕者是否先做肌瘤切除术，尚无统一意见。需要综合考虑患者年龄、不孕时间、卵巢储备功能、肌瘤部位和患者的意愿。若肌瘤随访患者，在备孕期间可监测排卵，指导性生活，提高备孕效率；对于有排卵障碍者可使用促排卵药物助孕。目前对于肌瘤小、宫腔未变形，或为浆膜下肌瘤的患者，一般可直接采用 IVF – ET。

5. 腹腔镜下旋切播散的预防　自从 1995 年美国 FDA 正式批准旋切器在腹腔镜中应用以来，腹腔镜下旋切器得到了极大的推广应用。但在 2014 年 4 月 17 日 FDA 发布了一个安全警告"腹腔镜下粉碎在子宫切除术和肌瘤切除术中的应用",因为目前尚无可靠的方法来预测肌瘤是否为子宫肉瘤,建议临床医生彻底讨论所有患者治疗的益处和风险,并告知患者腹腔镜粉碎术可能造成肌瘤包含意外的癌组织的播散,使预后显著恶化。因此,建议临床使用旋切袋,将瘤体放在袋中进行旋切,取出袋体后,反复冲洗盆腔,以尽可能避免旋切器在粉碎中发生的潜在并发症。

6. 特殊类型子宫肌瘤的治疗 特殊类型子宫肌瘤,如富于细胞性平滑肌瘤、奇异性平滑肌瘤、上皮样平滑肌瘤和弥漫型平滑肌瘤,属良性肿瘤,以个体化治疗为主。手术治疗主要取决于患者年龄、有无生育要求及肌瘤本身特点,按良性子宫肌瘤的手术治疗原则处理,避免过度诊治。有生育要求的患者可以行肌瘤剔除术,无生育要求的患者可行全子宫切除术,其中病灶超过子宫范围的患者,可行全子宫 + 双附件 + 子宫外肿瘤切除术。术后要加强长期随访,以便发现复发病例,及时处理。一旦复发,要做扩大范围的手术,必要时放化疗,防止肉瘤样变。其他治疗方法还包括:GnRHa、子宫动脉栓塞术和高强度聚焦超声治疗。

(刘美彤)

第三节　子宫内膜癌

子宫内膜癌是一组来源于子宫内膜的上皮性恶性肿瘤,多来源于子宫内膜腺体上皮。是女性生殖系统三大恶性肿瘤之一。子宫内膜癌的发生与社会经济水平、饮食环境密切相关,在发达国家和地区,其发生率已超过宫颈癌和卵巢癌,成为影响妇女最常见的妇科恶性肿瘤。

一、流行病学特点与高危因素

1. 流行病学特点 子宫内膜癌是世界范围内影响妇女第六位最常见的恶性肿瘤,其发病率有明确的地区差异,与地区经济发达程度及生活水平密切相关。从出生到 74 岁妇女累计发病风险在发达国家和发展中国家相差达 3 倍,分别为 1.8% 和 0.6%,而累计死亡率接近,分别为 0.3% 和 0.2%。在中国上海、北京等经济发达城市,子宫体癌已经超过宫颈癌,成为发病率最高的妇科恶性肿瘤。

2. 高危与保护因素 子宫内膜癌危险因素是暴露于无孕激素拮抗的持续外源性或内源性雌激素环境。其他危险因素还包括他莫昔芬摄入,肥胖,糖尿病和高血压、高糖饮食、初潮早、不孕等。

子宫内膜癌的保护因素包括妊娠、含孕激素的避孕药剂、吸烟、运动、咖啡因及阿司匹林等。

二、病理

Bokhman 建议将子宫内膜癌分为 I 型和 II 型两类。I 型内膜癌为低级别($G_1 \sim G_2$)内膜样腺癌,可能发生于不典型增生过长,与无拮抗的雌激素刺激有关。II 型内膜癌包括内膜样腺癌 G_3 以及非内膜样组织学类型恶性肿瘤,多在萎缩子宫内膜基础上发生。

1. 子宫内膜增生过长不伴不典型性增生 WHO 2014 病理分类中将子宫内膜单纯性增生过长和复杂性增生过长合并为子宫内膜增生过长。子宫内膜增生过长镜下病理表现为子宫内膜腺体过度增生伴腺体大小和形状不规则,与增生期内膜相比,腺体/间质比例增加,不伴显著的细胞不典型性。子宫内膜增生过长进展为分化良好的内膜癌的风险为 1% ~ 3%。

2. 子宫内膜不典型性增生,子宫内膜上皮内瘤变(AH/EIN) 子宫内膜增生过长的基础上出现细胞不典型性。平均发病年龄 53 岁。25% ~ 40% 子宫内膜不典型性增生患者同时存在子宫内膜癌。约 1/4 ~ 1/3 AH/EIN 患者在诊断后立即进行全子宫切除或诊断后 1 年随访期内诊断为子宫内膜癌。子宫内膜不典型性增生患子宫内膜癌的长期风险增加 14 ~ 45 倍。

3. 内膜样腺癌 常见类型的内膜样腺癌是腺体肿瘤，呈现腺体样、乳头状或部分实质结构，但缺乏内膜浆液性癌的细胞核特征。内膜样腺癌占宫体恶性肿瘤的 70% ~ 80%。平均发病年龄 63 岁。病理巨检可见肿瘤形成一个或更多独立的黄褐色结节，也可呈弥漫外生性改变。可有坏死和出血。一部分肿瘤起源于子宫下段。镜下呈典型的腺体样或绒毛腺体结构，腺腔由分层柱状上皮构成，形成拥挤、复杂的分支状结构。构成腺腔的细胞常为柱状，顶端与邻近细胞平齐，构成光滑的腺腔结构。肿瘤细胞细胞质为嗜酸性和颗粒状。除分化差的癌外，细胞核不典型常为轻到中度，核仁不明显。有丝分裂指数高度不一致。

（1）分级：国际妇产科协会（FIGO）将内膜样癌根据其结构分为三级。1 级（G_1）实质结构 ≤ 5%；2 级（G_2）实质结构 6% ~ 50%；3 级（G_3）实质结构 > 50%。如肿瘤中超过 50% 出现 G_3 细胞核，提示肿瘤具有侵袭性，应提升一个分级。

（2）内膜样癌伴鳞状分化：10% ~ 25% 内膜样癌存在局灶的鳞状细胞分化，表现为角化珠形成，细胞间桥或实质细胞巢伴丰富的多边形致密嗜酸胞浆以及清晰的细胞膜。

（3）内膜样癌伴分泌性分化：少于 2% 结构典型的内膜样腺癌包含具有单个大的核下或核上糖原空泡而非嗜酸性胞浆的柱状细胞，类似于分泌期子宫内膜腺体。该形态偶见于年轻育龄妇女或接受孕激素治疗的妇女，更常见于未经治疗的绝经后妇女。经典的内膜样癌伴分泌性分化几乎都是分化良好的。

（4）遗传特征：最常见的是 PTEN 基因的突变或失活（ > 50%），PIK3CA（30%），PIK3R1（20% ~ 43%），ARID1A（低级别肿瘤中 40%），KRAS（20% ~ 26%），TP53（内膜样腺癌 G_3 中 30%）。约 35% 肿瘤显示微卫星不稳定。在散发性肿瘤中，微卫星不稳定最常见的原因是 MLH1 基因启动子高甲基化。

（5）预后和预测因子：FIGO 分期，年龄，组织学级别，肌层浸润深度和淋巴血管累及是最重要的预测淋巴转移及预后因素。淋巴结转移和肌层浸润深度与复发相关。外 1/2 肌层浸润与预后不良显著相关。

4. 黏液癌 超过 50% 肿瘤由黏液细胞构成的内膜癌，占子宫内膜癌的 1% ~ 9%。肉眼见肿瘤组织较多胶冻或黏液成分。镜下见肿瘤呈现腺体或纤毛腺体结构，内壁衬以形态一致的黏液柱状细胞伴微分层。黏液呈嗜碱性小球或略显灰白的胞浆颗粒，黏液胭脂红和 CEA 染色阳性。鳞状分化常见。细胞核不典型轻到中度，有丝分裂活性低。肌层浸润常局限在浅肌层。约 50% 的肿瘤中小片区域肿瘤类似于子宫颈内腺体，可能与子宫颈内肿瘤混淆。可通过免疫组化进行鉴别：雌孕激素受体阳性倾向于内膜来源；如雌孕激素受体阴性伴弥漫性 P16 阳性及 HPV 原位杂交阳性则为宫颈来源。黏液癌中 KRAS 突变常见。这类肿瘤多分化良好，预后较好。

5. 浆液性癌 也称子宫浆液性癌、浆液性腺癌，不再推荐称为子宫乳头状浆液性癌。以复杂的乳头状和（或）腺体结构伴弥漫的显著的核多形性为特点。为典型的 II 型子宫内膜癌，患者中多产、正在抽烟、输卵管结扎术后，乳腺癌病史和（或）他莫昔芬使用史更常见，体型较内膜样腺癌患者为瘦。多见于绝经后老年妇女。因此大体标本见子宫较小，但可因肿瘤而增大，宫腔有时被肿瘤撑大，但大部分肿瘤发生于内膜息肉表面无法肉眼识别。浆液性子宫内膜上皮内癌（SEIC）常发生于息肉或萎缩子宫内膜表面，当其仅局限于上皮时称为 SEIC。应注意 SEIC 是癌症，即使没有明确的浸润，但 SECI 仍是癌细胞，也可能发生细胞脱落和广泛的子宫外转移。单纯的浆液性癌的特点为镜下复杂的乳头状结构，有时可看到实质性生长和腺体结构。有大量有丝分裂象。病灶中超过 75% 肿瘤细胞 p53 阳性。Ki-67 高表达。BRCA1/2 种系突变患者与浆液性癌发生有关。局限于子宫内膜的浆液性癌预后较好。

6. 透明细胞癌　由胞浆透明或为嗜酸性的多边形或鞋钉状细胞构成，细胞排列成乳头状、囊状或实性结构，至少局部存在高级别核不典型。较少见，占子宫内膜癌的 2%，是 II 型内膜癌中的一种。多产和抽烟患者更常见，糖尿病和肥胖较内膜样腺癌患者少。多发生于萎缩性子宫内膜或息肉。30%~40% 透明细胞癌存在 PTEN 和 TP53 体细胞突变。总体生存率相差巨大，可能因与其他类型肿瘤误判有关。大多数报道 5 年生存率低于 50%。

7. 神经内分泌肿瘤　具有神经内分泌类型的一组肿瘤，包括低级别神经内分泌肿瘤（类癌），高级别神经内分泌癌（小细胞神经内分泌癌）和大细胞神经内分泌癌。这类肿瘤占子宫内膜癌的不到 1%，多见于绝经后妇女。小细胞神经内分泌癌平均诊断年龄 60 岁，大细胞神经内分泌癌为 55 岁。预后极差，肿瘤局限于内膜息肉者预后可能较好。

8. 混合细胞腺癌　由两种或多种不同病理类型的子宫内膜癌构成，其中至少一种为 II 型内膜癌。其生物学行为与级别最高的组成成分有关，只要肿瘤中有超过 5% 的浆液性成分即导致不良预后。

9. 未分化和去分化癌（undifferentiated carcinoma and dedifferentiated carcinoma）　子宫内膜未分化癌为恶性上皮性肿瘤不伴细胞分化，去分化癌由未分化癌和 FIGO 1 级或 2 级内膜样腺癌构成，可能与 Lynch 综合征有关。肿瘤具有高度侵袭性。

三、转移途径

子宫内膜癌的转移途径以直接蔓延和淋巴转移为主，晚期可出现血行转移。

1. 直接蔓延　病灶初期沿子宫内膜蔓延生长，向上可经宫角累及输卵管，向下经宫颈管至阴道。向肌层浸润可穿透整个肌层累及子宫浆膜面。肿瘤可经输卵管或经肌层-子宫浆膜面向腹腔内播散，种植于卵巢、子宫直肠陷凹、肠曲和大网膜等表面，形成盆腹腔的广泛种植和转移。

2. 淋巴转移　是子宫内膜癌重要的转移途径之一，引流内膜的主要淋巴干包括骨盆漏斗韧带、宫旁、骶前，分别引流入髂内、髂外、髂总、骶前和腹主动脉旁淋巴结。内膜癌转移途径与肿瘤病灶所在部位有关。位于宫底部肿瘤常沿骨盆漏斗韧带转移，子宫下段和累及宫颈的病灶淋巴转移途径与宫颈癌相似，可累及宫旁、闭孔、髂内、髂外及髂总淋巴。子宫后壁癌灶可沿宫骶韧带转移至直肠淋巴结。研究显示临床 I 期和 II 期内膜癌淋巴结转移率为 11%（9% 盆腔，6% 腹主动脉旁），附件和腹膜转移率分别为 5% 和 4%（n=1 109）。虽然解剖和前哨淋巴结研究均提示内膜癌可经骨盆漏斗韧带直接转移至腹主动脉旁淋巴结，但这种情形并不常见。

3. 血行转移　少见，晚期可经血行转移至肺、肝、骨等处。

四、临床表现

异常子宫出血是子宫内膜癌典型的临床表现，围绝经期及绝经后妇女异常子宫出血尤应引起重视，及时进行内膜癌筛查。

1. 异常子宫出血　子宫内膜癌患者 75%~90% 存在异常子宫出血，绝经后出血患者中 3%~20% 存在子宫内膜癌。既往月经规律，近 3~6 个月内出现经间期出血，月经周期缩短或延长（<21 天或 >35 天），出血量增多，出血时间延长（>7 天）等情况均应进行内膜癌筛查。

2. 阴道排液　可为血性、浆液性分泌物，合并感染时出现脓性分泌物。

3. 下腹疼痛　可因肿瘤合并感染或晚期肿瘤浸润周围组织或压迫神经出现下腹部疼痛及腰骶部疼痛。晚期可出现贫血、消瘦及恶病质等症状。

4. 子宫颈脱落细胞学检查异常　宫颈脱落细胞学检查发现腺癌或非典型腺体细胞时应通过子宫内膜活检及颈管内活检进一步检查。

5. 影像学检查偶然发现　部分患者因其他原因进行超声、CT 或 MRI 检查时发现子宫内膜增厚或占位，即使患者无其他症状体征，也应对子宫内膜进行进一步评估。

6. 手术切除子宫病理检查发现　患者因其他疾病或子宫内膜增生过长接受全子宫切除术，术后病理检查发现子宫内膜癌。诊刮发现子宫内膜不典型性增生患者 25% ~40% 在切除子宫后发现同时存在子宫内膜癌。对这部分患者应进一步评估内膜癌子宫外转移的可能性。

五、评估及诊断

对疑有子宫内膜病变患者应通过体检、实验室检查、影像学检查及子宫内膜病理检查进行评估。基于子宫内膜活检或全子宫切除病理检查做出组织学诊断。

1. 体格检查　首先应明确出血或阴道排液来源，排除其他原因导致的出血或排液。应评估子宫大小、活动性，还应评估子宫屈度以助内膜活检操作。子宫内膜癌或增生过长患者子宫可正常大小或增大。癌灶浸润周围组织时，子宫可增大固定或宫旁扪及不规则结节状物。应触诊锁骨下淋巴结了解有无远处转移。

2. 实验室检查　育龄异常子宫出血患者首先应进行尿妊娠试验或血清人绒毛膜促性腺激素检测，排除妊娠可能。大量出血患者还应行血常规及凝血功能检测。肿瘤标志物 CA125 检测有助于判断病情和随访治疗效果。

3. 影像学检查

（1）超声检查：对疑有子宫内膜病变患者，超声检查是一线影像学检查方式。超声检查可用于评估子宫和附件器质性病变，并协助筛选需行宫腔镜检查的病例。

1）绝经后妇女：无任何症状绝经后妇女子宫内膜厚度小于 4 mm 时内膜癌发生概率低。超声提示任何内膜局灶性病灶不论内膜厚度均需进行内膜活检。绝经后出血患者超声检查子宫内膜厚度≤4 mm 时判断为非恶性病变的敏感度为 94.8%（95% CI：86.1 ~98.2），特异度 46.7%（95% CI：38.3 ~55.2），但如对症治疗后症状持续存在，应行内膜活检。绝经后内膜≤3 mm 伴单纯积液可进行随访。内膜≥4 mm 伴积液者应行内膜取样。需注意 5% ~20% 内膜癌患者无阴道出血症状。子宫内膜厚度 6 ~10 mm，无症状且无宫腔积液，排除高危因素后可行内膜活检或严密随访。子宫内膜厚度≥11 mm 者内膜癌风险 6.7%，应行内膜取样。仅盆腔疼痛不伴其他异常不是内膜评估的指征。

2）绝经前妇女：应在月经刚干净时进行超声评估（出血周期的第 4 ~6 天进行），一般增殖期子宫内膜厚度（双层）4 ~8 mm；分泌期 8 ~14 mm。当超声提示子宫内膜结构异常或患者合并异常子宫出血对症治疗无效时，均应进行内膜活检。异常子宫出血症状持续存在时，即使超声检查未见内膜异常也应进行内膜活检。但需注意单独子宫内膜厚度不能作为内膜活检的指征，需综合考虑以下因素，宫颈细胞学腺体异常/内膜细胞；雌激素过多/不排卵；内膜癌高危因素；内膜增厚。

（2）生理盐水灌注超声检查（宫腔超声造影）：非一线评估方法，可用于发现经阴道超声或盲法活检易漏诊的宫腔微小病灶。生理盐水灌注超声和经阴道超声对发现内膜息肉的敏感度分别为 93% 和

75%，特异度分别为94%和76%。盲法活检联合生理盐水灌注超声检查可诊断大多数异常子宫出血女性的原因，而不需更侵入性的操作，如宫腔镜，但应注意该法造成肿瘤腹腔内播散的可能。生理盐水灌注超声适用于活检后诊断仍不明确或存在诊断性刮宫和宫腔镜检查相对禁忌证者。

（3）磁共振（MRI）：盆、腹腔磁共振增强扫描可用于评估子宫内膜癌肌层及宫颈浸润、子宫外累及、后腹膜淋巴结转移情况。磁共振和二维超声判断子宫内膜癌肌层浸润的准确度分别为84%（95% CI：75～90）和75%（95% CI：65～82）；用于判断内膜癌宫颈浸润的准确度分别为85%（95% CI：76～91）和80%（95% CI：71～87）。但应注意诊刮后短期内行超声或MRI影像学检查可能因诊刮导致的子宫内膜基底层损伤，影像学检查见子宫内膜结合带不完整而误判为子宫内膜癌肌层浸润。应通过宫腔镜定位活检等方式予以鉴别。

4. 子宫内膜活检　子宫内膜活检的方式包括子宫内膜吸取活检、诊断性刮宫和宫腔镜下子宫内膜取样，其中内膜吸取活检是一线筛查手段。

（1）子宫内膜吸取活检：采用直径3 mm负压吸引管伸入宫腔吸取子宫内膜进行病理检查。欧美国家通常采用pipelle管。不需或仅需轻度扩张宫颈管，不需或仅需局部麻醉，门诊可完成，具有价格便宜，操作时间短，为5～15秒，子宫穿孔风险降低（相对危险度0.1%～0.2% vs 诊断性刮宫0.3%～2.6%），有宫内节育器时也可进行活检等优势。可取样5%～15%面积的内膜，内膜病变大于50%者进行内膜取样最为可靠，90%患者可获得充分样本。取样满意程度与取样医生的技术熟练度有关。绝经后子宫内膜及宫颈萎缩妇女取样较困难，局灶性病变影响取样充分性。一项对7 914名妇女的荟萃分析比较了内膜取样和诊断性刮宫/宫腔镜/全子宫切除术对内膜癌诊断的效果，内膜取样用于绝经后妇女内膜癌诊断的敏感度99.6%，绝经前91%；不典型性增生81%；内膜取样用于内膜癌诊断特异度98%～100%。

少于5%患者内膜取样样本不足。如内膜吸取样本不足，患者为绝经后不再出血，超声内膜≤4 mm，可暂时随访；超声显示内膜厚或持续出血或围绝经期或绝经后出血者应行诊刮±宫腔镜。吸取病理诊断为良性（萎缩，增殖/分泌期，不同步，内膜炎），但对症治疗后出血或症状持续存在或高度怀疑内膜癌时应进一步评估。进一步评估方法包括再次吸取取样；宫腔镜＋诊刮；经阴道超声＋子宫超声显像术。

（2）诊断性刮宫：诊断性刮宫用于诊断的指征。①患者无法耐受子宫内膜吸取活检（如由于疼痛或焦虑），需要在全身麻醉下接受手术。②内膜吸取活检无诊断意义，而患者为内膜癌高危人群。③内膜吸取活检为良性病变，但患者异常阴道出血持续存在。④内膜吸取活检为子宫内膜增生过长，需排除更重病变。⑤内膜吸取活检获取组织不够。⑥宫颈狭窄无法完成内膜吸取活检。

（3）宫腔镜：宫腔镜的优势在于可在直视下对子宫内膜进行定位活检或可疑病灶切除，应对所有病变和随机背景内膜活检。不应仅行宫腔镜检查而不同时行内膜活检。研究显示单独宫腔镜检查会漏诊10/29（34.5%）内膜癌（n＝1 286）。治疗性宫腔镜应仅用于子宫内膜癌风险低，以及宫腔镜下病变切除价值明确的女性（即绝经前大量出血但希望保留生育能力的女性）。对于疑诊癌症的患者应进行诊断性操作，随后进行根治性治疗。有研究评估了672例术前行宫腔镜检查及1 300例未行宫腔镜检查子宫内膜癌患者情况，术后病理显示两组Ⅲ期及以上患者比例分别为7.1%和6.5%（P＝0.38），死亡率分别为13.2%和15.2%（P＝0.25），其中因生殖道恶性肿瘤死亡患者比例46.1% vs 42.1%（P＝0.53），均无统计学差异，提示宫腔镜导致子宫内膜癌扩散促进疾病进展风险不大。

六、鉴别诊断

异常出血为子宫内膜癌的最主要临床表现，首先应与宫腔以外的其他部位所致异常出血进行鉴别。应通过体格检查排除其他原因如直肠、尿道、阴道或宫颈病变所致异常出血。宫颈脱落细胞学检查有助于鉴别宫颈病变所致异常出血，如检查发现异常鳞状细胞，应行阴道镜宫颈活检排除宫颈鳞癌可能。宫颈脱落细胞学检查为腺癌或不典型性腺上皮时，应行颈管搔刮或宫腔镜鉴别宫颈或内膜病变。

其次应与任何造成异常子宫出血的疾病进行鉴别。子宫内膜息肉应通过病理检查鉴别。子宫腺肌瘤、子宫肌瘤在排除内膜病变前提下通过影像学检查或病理鉴别。凝血功能障碍、排卵障碍所致异常子宫出血在排除内膜病变基础上通过凝血功能检测、排卵监测、生殖内分泌激素评估进行鉴别。

七、治疗

子宫内膜癌治疗参照 NCCN 指南及 FIGO 指南。以手术、放疗、化疗和内分泌治疗为主要治疗方法。根据患者病理类型、病变范围、一般情况、年龄、生育要求等因素进行综合评估，制订个体化治疗方案。

1. 手术　手术分期为首选治疗方法。

（1）手术方式：开腹、腹腔镜、机器人手术均可实施。

（2）探查：进腹后立即结扎或闭合输卵管避免肿瘤受压力影响经输卵管扩散。进行盆腹腔冲洗细胞学检查。仔细探查触摸包括腹腔内脏器、大网膜、肝脏、子宫直肠陷凹，附件表面，寻找可能的转移灶。仔细探查和触摸可疑或增大的盆腔和腹主动脉旁淋巴结。

（3）标准手术步骤包括：筋膜外全子宫双侧输卵管卵巢切除。对于宫颈间质累及病例 NCCN（2016）指南建议行广泛全子宫双附件切除术，但 FIGO 肿瘤报告（2015）认为切缘阴性的单纯全子宫切除加盆腔淋巴结清扫已足够。

（4）淋巴清扫：尽管分期手术需要进行淋巴清扫，但是否行盆腔和腹主动脉旁淋巴清扫仍存在争议。低危患者（内膜样腺癌 I 期，$G_{1\sim2}$，病灶局限于内膜层或浅肌层浸润）可行淋巴活检。研究显示，低危患者淋巴结转移率为 2.4%。高危患者仍应行完整的淋巴清扫。手术分期通常需要切除髂内、髂外、髂总及闭孔淋巴结。对于高危患者（如怀疑腹主动脉或髂总淋巴结转移，存在附件转移、盆腔淋巴结转移、深肌层浸润、组织学为高级别、浆液性癌、透明细胞癌或癌肉瘤）还应行腹主动脉旁肠系膜下动脉下区域和肾静脉下区域清扫。前哨淋巴结活检可用于肿瘤明显局限于子宫，影像学检查无子宫外转移证据的病例，高危组织学类型（浆液性癌、透明细胞癌和癌肉瘤患者）慎用该技术。

（5）浆液性癌、透明细胞癌或癌肉瘤者应行大网膜活检。

2. 放疗　低危患者（内膜样腺癌 I 期，$G_{1\sim2}$，病灶局限于内膜层或浅肌层浸润）或仅有一个危险因素的患者不需放疗。中高危因素（至少两个危险因素：年龄 >60 岁，深肌层浸润，G_3，浆液性或透明细胞癌，癌肉瘤，脉管累及）应行放疗。阴道近距离照射是较盆腔外照射更好的选择，前者可有效控制阴道复发且不影响生活质量。高危患者（3 个或更多危险因素，Ⅱ和Ⅲ期）辅助化疗加或不加放疗的作用正在被研究。盆腔外照射或阴道近距离照射可降低中、高危患者复发率（中危患者复发率降低 22%，其中 15% 为局部复发），但不改善患者的总体生存率。

3. 系统治疗　用于复发、转移或高危患者。

（1）化疗：在患者能够耐受的情况下，尽量使用多药联合化疗。

1）多药联合化疗方案包括：卡铂/紫杉醇；卡铂/多西紫杉醇；顺铂/多柔比星；异环磷酰胺/紫杉

醇（癌肉瘤为 1 级证据）；顺铂/多柔比星/紫杉醇；顺铂/异环磷酰胺（用于癌肉瘤）。

2）化疗方案：卡铂 + 紫杉醇（1 级证据）；针对癌肉瘤选用紫杉醇 + 异环磷酰胺（1 级证据）；（紫杉醇 135 mg/m^2，d1 + 异环磷酰胺 1.6 g/m^2，静脉输注，d1 ~ d3，Mesna 解毒。共 6 ~ 8 个疗程）。

3）放化疗联用方案如下：TP（紫杉醇 + 卡铂）化疗 1 ~ 2 次后，DDP 静脉输注，维持 1 ~ 2 小时，d1 和 d22，盆腔外照射 5 天/周，共 6 周。同步放化疗至少 3 周后，再化疗 2 ~ 4 次。

4）单药化疗方案包括：顺铂；拓扑替康；卡铂；贝伐单抗；多柔比星；西罗莫司；脂质体阿霉素；多西紫杉醇（2B 类证据）；紫杉醇；异环磷酰胺（用于癌肉瘤）。

（2）激素治疗：包括甲地孕酮/他莫昔芬交替使用、孕激素制剂、芳香化酶抑制剂、他莫昔芬。对六项随机对照试验的荟萃分析结果显示辅助孕激素治疗对患者预后无改善。

4. 子宫内膜癌的综合个体化治疗

（1）子宫内膜样腺癌的处理

1）手术：病灶局限于子宫体者：能耐受手术者，行全子宫双输卵管卵巢切除加手术分期。子宫内膜样腺癌 G$_{1~2}$，病灶局限于内膜或浅肌层浸润，癌灶直径小于 2 cm 者可考虑不做盆腔淋巴结切除术。但如术前影像学或术中触摸提示有可疑或增大的盆腔和（或）腹主动脉旁淋巴结均需切除。

术前如果怀疑有宫颈间质累及，应做宫颈活检或 MRI，如果为阴性，行全子宫双输卵管卵巢切除加手术分期。如病理提示间质累及或大块病灶累及，NCCN 建议行广泛全子宫切除 + 双附件切除 + 手术分期；或放疗（75 ~ 80 Gy A 点/宫旁剂量），6 周后筋膜外全子宫 + 双附件切除 + 手术分期。如宫颈累及不适合一期手术，予肿瘤靶向放疗 ± 化疗或化疗，治疗后如可手术予手术治疗。

怀疑子宫外有转移病变：术前应用 CT/MRI，CA125 评估，采用手术、放疗、化疗的综合治疗。如果是腹腔内累及（比如腹腔积液，大网膜、淋巴结，附件包块，腹膜包块），行全子宫切除 + 双附件切除 + 手术分期，尽可能做满意的瘤体减灭术，可考虑术前化疗。无法切除的子宫外盆腔内病变（阴道、宫旁转移、膀胱/直肠病变）：行盆腔放疗 + 阴道近距离放疗、化疗、手术综合治疗。腹腔外转移、肝转移，予化疗和（或）放疗和（或）激素治疗，可考虑姑息性全子宫 + 双附件切除。

2）完全手术病理分期后处理：根据手术病理分期及是否具有高危因素制定术后辅助治疗方案。高危因素包括病理为高级别、浆液性癌、透明细胞癌或癌肉瘤，深肌层浸润，年龄 > 60 岁，淋巴血管累及，肿瘤直径大于宫腔一半（或直径大于 2 cm），子宫下段受累。

· ⅠAG$_1$ 无高危因素：观察。

· ⅠAG$_1$ 有高危因素，ⅠAG$_{2~3}$ 和 ⅠBG$_{1~2}$ 无高危因素：观察或阴道近距离放疗。

· ⅠAG$_{2~3}$ 和 ⅠBG$_{1~2}$ 有高危因素：观察或阴道近距离放疗 ± 盆腔外照射。

· ⅠBG$_3$ 无高危因素：阴道近距离放疗 ± 盆腔外照射或观察。

· ⅠBG$_3$ 有高危因素：盆腔外照射 ± 阴道近距离放疗 ± 化疗（支持化疗的证据：2B）。

· ⅡG$_{1~2}$：阴道近距离放疗 ± 盆腔外照射，对于无高危因素的 ⅡG$_{1~2}$，广泛手术后切缘没有累及者，观察或单纯阴道近距离放疗是可以接受的选择。

· ⅡG$_3$：盆腔外照射 ± 阴道近距离放疗 ± 化疗（支持化疗的证据：2B）。

· ⅢA：化疗 ± 放疗或肿瘤靶向放疗 ± 化疗或盆腔外照射 ± 阴道近距离放疗。

· ⅢB ~ C：化疗和（或）肿瘤靶向放疗。

· Ⅳ：肿瘤细胞减灭术后无残留或仅有腹腔内显微镜下残留灶者予化疗 ± 放疗。

3）不完全手术分期：ⅠAG$_{1~2}$，浅肌层浸润，无淋巴血管转移，病灶直径 < 2 cm 者，定期随访。

其余病例行分期手术或影像学检查。如影像学检查无阳性发现，按手术病理分期Ⅰ期或Ⅱ期处理；如影像学检查阳性或可疑，应予以再次分期手术或病理检查明确转移者，按相应手术病理分期进行辅助治疗。

（2）子宫内膜浆液性癌、透明细胞癌或癌肉瘤的处理：手术分期同卵巢癌，尽可能行满意的瘤体减灭术。ⅠA 观察或化疗±阴道近距离放疗或肿瘤靶向放疗。其余病例行化疗±肿瘤靶向放疗。

（3）复发或转移性子宫内膜癌的治疗：子宫内膜癌的复发率约 20%，其中 70% 的复发局限于盆腔，30% 为远处转移。

局部复发无远处转移，复发部位无放疗史者，或复发部位仅有腔内照射史者，放疗加腔内照射或手术探查病灶切除加术中放疗。术中探查如肿瘤局限于阴道，阴道外累及但盆腔淋巴结无转移，予以肿瘤靶向放疗±阴道近距离放疗±化疗；如阴道外累及伴腹主动脉旁淋巴结或髂总淋巴结转移，行肿瘤靶向放疗±化疗；有上腹部或腹膜显微镜下累及者，予以化疗±肿瘤靶向放疗；上腹部大块病灶残留者处理同播散性转移。复发部位有外照射史者行手术探查病灶切除±术中放疗或激素治疗或化疗。

孤立性转移者考虑手术切除和或放疗或消融治疗，可考虑激素治疗或化疗。

播散性转移者肿瘤为低级别或无症状或 ER/PR 阳性者酌情激素治疗，其余予以化疗或姑息放疗。

5. 子宫内膜增生过长、早期子宫内膜癌及子宫内膜不典型性增生保留生育功能治疗

（1）子宫内膜增生过长治疗：不伴不典型的增生过长患者进展为子宫内膜癌的风险低（1%～3%）。治疗的目标是防止少数女性进展为癌症和控制异常子宫出血。

可供选择的治疗方案如下。

1）安宫黄体酮［醋酸甲羟孕酮（MPA）］周期用药方案：月经周期第 10～12 天起，MPA 10 mg/d，口服，共 12～14 天。孕激素后半周期疗法每月至少用药 12～14 天。在一项纳入 376 例不同程度的子宫内膜增生过长女性的病例系列研究中，女性每月接受孕激素治疗 7 天、10 天或 13 天，并持续 3～6 个月，获得完全逆转的患者分别有 81%、98% 和 100%。

2）MPA 连续治疗方案：10 mg/d，口服，持续 3～6 个月。与周期性用药方案相比，连续给药方案较为简便，但疗效不如后半周期治疗，在治疗期间可能出现点滴阴道出血，患者依从性较差。

3）左炔诺孕酮宫内缓释系统（LNG-IUS）：使用这种孕激素释放系统对于要求使用该避孕方式的女性尤其有用。子宫内膜活检可在宫内节育器在适当位置的情况下进行。一项包含 24 项观察性研究（共纳入 1 001 例女性）的系统评价发现使用 LNG-IUS 治疗，相比于口服孕激素类，对复杂性（92% vs 66%）和不典型（90% vs 69%）增生都具有明显较高的逆转率。

4）雌激素-孕激素联合口服避孕药：这种选择适用于需要使用这种避孕方式和（或）不能耐受孕激素类治疗的女性。我们的临床实践显示对于围绝经期雌激素水平较低，单纯服用孕激素不能诱发撤退性出血的患者也可考虑采用含少量雌激素的口服避孕药物治疗。

5）微粒化黄体酮（100～200 mg）阴道用药：在一项研究中，在月经周期中从第 10 天至第 25 天使用该药物，共 3～6 个月，91% 不伴不典型的子宫内膜增生过长逆转为正常子宫内膜，治疗后 6 个月的复发率为 6%。

6）诱导排卵：使育龄期女性黄体形成从而使子宫内膜暴露于孕激素环境。对于希望妊娠的不伴不典型的子宫内膜增生女性可能是一个不错的选择。但需注意可能由于内膜病变尚未治愈而导致不易妊娠或流产。另外，对于近期无生育要求的妇女，过度诱导排卵可能导致卵巢功能耗竭。因此，医生在决定启动诱导排卵前应进行慎重评估。

治疗期间随访：应采用子宫内膜取样进行随访。建议每 3～6 个月进行一次超声检查及子宫内膜取样评估治疗效果。如果治疗 3～6 个月后没有逆转为正常子宫内膜，可以增加孕激素剂量或可采用联合全身性激素和 LNG－IUS。如果进展为不典型增生或子宫内膜癌，应给予恰当治疗。

（2）早期子宫内膜癌及子宫内膜不典型性增生保留生育功能治疗：有 29% 的子宫内膜不典型增生患者会进展为子宫内膜癌。若没有生育要求，全子宫切除术是患子宫内膜不典型增生过长和早期子宫内膜癌的首选治疗方法。保留生育功能治疗仅适用于经严格选择的有强烈保留生育功能愿望的患者。

1）适应证：诊断性刮宫病理诊断为子宫内膜不典型性增生或内膜样腺癌 G_1，并经病理专家会诊；影像学检查（最好为 MRI）证实病灶局限于子宫内膜，无肌层浸润、附件累及或远处转移证据；无药物治疗或妊娠禁忌证，有良好的依从性，并充分告知保留生育功能治疗并非标准治疗方案。

2）禁忌证：合并严重内科疾病；肝肾功能严重受损；合并其他类型的子宫内膜癌或其他生殖系统恶性肿瘤；合并乳腺癌或其他不能应用孕激素的激素依赖性肿瘤；深静脉血栓、脑卒中、心肌梗死高风险者；年龄大于 35 岁吸烟者。

（3）药物治疗

1）醋酸甲地孕酮（MA）：160 mg，每日 1 次为初始剂量，口服及胃肠外给药途径均有效。治疗期最少 3 个月，根据治疗效果延长给药时间，一般不超过 1 年，根据治疗效果给药剂量可增加至 320 mg，每日 1 次。

2）MPA 200～1 800 mg，口服，每日 1 次，一般初始剂量为 500 mg，每日 1 次。

3）LNG－IUS：对 1 001 例病例观察性研究显示 LNG－IUS 对子宫内膜复杂增生转化率为 92%，不典型性增生为 90%。

治疗期间应每 3 个月进行一次内膜活检评估治疗效果。如治疗过程中病情进展或治疗 9～12 个月仍无改善，认为治疗无效，应切除子宫或改用其他治疗方案。如内膜逆转应尽早行辅助生育治疗，完成生育者或随访内膜活检发现病情进展者应行全子宫双输卵管卵巢切除加手术分期。

一项荟萃研究分析了 45 项研究共 391 例病例，其中 72% 为子宫内膜样腺癌 1 级，绝大多数患者（74%）采用醋酸甲羟孕酮或醋酸甲地孕酮治疗，结果如下：完全反应率为 78%，中位反应时间为 6 个月。自然怀孕率为 36%。复发率为 25%，中位复发时间为 24 个月。

八、随访

治疗后定期随访，75%～95% 复发在术后 2～3 年内。术后 2～3 年内每 3～6 个月随访一次，此后每半年到一年随访一次。随访内容主要为妇科检查及盆腔超声检查，可随访 CA125，必要时行 CT 及 MRI 检查。应给予患者有关性生活卫生、阴道扩张、阴道润滑剂等的健康教育。疑有遗传性疾病或明显内膜癌/结肠癌家族史者应行遗传咨询。

九、预防

大部分子宫内膜癌起因于长期无孕激素保护的雌激素刺激，以异常子宫出血为常见临床表现。因此，出现临床症状及时就诊，给予孕激素保证内膜规则剥脱出血是预防内膜癌发生的主要策略。

十、子宫内膜癌术后激素治疗

切除子宫的子宫内膜癌Ⅰ期和Ⅱ期患者给予雌激素治疗的随机对照试验显示随访35.7个月后雌激素组和安慰剂组肿瘤复发和新生肿瘤比例无差异。NCCN建议对于肿瘤复发低危患者可以在向患者充分告知，并排除激素应用禁忌证（吸烟、乳腺癌病史、脑卒中病史等）后予以雌激素治疗。如患者接受辅助治疗，应在辅助治疗结束后6~12个月启动激素治疗。选择性雌激素受体拮抗剂可能是激素治疗更好的选择。

十一、子宫内膜癌遗传咨询

Lynch综合征也称遗传性非息肉病性结直肠癌（HNPCC）是一种常染色体显性遗传疾病，由某个DNA错配修复基因（MSH2、MLH1、MSH6、PMS2）发生遗传突变，导致微卫星不稳定，DNA修复障碍所致。Lynch综合征占所有内膜癌的2%~5%，但Lynch综合征妇女一生患内膜癌的风险为27%~71%，发生结肠癌和卵巢癌的风险分别为80%和3%~14%，而一般人群发生内膜癌风险仅为3%。建议对所有子宫内膜癌患者进行Lynch综合征评估，包括分子肿瘤学检查〔微卫星不稳定检测和（或）免疫组织化学检测〕和（或）家族史评估，对提示Lynch综合征者应进行遗传咨询。对已完成生育的Lynch综合征女性，建议行预防性全子宫切除。对绝经前女性，同时行双侧输卵管卵巢切除。因结直肠癌手术者建议同时行预防性全子宫和（或）双附件切除。对无症状的Lynch综合征妇女，应从30~35岁开始每年进行内膜活检和超声检查，每半年测定CA125筛查内膜癌和卵巢癌，或从家族成员首次确诊任一Lynch综合征相关癌症的最早年龄的5~10年前开始进行筛查。绝经前Lynch综合征妇女可使用口服避孕药预防内膜癌发生。

十二、早期子宫内膜癌保留生育功能治疗后辅助生育相关问题

子宫内膜癌和不典型性增生保留生育功能治疗成功后应立即启动辅助生育治疗。需明确该类患者自然妊娠率低，等待过程中有内膜病变复发风险，应积极进行辅助生育治疗。辅助生殖治疗后的活产率远高于自然妊娠（34.9% vs 14.9%）。

开始辅助生育治疗前应根据患者年龄、身高、体重等一般状况，不孕年限，卵巢储备功能，是否有自发排卵，男方精液质量以及经济状况，家庭支持等进行多因素分析。

对于小于35岁，双侧输卵管通畅，有自发性排卵，男方精液检查正常的患者，建议自然周期卵泡监测，指导同房2~3个周期，如果未孕改做体外受精-胚胎移植（IVF-ET）治疗。对于小于35岁，双侧输卵管通畅，稀发排卵，男方精液检查正常的患者，建议促排卵，卵泡监测，指导同房2~3个周期，如果未孕改做IVF-ET治疗。对于35岁以上，和（或）输卵管不通畅，和（或）男方少精弱精症的患者，建议直接做IVF-ET治疗。

关于促排卵药物的选择，建议来曲唑作为一线促排卵药物。来曲唑是第三代非甾体类芳香化酶抑制剂，通过特异性地抑制芳香化酶，阻断雄烯二酮及睾酮向雌激素的转化，从而抑制雌激素的生物合成。来曲唑半衰期短，通过外周和中枢两方面发挥促排卵作用；能够提高卵巢反应不良患者对促排卵药物的敏感性，促排卵效果好；通过非受体机制发挥作用，无直接抗雌激素作用，对宫颈黏液、子宫内膜和性激素水平影响小；对胎儿无明显致畸作用。

内膜病变患者保留生育功能治疗成功后的IVF-ET策略，理想的促排卵方案应该是缩短卵巢刺激

的时间；降低卵巢刺激期间的体内雌激素水平；尽可能少的刺激周期数。建议卵泡期孕激素状态下的促排卵 + 全胚冷冻 + 冷冻胚胎复苏移植。卵泡期促排卵过程中加用孕激素，其主要作用于下丘脑的孕激素受体，不干扰垂体促性腺激素释放激素（GnRH）受体的功能，能够有效抑制早发性黄体生成素（LH）峰，适用于合并子宫内膜病变的 IVF 患者，同时由于不抑制卵巢功能，适用于卵巢储备低下者。对于卵巢低反应的患者，也可以采用自然周期 + 黄体期两次取卵，可以有效增加获卵率，进而提高有效胚胎率和妊娠率。在冷冻胚胎复苏移植之前，需要常规进行再次宫腔镜检查评估子宫腔和子宫内膜状况，等待病理报告提示无异常时方可进行内膜准备和胚胎移植。

十三、临床特殊情况的思考和建议

随着生活和饮食习惯的改变，年轻患者中子宫内膜癌和子宫内膜不典型性增生患者日益增加，对这类患者保留生育功能治疗也日益成为临床关注的问题。本章已较为详细地论述了子宫内膜癌和不典型性增生保留生育功能治疗方式。但需注意很多此类患者同时合并代谢综合征、糖尿病，部分患者还可能肥胖、脂肪肝合并肝功能损伤。因此在启动药物治疗前应对患者进行全面充分评估，对高血压、糖尿病等血栓高危人群，可选用 LNG – IUS、GnRHa 等血栓风险较小的药物，如采用大剂量孕激素治疗，需采用阿司匹林等药物预防血栓形成。LNG – IUS、GnRHa 同样适用于肝功能不良患者。治疗过程中应对患者凝血功能、肝功能等进行监测，同时给予减重和控制饮食、锻炼的指导。

（修银玲）

第四节　卵巢上皮性肿瘤

卵巢上皮性肿瘤为最常见的卵巢肿瘤，占原发性卵巢肿瘤 50%～70%，占卵巢恶性肿瘤 85%～90%。多见于中老年妇女，很少发生在青春期前和婴幼儿。

传统认为，各类卵巢上皮性癌均起源于卵巢表面上皮，根据分化方向分为浆液性癌、黏液性癌及子宫内膜样癌等。但目前认为，卵巢上皮性癌的组织学起源具有多样性：卵巢高级别浆液性癌可能为输卵管上皮内癌形成后脱落种植于卵巢表面后发生，卵巢和腹膜高级别浆液性癌中同时发生输卵管癌的比例为 35%～78%，其中半数以上为输卵管伞端的原位癌，支持"输卵管起源学说"。低级别浆液性癌也可能由正常输卵管上皮脱落至卵巢表面、内陷形成包涵囊肿后再发生癌变，子宫内膜异位则可能是卵巢透明细胞癌、子宫内膜样癌、浆黏液性癌的组织学来源。但是，卵巢上皮性癌多途径起源的学说还有待更多证据的证实。

根据组织学和生物学行为特征，卵巢上皮性肿瘤分为良性、交界性和恶性。交界性肿瘤的镜下特征为上皮细胞增生活跃、无明显间质浸润，临床特征为生长缓慢、复发迟。

一、发病相关因素

病因尚不清楚，根据临床病理和分子遗传学特征，卵巢上皮性癌可分成 Ⅰ 型和 Ⅱ 型两类。Ⅰ 型肿瘤生长缓慢，临床上多为 Ⅰ 期，预后较好；组织学类型包括低级别浆液性癌、低级别子宫内膜样癌、黏液性癌及透明细胞癌等；以 KRAS、BRAF、PIK3CA、ERBB2、CTNNB1 及 PTEN 基因突变、高频微卫星不稳定性为分子遗传学特征。Ⅱ 型肿瘤生长迅速，临床上多表现为进展期，预后不良；组织学类型主要为高级别浆液性癌和高级别子宫内膜样癌，以 p53 基因突变为主要分子遗传学特征。

有 10% ～15% 的卵巢癌患者可检测到 BRCA1 或 BRCA2 基因的胚系突变，而高级别浆液性癌者携带的突变比例更高。携带 BRCA1 或 BRCA2 基因胚系突变妇女的卵巢癌的终身发病风险分别为 39% ～46% 和 12% ～20%，乳腺癌发病风险为 65% ～74%，被称为遗传性乳腺癌－卵巢癌综合征。

二、病理

卵巢上皮性肿瘤组织学类型主要如下。

1. 浆液性肿瘤

（1）浆液性囊腺瘤：占卵巢良性肿瘤的 25%。多为单侧，囊性，直径 >1 cm，表面光滑，壁薄，囊内充满淡黄色清亮液体。镜下见囊壁为纤维结缔组织，内衬浆液性单层柱状上皮。当肿瘤上皮间质成分占优势时，称为腺纤维瘤。

（2）交界性浆液性肿瘤：双侧多见，多为囊性，直径常 >1 cm，囊内壁至少局部呈乳头状生长，少许病例可为卵巢表面乳头。镜下见逐级分支的乳头，浆液性上皮复层化，细胞核有异型，核分裂少见。预后良好。但若在镜下见到以细长无分支的乳头为特征的微乳头变异，则预后较差，与低级别浆液性癌相似。

（3）浆液性癌：占卵巢癌的 75%。多为双侧，体积常较大，可为囊性、多房、囊实性或实性。实性区切面灰白色，质脆，多有出血、坏死。囊内充满质脆乳头，内液清亮、浑浊或血性液体。根据细胞核分级以及核分裂计数，可分为高级别和低级别浆液性癌两类。高级别癌为最常见的组织学类型，约占卵巢癌的 70%。镜下以伴裂隙样空腔的实性生长为主，也可形成乳头、筛孔等结构。细胞核级别高，核分裂象常见（>12 个/10 个高倍视野）。预后极差。低级别浆液性癌约为高级别浆液性癌的 5%，以伴间质浸润的乳头状生长为主，细胞核级别低，核分裂象 <12 个/10 个高倍视野（常 <5 个/10 个高倍视野）。预后远好于高级别癌。

2. 黏液性肿瘤

（1）黏液性囊腺瘤：占卵巢良性肿瘤的 20%、黏液性肿瘤的 80%。多为单侧，圆形或卵圆形，体积较大，表面光滑，灰白色。切面常为多房，囊腔内充满胶冻样黏液，囊内很少有乳头生长。镜下见囊壁为纤维结缔组织，内衬单层黏液柱状上皮；可见杯状细胞及嗜银细胞。

（2）黏液性交界性肿瘤：一般较大，几乎均为单侧，瘤体较大，通常直径 >10 cm，表面光滑，切面常为多房或海绵状，囊壁增厚，可有细小、质软乳头形成。镜下见胃肠型细胞复层排列，细胞有异型，可形成绒毛状或纤细丝状乳头。

（3）黏液性癌：绝大多数为转移性癌，卵巢原发性黏液癌并不常见，占卵巢癌的 3%～4%。瘤体巨大（中位 18～22 cm），单侧，表面光滑，切面多房或实性，可有出血、坏死。镜下见异型黏液性上皮排列成腺管状或乳头状，出现融合性或毁损性间质浸润。

（4）腹膜假黏液瘤（pseudomyxoma peritonei，PMP）：几乎均继发于低级别阑尾黏液肿瘤或高分化黏液癌，继发于其他胃肠道肿瘤或卵巢黏液性肿瘤者极为罕见。以盆腔和（或）腹腔内见丰富的胶冻样黏液团块为特征。多限于腹膜表面生长，一般不浸润脏器实质，镜下以大量黏液内见少许轻中度异型的黏液性上皮为特征。

3. 子宫内膜样肿瘤　良性肿瘤较少见，多为单房，表面光滑，囊壁衬以单层柱状上皮，似正常子宫内膜，间质内可有含铁血黄素的吞噬细胞。交界性肿瘤也很少见。子宫内膜样癌占卵巢癌的 10%～

15%。肿瘤多为单侧，较大（平均直径15 cm），切面囊性或实性，有乳头生长，囊液多为血性。镜下特点与子宫内膜癌极相似，多为高分化腺癌，常伴鳞状分化。

三、治疗

1. 卵巢良性肿瘤　根据患者年龄、生育要求及对侧卵巢情况，决定手术范围。年轻、单侧肿瘤行患侧卵巢肿瘤剔除或卵巢切除术，双侧肿瘤应行肿瘤剔除术，绝经后妇女可行子宫及双侧附件切除术。术中应剖检肿瘤，必要时做冰冻切片组织学检查。术中尽可能防止肿瘤破裂，避免瘤细胞种植于腹腔。巨大良性囊性肿瘤可穿刺放液，待体积缩小后取出，但穿刺前须保护穿刺周围组织，以防被囊液污染。放液速度应缓慢，以免腹压骤降发生休克。

2. 卵巢癌　初次治疗原则是手术为主，辅以化疗、放疗等综合治疗。

（1）手术治疗：是治疗卵巢癌的主要手段。初次手术的彻底性与预后密切相关。早期患者应行全面手术分期，包括：经腹手术应有足够大的腹部正中直切口；腹腔积液或腹腔冲洗液细胞学检查；全面探查腹膜和腹腔脏器表面，活检和（或）切除任何可疑病灶；正常腹膜随机盲检，如右结肠旁沟、子宫直肠陷凹等部位；全子宫和双附件切除；结肠下网膜切除；选择性盆腔淋巴结切除及腹主动脉旁淋巴结取样；黏液性肿瘤者应行阑尾切除。

对于年轻、希望保留生育功能的早期患者需考虑其生育问题。手术方式为全面手术分期的基础上行患侧附件切除（适用于ⅠA和ⅠC期患者）或双侧附件切除（适用于ⅠB期患者）。术前应充分知情同意。

晚期患者行肿瘤细胞减灭术，也称减瘤术，手术的目的是尽可能切除所有原发灶和转移灶，使残余肿瘤病灶达到最小，必要时可切除部分肠管、膀胱、脾脏等脏器。若最大残余灶直径小于1 cm，称满意或理想的肿瘤细胞减灭术。对于经评估无法达到满意肿瘤细胞减灭术的ⅢC、Ⅳ期患者，在获得明确的细胞学或组织学诊断后可先行最多3个疗程的新辅助化疗，再行中间型减瘤术，手术后继续化疗。

（2）化学药物治疗：上皮性癌对化疗敏感，即使已有广泛转移也能取得一定疗效。除经过全面分期手术的ⅠA和ⅠB期、黏液性癌或低级别浆液性癌和子宫内膜样癌不需化疗外，其他患者均需化疗。化疗主要用于：①初次手术后辅助化疗，以杀灭残余癌灶、控制复发，以缓解症状、延长生存期。②新辅助化疗使肿瘤缩小，为达到满意手术创造条件。③作为不能耐受手术者主要治疗，但较少应用。

常用化疗药物有顺铂、卡铂、紫杉醇、环磷酰胺等。多采用以铂类为基础的联合化疗（表4-2），其中铂类联合紫杉醇为"金标准"一线化疗方案。老年患者可用卡铂或紫杉醇单药化疗。卵巢原发性黏液癌患者也可选择氟尿嘧啶+四氢叶酸+奥沙利铂或卡培他滨+奥沙利铂联合化疗。一般采用静脉化疗，对于初次手术达到满意的患者也可采用静脉腹腔联合化疗。早期患者3~6个疗程，晚期患者6~8个疗程，疗程间隔一般为3周，紫杉醇可采用间隔1周给药。

（3）靶向治疗：作为辅助治疗手段，如血管内皮生长因子（VEGF）抑制剂贝伐单抗可用于初次化疗的联合用药和维持治疗。

（4）放射治疗：其治疗价值有限。对于复发患者可选用姑息性局部放疗。

表 4 − 2 卵巢癌常用化疗方案

静脉化疗方案（适用于 Ⅱ ~ Ⅳ 期）

紫杉醇 175 mg/m²，>3 小时静滴；卡铂（AUC 5 ~ 6），>1 小时静滴，疗程间隔 3 周

紫杉醇 80 mg/m²，>1 小时静滴，间隔 1 周（第 1，8，15 日）；卡铂（AUC 5 ~ 6），>1 小时静滴，疗程间隔 3 周

紫杉醇 60 mg/m²，>1 小时静滴，卡铂（AUC 2），>30 分静滴，疗程间隔 1 周，共 18 周

卡铂（AUC 5）+ 脂质体阿霉素 30 mg/m²，疗程间隔 4 周

多西紫杉醇 60 ~ 75 mg/m²，>1 小时静滴；卡铂（AUC 5 ~ 6），>1 小时静滴，疗程间隔 3 周

紫杉醇 135 mg/m²，>24 小时静滴；顺铂 75 mg/m²，>6 小时静滴，疗程间隔 3 周

紫杉醇 175 mg/m²，>3 小时静滴；卡铂（AUC 5 ~ 6），>1 小时静滴；贝伐单抗 7.5 mg/kg，静滴 30 ~ 90 分钟，疗程间隔 3 周，共 5 ~ 6 周。后继续贝伐单抗 12 疗程

紫杉醇 175 mg/m²，>3 小时静滴；卡铂（AUC 6），>1 小时静滴，疗程间隔 3 周，共 6 疗程；第二疗程第一日贝伐单抗 15 mg/kg，静滴 30 ~ 90 分钟，疗程间隔 3 周，共 22 疗程

静脉腹腔联合化疗方案（适用于理想肿瘤细胞减灭术的 Ⅱ ~ Ⅲ 期患者）

紫杉醇 135 mg/m²，>24 小时静滴，第 1 日；顺铂 75 ~ 100 mg/m²，第 2 日腹腔注射；紫杉醇 60 mg/m²，第 8 日腹腔注射，疗程间隔 3 周

注：AUC（area under the curve）指曲线下面积，根据患者的肌酐清除率计算卡铂剂量。

3. 交界性肿瘤　主要采用手术治疗。对于无生育要求的患者，手术方法基本参照卵巢癌，但临床 Ⅰ 期的患者经仔细探查后可不行后腹膜淋巴结切除术。交界性肿瘤预后较好，即使有卵巢外肿瘤种植，也可行保留生育功能手术。术后一般不选择辅助性化疗，只有对卵巢外浸润性种植者才考虑化疗。

4. 复发性癌　一经复发，预后很差，选择治疗时应优先考虑患者的生活质量。手术治疗的作用有限，应仔细、全面评估后实施。主要用于：①解除并发症。②铂敏感复发、孤立复发灶。化疗是主要的治疗手段，药物的选择应根据一线化疗的方案、疗效、毒副反应及肿瘤复发时间综合考虑，可按以下原则选择方案：①一线化疗不含铂类者，选择铂类为主的联合化疗。②一线化疗为铂类药物，化疗结束至肿瘤复发时间（无铂间隔）>6 个月者可再选择以铂类为主的联合化疗；无铂间隔 <6 个月或一线化疗未达完全缓解者，应选用二线药物，如吉西他滨、脂质体阿霉素、拓扑替康、依托泊苷等。③选择靶向治疗，如聚二磷酸腺苷核糖聚合酶（PARP）抑制剂可用于 BRCA1/BRCA2 基因突变的铂敏感复发二线化疗的维持治疗。

（郑雅萍）

第五节　卵巢非上皮性肿瘤

常见的卵巢非上皮性肿瘤为生殖细胞肿瘤和性索间质肿瘤，两者有各自的肿瘤起源、生物学特性和临床特点。

一、卵巢生殖细胞肿瘤

卵巢生殖细胞肿瘤为来源于原始生殖细胞的一组肿瘤，卵巢肿瘤占 20% ~ 40%。多发生于年轻妇女及幼女，青春期前患者占 60% ~ 90%，绝经后患者仅占 4%。除成熟畸胎瘤等少数组织类型外，大多类型为恶性肿瘤。

（一）病理

1. 畸胎瘤 为最常见的生殖细胞肿瘤，由多胚层组织构成，偶见只含一个胚层成分。肿瘤多数成熟、囊性，少数未成熟、实性。肿瘤的良、恶性及恶性程度取决于组织分化程度。

（1）成熟畸胎瘤：又称为皮样囊肿，为良性肿瘤，占卵巢肿瘤的 10% ~ 20%、生殖细胞肿瘤的 85% ~ 97%、卵巢畸胎瘤的 95% 以上。可发生于任何年龄，以 20 ~ 40 岁居多。多为单侧，双侧占 10% ~ 17%。中等大小，呈圆形或卵圆形，壁光滑、质韧。多为单房，腔内充满油脂和毛发，有时可见牙齿或骨质。囊壁内层为复层鳞状上皮，囊壁常见小丘样隆起向腔内突出，称为"头节"。肿瘤可含外、中、内胚层组织。偶见向单一胚层分化，形成高度特异性畸胎瘤，如卵巢甲状腺肿，分泌甲状腺激素，可出现甲亢症状。成熟囊性畸胎瘤恶变率 2% ~ 4%，多见于绝经后妇女；"头节"的上皮细胞易恶变，形成鳞状细胞癌，预后差。

（2）未成熟畸胎瘤：为恶性肿瘤，占卵巢畸胎瘤的 1% ~ 3%。多见于年轻患者，平均年龄 11 ~ 19 岁。肿瘤多为实性，可有囊性区域。含 2 ~ 3 胚层，由分化程度不同的未成熟胚胎组织构成，主要为原始神经组织。肿瘤恶性程度根据未成熟组织所占比例、分化程度及神经上皮含量而定。该肿瘤复发及转移率均高，但复发后再次手术可见到未成熟肿瘤组织向成熟转化，即恶性程度逆转现象，这是其独有的特征。

2. 无性细胞瘤 为恶性肿瘤，占卵巢恶性肿瘤的 1% ~ 2%。好发于青春期及生育期妇女。中度恶性，单侧居多，右侧多于左侧。肿瘤为圆形或椭圆形，中等大，实性，触之如橡皮样。表面光滑或呈分叶状，切面淡棕色。镜下见圆形或多角形大细胞，细胞核大，胞质丰富，瘤细胞呈片状或条索状排列，有少量纤维组织相隔，间质中常有淋巴细胞浸润。对放疗敏感。

3. 卵黄囊瘤 为恶性肿瘤，较罕见，占卵巢恶性肿瘤的 1%。来源于胚外结构卵黄囊，其组织结构与大鼠胎盘的内胚窦特殊血管周围结构（Schiller – Duval 小体）相似，又名内胚窦瘤。常见于儿童及年轻妇女。多为单侧，较大，圆形或卵圆形。切面部分囊性，组织质脆，多有出血坏死区，呈灰红或灰黄色，易破裂。镜下见疏松网状和内皮窦样结构。瘤细胞扁平、立方柱状或多角形，分泌甲胎蛋白（AFP），故患者血清 AFP 升高，是诊断及病情监测的肿瘤标志物。恶性程度高，生长迅速，易早期转移，但该肿瘤对化疗十分敏感，现经手术及联合化疗，生存期明显延长。

（二）治疗

1. 良性生殖细胞肿瘤 单侧肿瘤应行卵巢肿瘤剔除术或患侧附件切除术，双侧肿瘤者应行双侧卵巢肿瘤剔除术。绝经后妇女可考虑行全子宫及双侧附件切除术。

2. 恶性生殖细胞肿瘤

（1）手术治疗：对于无生育要求的患者，建议行全面分期手术。对年轻并希望保留生育功能者，无论期别早晚，均可行保留生育功能手术。若患者为儿童或青春期少女，可不进行全面分期手术。对复发者仍主张积极手术。

（2）化学药物治疗：除 I 期无性细胞瘤和 I 期 G_1 的未成熟畸胎瘤外，其他患者均需化疗。常用的化疗方案为 BEP，但各家报道的具体用法略有不同，国际妇产科联盟（FIGO）癌症报告（2015 年）推荐的用法见表 4 – 3。在考虑使用博来霉素前，应给予肺功能检查。

表4-3　卵巢恶性生殖细胞肿瘤常用化疗方案

方案	用法
BEP方案	依托泊苷100 mg/（m² · d），静滴，第1~5日，间隔3周
	顺铂20 mg/（m² · d），静滴，第1~5日，间隔3周
	博来霉素30 000IU/d，静滴或肌内注射，分别在1，8，15日，共12周
	低危患者共3个周期，中、高危患者共4个周期
EP方案	卡铂400 mg/m²，第1日
	依托泊苷120 mg/m²，静滴，第1、2、3日
	每4周一次，共3~4个周期

（3）放疗：无性细胞瘤对放疗敏感，但放疗会破坏患者卵巢功能，故已极少应用，仅用于治疗复发的无性细胞瘤。

二、卵巢性索间质肿瘤

卵巢性索间质肿瘤来源于原始性腺中的性索和间质组织，占卵巢肿瘤的5%~8%。由性索演化形成的肿瘤为颗粒细胞瘤或支持细胞瘤，由间质演化形成的肿瘤为卵泡膜细胞瘤或间质细胞瘤。肿瘤可以由单一细胞构成，也可由不同细胞混合构成。此类肿瘤常有内分泌功能，故又称为卵巢功能性肿瘤。

（一）病理

1. 颗粒细胞-间质细胞瘤　由性索的颗粒细胞及间质的衍生成分如成纤维细胞及卵泡膜细胞组成。

（1）颗粒细胞瘤：分为成人型和幼年型两种病理类型。

成人型颗粒细胞瘤占卵巢肿瘤的1%，占颗粒细胞瘤的95%，为低度恶性肿瘤，可发生于任何年龄，高峰为45~55岁。肿瘤能分泌雌激素，青春期前患者可出现性早熟，生育年龄患者出现月经紊乱，绝经后患者则有不规则阴道流血，常合并子宫内膜增生，甚至子宫内膜癌，肿瘤多为单侧，圆形或椭圆形，呈分叶状，表面光滑，实性或部分囊性；切面组织脆而软，伴出血坏死灶。镜下见颗粒细胞环绕成小圆形囊腔，菊花样排列、中心含嗜伊红物质及核碎片（Call-Exner小体），瘤细胞呈小多边形，偶呈圆形或圆柱形，胞质嗜淡伊红或中性，细胞膜界限不清，核圆，核膜清楚。预后较好，5年生存率达80%以上，但有晚期复发倾向。

幼年型颗粒细胞瘤罕见，仅占颗粒细胞瘤的5%。主要发生在青少年中，98%为单侧。多数患者在初诊时为早期，肿瘤局限于一侧卵巢，故预后良好。若肿瘤破裂、腹腔积液细胞学阳性或肿瘤生长突破卵巢，则术后复发风险较高。镜下见肿瘤呈卵泡样结构、结节或弥散状生长，肿瘤细胞胞质丰富，缺乏核纵沟，核分裂常见，明显的核异型占10%~15%。

（2）卵泡膜细胞瘤：常与颗粒细胞瘤同时存在，但也可为单一成分，多为良性。良性多为单侧，圆形、卵圆形或分叶状，表面被覆薄的有光泽的纤维包膜。切面为实性、灰白色。镜下见瘤细胞短梭形，胞质富含脂质，细胞交错排列呈旋涡状，瘤细胞团为结缔组织分隔。常合并子宫内膜增生甚至子宫内膜癌，恶性少见，预后比卵巢上皮性癌好。

（3）纤维瘤：占卵巢肿瘤的2%~5%，多见于中年妇女，单侧居多，中等大小，实性、坚硬，表面光滑或结节状，切面灰白色。镜下见由梭形瘤细胞组成，排列呈编织状。纤维瘤伴有腹腔积液和（或）胸腔积液者，称为梅格斯综合征，手术切除肿瘤后，胸腔积液、腹腔积液自行消失。

2. 支持细胞-间质细胞瘤　又称为睾丸母细胞瘤，罕见，多发生在40岁以下妇女中。单侧居多，通常较小，可局限在卵巢门区或皮质区，实性，表面光滑而滑润，有时呈分叶状，切面灰白色伴囊性变，囊内壁光滑，含血性浆液或黏液。镜下见不同分化程度的支持细胞及间质细胞。高分化者属良性，中低分化为恶性，占10%。可具有男性化作用，少数无内分泌功能者雌激素升高，5年生存率为70%~90%。

（二）治疗

1. 良性索间质肿瘤 单侧肿瘤应行卵巢肿瘤剔除术或患侧附件切除术，双侧肿瘤者应行双侧卵巢肿瘤剔除术。绝经后妇女可考虑行全子宫及双侧附件切除术。

2. 恶性性索间质肿瘤

（1）手术治疗：参照卵巢上皮性癌。ⅠA、ⅠC期有生育要求的患者，可实施保留生育能力手术，推荐全面分期手术；但对肉眼观察肿瘤局限于卵巢者，可考虑不进行淋巴结切除术。复发患者也可考虑手术。

（2）术后辅助治疗：Ⅰ期低危患者术后随访，不需辅助治疗；Ⅰ期高危患者（肿瘤破裂、G_3、肿瘤直径超过10~15 cm）术后可选择随访，也可选择化疗。Ⅱ~Ⅳ期患者术后应给予化疗，方案为铂类为基础的联合化疗，首选BEP或紫杉醇/卡铂方案。对局限型病灶可进行放疗。

（刘 霞）

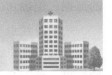

第五章　妇科内分泌疾病

第一节　功能失调性子宫出血

一、概述

功能失调性子宫出血（dysfunctional uterine bleeding，DUB）（以下简称功血）是由于调节生殖轴的神经内分泌机制失常所引起的异常子宫出血，而全身及内外生殖器官均无器质性病变。但这一名词在不同地区的含义略有不同，在文献报道中造成了一些混乱。在美国，功能失调性子宫出血通常等同于无排卵性出血。在欧洲，当过多的出血不是由于可证实的盆腔疾病、妊娠并发症或全身系统性疾病时，可以诊断为功能失调性子宫出血。功血可发生于月经初潮至绝经期间的任何年龄，但最常见于青春期和更年期，即生殖功能开始发育和衰退过程中两个神经内分泌系统波动大的阶段。少数发生于生殖期，如流产后，产后需要重新恢复排卵功能；也可因各种生活变动而发生异常出血。功血的发病率约占妇科门诊的10%。以无排卵型最为多见，占功血的80%～90%。该病的主要原因是：雌激素撤退性出血、雌激素突破性出血、孕激素撤退性出血。每种异常出血的子宫内膜具有不同于正常月经的组织学特征，应有针对性地选择不同的性激素方案治疗。现在临床常规以性激素治疗为主的实践模式在多年的应用中证明了其有效性，如通过系统的激素治疗仍然不能有效控制阴道出血，应该考虑并仔细排除病变是由器质性病变引起。大量的、规律性的出血可见于有排卵性月经周期。当无特异性的病理因素存在时，不能排除是子宫内膜组织调节功能紊乱所致。

（一）正常月经出血

正常月经中的内膜出血机制虽十分复杂，但总体仍在雌、孕激素有序而波动的控制下进行的。妇女月经初潮后每月的月经来潮标志了妇女具有生殖功能。每个月经周期，其过程包括卵泡发育，分泌雌激素，内膜增殖，排卵后形成黄体，继续分泌雌激素，增加分泌孕激素；若卵子未受精，内膜功能层在2～3天内脱落自宫腔内排出，一个生殖周期结束，表现为月经。经期通常为4～6天，但有不少妇女短有2天，长有7天。正常月经量为30 mL，多于80 mL将出现贫血。经血不凝，内膜不形成瘢痕。经血70%来自血管出血，5%来自细胞渗出，25%来自静脉破裂回流，除血液外约半数含有内膜组织碎片及组织液。月经的主要细胞成分为血管与基质。有多种细胞因子参与月经过程，其中，前列腺素（prostaglandin，PG）、内皮素（endothelin，ET）、溶酶体酶、基质金属蛋白酶（matrix metalloproteinases，MMPs）、溶解纤维蛋白系统都有广泛参与。Baitd等（1996）总结了PGs在月经中的作用：PGs在内膜及经血中浓度高；PGs 在内膜中合成与代谢受雌、孕激素的影响；在子宫内的 $PGF_{2\alpha}$ 引起月经和增强子宫收缩：$PGF_{2\alpha}$ 使血管收缩，而 PGI_2 使血管扩张；环氧化酶 -2（cyclooxygenase 2，COX -2）抑制剂减少经血量和抑制由于子宫收缩而产生的痛经，孕期抑制合成 PG。虽然月经与 PG 之间的联系已有很强的证据，但确切的性质仍不清楚。

一般月经量不需要精确计算，因为月经病的诊断和治疗多依据患者自己所提供的月经周期、经量和出血时间等信息，尽管患者的观察与实际出血量有很多的出入。月经周期中的出血是排卵前雌激素下降的结果，然而月经周期间的出血则经常是病理性因素所致。

（二）子宫内膜对雌、孕激素的反应

很显然，雌、孕激素撤退性出血并非甾体激素存在或作用引起的唯一的出血形式，还有雌激素撤退性出血、雌激素突破性出血以及孕激素撤退性和孕激素突破性出血等形式。雌激素撤退性出血见于双卵巢切除术后、成熟卵泡放射、卵巢去势雌激素治疗中断后等。月经间期出血（排卵期出血）往往是促进排卵后雌激素下降引起。雌激素突破性出血是相对小剂量的内、外源性雌激素引起。雌激素水平对子宫内膜刺激的出血量和出血类型有一定关系。相对小剂量的雌激素可引起长期间歇性淋漓出血，另外，大剂量雌激素和持续性应用将引起长时间闭经，而后会突发严重的出血。孕激素撤退性出血仅出现于已接受了内源性或外源性雌激素刺激的子宫内膜增生的基础上。如果雌激素继续治疗而孕激素撤退仍然会引起孕激素撤退性出血。如果雌激素水平增加 10~20 倍则孕激素撤退性出血将被延迟。孕激素突破性出血出现在雌、孕激素剂量比例明显异常时。如雌激素不足而孕激素继续治疗时将引起间断性出血，类似于小剂量雌激素突破性出血，此种类型出血多见于应用长效单纯孕激素避孕时，如左炔诺酮皮下埋植或长效甲羟黄体酮避孕针剂。

（三）无排卵型功血

绝大多数无排卵型功血都是雌激素突破或雌激素撤退性出血。最严重的出血常发生于高雌激素持续刺激相关的多囊卵巢综合征、肥胖、下丘脑—垂体—卵巢轴不成熟等的女性。在缺乏孕激素抑制子宫内膜生长和周期性子宫内膜脱落的情况下，子宫内膜异常增生的同时缺乏相应的组织结构的支持。子宫内膜组织血管密度异常增加，腺体呈现"背靠背"现象，而缺乏基质支持的基层，这种子宫内膜非常脆弱，可发生自发性浅表突破性出血。当一个出血灶愈合，而另一处会发生新的突破性出血。临床上典型的病例多数为青春期少女，其出血可持续数周而致严重贫血，也常发生于绝经过渡期妇女，常常因长期出血而担心自己罹患恶性肿瘤。存在这种出血时，子宫内膜的正常调节功能丧失，出血的并非全部子宫内膜，而是部分子宫内膜不定时和不同步的出血。流血过多和时间延长不仅仅是因为子宫内膜组织脱落较多，更重要的是组织不规则、突然的随机破损并伴有多血管通道的开放。血管失去节律性收缩，螺旋动脉缺乏紧密的卷曲和规则的萎缩，因此不能于子宫内膜脱落后自行止血。无排卵性子宫内膜组织仅能依赖于内源性雌激素的"修复"作用达到局部止血的目的。这是一个恶性循环，因为这种修复是暂时的，当某一出血被很快修复而另一部分的子宫内膜又发生新的突破性出血。

（四）有排卵型功血

有排卵型功血的病理、生理变化主要发生在子宫内膜局部，其发病机制为子宫内膜局部调控异常，包括局部不同种类前列腺素（PG）生成量的比例失衡或纤维蛋白溶解（纤溶）功能亢进。有排卵性的特发性的月经过多常常与子宫黏膜下肌瘤、肌腺症、内膜息肉混淆。

二、诊断

（一）临床表现

无排卵型功血患者的阴道流血症状有各种不同的临床表现。青春期功血多数于初潮后 3 年内发病。更年期功血发生在过渡期时，往往先有时间长短不等的闭经。育龄期妇女有可能出现有排卵型功血，往往症状较轻，以月经淋漓不尽为多，少有大出血。

（1）往往为完全没有周期规律的出血，表现为周期不规则，经期长短不一，血量多少不定，出血多时有大血块（表明出血速度较快），血色素可低至 30~40 g/L。当子宫内膜不是大片的完全脱落，而是区域性的坏死脱落时，出血时间延长，有时可长达数月。也可表现为停经数周或数月后发生出血量多、正常或减少，出血可持续数周；也有更年期妇女出现周期尚规律，而经期延长，经量增多、正常或减少。

（2）出血过多导致贫血时，可出现贫血的症状，如头晕、头昏、乏力、耳鸣、活动后气促、心悸、下肢轻度水肿、食欲减退、多梦或失眠等。

（3）在长期及过多的雌激素影响下，可出现盆腔充血，导致下腹坠胀、面部或四肢水肿、乳房胀痛、情绪波动，烦躁、多梦、失眠等。

（4）盆腔检查一般在正常范围，子宫可稍肥大，质较软。两侧有时可有轻度压痛，可有单侧或双侧卵巢囊性增大，部分患者可有男性毛发分布。

（二）辅助检查

1. 血液学检查

血常规可以正常，也可表现为各种程度的贫血。贫血程度对治疗方法的选择有重要意义。继发感染时白细胞和中性粒细胞会升高。必要时进行凝血机制方面的检查，包括凝血酶原时间、部分凝血活酶时间、血小板计数、出血时间、因子Ⅷ相关的因子测定等。肝、肾功能是筛查患者的常规手段，也是治疗用药的前提。

2. 基础体温测定

多数呈单相基础体温，也可以表现为不典型双相或黄体功能不足。基础体温测定不仅提供了诊断的依据，还对观察治疗效果和是否恢复排卵提供参考证据。

3. 激素测定

LH 或 FSH 相对过多，或 LH/FSH 比例不协调，雌激素偏低，相当于处在卵泡期的雌激素水平，孕激素水平低，睾酮（T）水平相对高。也要注意测定 HCG、催乳素（PRL）的水平，应该常规检测甲状腺功能。

4. 阴道脱落细胞涂片检查

雌激素水平可以轻度降低，或正常，或升高。致密核表层细胞占 15% 以上。

5. 宫颈黏液涂片

可见不同等级的羊齿状结晶。年轻患者无性生活史时不宜采样。

6. 诊断性刮宫

青春期功血经药物治疗无效者可考虑诊刮，更年期功血应首选诊刮，以明确是否为内膜病变引起的出血。子宫内膜检查，增殖期可见单纯增生，偶可见复合增生或不典型增生。刮宫不仅有助于诊断，同时有止血作用。刮宫时必须全面搔刮整个宫腔，注意宫腔大小、形态，宫壁是否平滑，刮出物的性质和量，以排除子宫内膜病变。

7. 宫腔镜检查

在宫腔镜的直视下选择病变区进行活检，较盲目取内膜的诊断价值更高，尤其可排除早期宫腔病变，如子宫内膜息肉、子宫黏膜下肌瘤、子宫内膜癌等。

8. B超显像

了解有无引起子宫出血的其他参与因素，如子宫肌瘤、子宫内膜息肉、卵巢肿瘤等。同时应用影像学检查可以确定子宫内膜的厚度，为制订治疗方案和监测治疗效果提供依据和基础对照值。

（三）诊断过程

功血的诊断必须以其定义为基础。急诊患者，根据病史、体检采用排除法诊断，在随诊中确诊。非急诊患者，直接诊断，即确定患者有生殖内分泌轴的调节异常，同时排除其他器质性病变。

确认为青春期功血的患者对内分泌治疗有效。对"顽固性"子宫出血者，尤其是按功血治疗效果差者，不宜盲目行激素治疗或手术治疗，必须明确诊断。青春期异常子宫出血虽以功血为多，约占95%，但也应考虑生殖器结核、异常妊娠、血液病或恶性肿瘤的可能。更年期功血首次诊断应确认卵巢、子宫内膜正常，再次复发时，可以考虑直接进行内分泌治疗。

1. 详细询问病史

常规病史中尤其注意初潮年龄、月经史、发病年龄、发病情况、可能诱因及性激素治疗情况，伴发其他疾病或疾病史，如有无甲状腺、肾上腺、肝脏与血液病等及其治疗史。应注意了解患者的月经异常情况，有无放置宫内节育器，以及可能引起阴道出血的全身疾病和生殖器疾病病史。

2. 全面体格检查

注意全身发育营养及精神状况，有无贫血、肥胖与多毛，有无泌乳、肝脾大及出血倾向，应行常规妇科检查，以排除全身性疾病及生殖器器质性病变。对于未婚少女，可优先选择腹部 B 超进行检查，以排除生殖器官器质性病变。

3. 选择适宜和灵敏的临床诊断方法

（1）超声：由于其具有无创伤和可重复性，可对子宫内膜厚度进行测量及动态观察，可了解生殖器官状况，对功血的诊断和鉴别诊断很有帮助。

（2）诊断性刮宫和宫腔镜：无性生活史的青春期功血患者，仅对出血过多而药物治疗无效或可疑宫内病变者时，进行诊断性刮宫和宫腔镜检查。诊断性刮宫可了解是否有内膜病变和卵巢功能状态，并能直接有效地止血。宫腔镜可在直视下选点取材，发现宫腔内微小病变，减少误诊。但必须强调，诊刮和宫腔镜检查仅在必要时进行。

4. 卵巢功能状态的判断

卵巢功能测定（BBT）是功血诊断中最常采用的简单易行的方法之一，结合其他监测指标可作为功血分型、观察疗效以及指导治疗的最简单易行的手段。动态观察阴道脱落细胞涂片，可了解体内雌激素生物活性。性激素测定结合 BBT 可以动态反映体内生殖内分泌状态和卵巢功能，在激素治疗前或在BBT 指导下采血，测定 FSH、LH、PRL、E_2、P、T 水平，可鉴别功血类型、多囊卵巢综合征（PCOS）和高 PRL 血症及其他发病原因，从而指导临床，制订治疗方案，使治疗更具有针对性。

（四）鉴别诊断

子宫出血最常见的原因是妊娠和妊娠相关的疾病，如异位妊娠和自然流产。诊断时总是首先考虑这类问题，因为正常月经突然变得不正常多为妊娠或妊娠并发症。患者也有可能没有意识到自己应用过某些影响了子宫内膜的药物，如人参具有雌激素活性而引起异常子宫出血。生殖道的病变，如内膜息肉、宫颈病变、平滑肌瘤和感染也会有出血的表现。各种避孕方法和绝经后激素治疗也会引起出血，但要注意排除器质性病变。甲状腺功能亢进和低下时，月经不调常为首发症状。不规则和严重的出血经常与器官严重的疾病相关，如肝、肾衰竭。最后应该仔细检查有无生殖道损伤和异物等。值得注意的是，虽然青春期功能失调性出血最常见的是无排卵性，但仍有 20% 的少女是由于出血性疾病引起。妊娠并发症如先兆流产、不全流产、难免流产、异位妊娠、滋养细胞疾病、胎盘息肉、胎盘部位的复旧不全等；生殖系统其他疾病如恶性肿瘤（来源于子宫内膜、宫颈、阴道、外阴、输卵管的恶性肿瘤、卵巢的颗粒细胞肿瘤等）；感染（子宫内膜炎、输卵管炎等）和其他良性盆腔疾病（阴道损伤、严重的阴道炎、异物、宫颈息肉、黏膜下肌瘤、肌腺症、内膜异位症、内膜息肉、盆腔动静脉瘘等）。任何情况下，凡是育龄妇女发生的出血，应该保持警惕并首先排除与妊娠相关的疾病。出血常继发于凝血机制障碍，其特点是周期规则、经量过多，促进血凝的治疗常常有效。

医源性异常子宫出血包括性激素、下丘脑抑制剂、洋地黄类药物、苯妥英钠、抗凝剂等的应用和宫内节育器的放置等。

可引起异常子宫出血的全身性疾病有甲状腺功能减退症、肝硬化、肾脏疾病、血液系统疾病等。某些甲状腺功能减退患者雌二醇、黄体生成素水平低于正常，可并发不排卵。肝硬化时性激素代谢降低，性激素结合球蛋白减少，导致体内游离雌激素增加，而孕激素因与肾上腺皮质结合球蛋白结合而影响不大，导致雌激素过度刺激而发生内膜出血。肾脏疾病尤其是肾功能衰竭时，血小板功能较差，容易被破坏，在酸中毒时毛细血管脆性增加，红细胞生成素减少，红细胞寿命缩短造成患者必有贫血，综合原因使患者容易发生子宫异常出血。

异常子宫出血尤其是经药物治疗无效者，必须首先排除血液系统疾病。血液系统疾病包括血管壁异常、血小板数量和（或）功能异常、凝血功能障碍（包括各型血友病在内的各种凝血因子缺乏症）。部分凝血机制异常可能以异常子宫出血为首发症状。值得一提的是，血液病的发病率远高于妇产科医师的想象，应予以足够的重视。

三、治疗

治疗原则：止血，调整周期，减少经量，纠正贫血。

由于青春期功血患者有可能无月经经验，再加上羞怯心理，往往就诊延迟，造成了严重的贫血状态，影响了学习和生活，带来了巨大的精神压力。因此，正确及时的治疗尤为重要。青春期功血诊断一旦确立，治疗一般包括止血、调整周期并促排卵。更年期功血治疗原则为止血和调整周期，一般无促排卵的要求。

（一）止血

青春期功血的急性期止血主要是用性激素，输血及对症促凝，止血药物仅作为支持和辅助治疗。更年期功血首选刮宫，达到诊断和治疗的目的。

1. 性激素止血

性激素类药非一般止血药。功血是由神经内分泌失调引起卵巢功能异常所致，所以用性激素治疗有特效。性激素的使用目前有两种主张：

（1）子宫内膜脱落止血法：又称为"药物性刮宫"。功血多数为无排卵性功血，缺乏孕激素，子宫内膜长期受雌激素刺激而无孕激素的拮抗，呈持续增生或增生过长，无分泌期改变。因此，认为青春期功血的内分泌失调在于缺乏孕激素，所以用孕激素是最合理的。用孕激素可使内膜转化为分泌相，停孕激素后功能层内膜可完整剥离，然后在自身的雌激素影响下修复而出血停止，达到止血的目的。

药物性刮宫最常用天然黄体酮，具体用法是 20~40 mg，每天 1 次，共 5~7 天，肌内注射。其他药物也可应用，如左炔诺酮、醋酸甲羟黄体酮等，人工合成孕激素往往具有孕激素及弱雄激素作用，可使内膜迅速转变为分泌相，剂量大、时间长可使内膜萎缩，更适合更年期功血。

用药期间需注意：患者的血色素需大于 80 g/L；撤退出血的第 1 天为下一周期的第一天，不应将撤退出血视为治疗无效而反复使用孕激素造成反复出血；停药后一般 1~3 天即有撤退性出血，一般撤退出血共 7 天，有时少量出血延长 2~3 天，如出血不能按时终止，需分析其原因。

激素治疗时也可加用雄激素以减少出血量。青春期功血一般不用雄激素治疗。孕激素撤退同时给予丙酸睾丸 25 mg 肌内注射，每天 1 次，连用 3~5 天。也可以用甲睾酮 5 mg，每天 1 次。其作用机制可能是雄激素拮抗雌激素的作用，并能使子宫及血管平滑肌张力增强，减轻盆腔充血而利于子宫收缩，协助止血。

（2）子宫内膜生长修复法：该法是应用雌激素，目的在于使内膜生长修复而止血。有研究认为，雌激素还可通过提高纤维蛋白原水平，增加凝血因子，促进血小板聚集及降低毛细血管通透性而起作用。发生点滴状阴道出血常与雌激素刺激不足有关，如果 B 超提示内膜薄，说明子宫内膜存在得很少，因而无充分的内膜组织对孕激素产生反应，孕激素治疗的效果并不理想，更适合应用雌激素治疗。

此法适用于血色素小于 60 g/L 或一般情况差，已不能再承受继续阴道出血者。可以选择肌内注射的苯甲酸雌二醇。首次剂量 2 mg，肌内注射，观察 4 小时，如出血停止或明显减少，继续观察至 6 小时、8 小时，乃至 12 小时，必要时再给予 2 mg，肌内注射。以后则按此间隔重复 2 mg。若第一次用药 4 小时出血量无明显减少，则再用 2 mg。每日最大量一般不超过 12 mg，原则是尽量用最少的剂量达到最佳的止血效果。出血控制 3 天后开始减量，减量中注意避免发生撤退性出血，通常每 3 天以 1/3 递减。当血色素增加至 100 g/L 以上时，即可考虑孕激素撤退。

雌激素治疗目的在于及时止血，争取时间恢复贫血，所以同时应积极辅助治疗，纠正贫血。最终都要通过一次月经样出血达到止血。

也可以用大剂量妊马雌酮治疗。使用结合雌激素 0.6 mg/（kg·d），静脉注射 2~7 天。全部患者在用药后 6 小时内出血时间缩短，最佳作用见于用药第 5~7 天，效用持续 10~14 天，最大剂量达 60 mg/d。目前国外用量一般为 25 mg，每 4 小时 1 次，直到出血减少或用至 24 小时。如果出血很少，接着用小剂量雌激素（妊马雌酮 1.25 mg 或雌二醇 2.0 mg，每日 1 次，共 7~10 天）；如果出血仍较多，需加大雌激素用量，妊马雌酮 1.25 mg 或雌二醇 2.0 mg，24 小时内每 4 小时 1 次，24 小时以后每日 1 次，用 7~10 天。所有雌激素治疗后还需要孕激素治疗。

国内报道，用妊马雌酮 25 mg，静脉注射，一次即有迅速止血效果。如仍未止血，6 小时后可重复用药 1 次，一般用药不超过 2 次。血止后给予调整周期治疗。

（3）雌激素加大量孕激素治疗：对于用苯甲酸雌二醇 2 mg，每 4 小时 1 次，用 3 天以上，出血仍无明显减少的患者，表明每天 12 mg 苯甲酸雌二醇仍不能使宫内膜创面完全愈合而彻底血止，这时给予大量孕激素，可使创面血管末端收缩，将增殖期的子宫内膜迅速转化为分泌期并加以萎缩。子宫内膜出血机制中，雌、孕激素调节着血管的功能和结构，在雌激素存在的情况下，孕激素在子宫内膜止血中起着重要的作用。给予黄体酮20 mg肌内注射，每天2次，约10天，同时苯甲酸雌二醇逐渐减量，每3天减量1/3，同时积极给予提高血红蛋白的辅助治疗，当血红蛋白升到90~100 g/L，停药后即可出现撤退性出血。临床应用中初步资料显示，停雌激素时内膜不厚，出血量并不多。如果出血量不多，也可以服用避孕药，去氧孕烯炔雌醇片（妈富隆）或者复方孕二烯酮片（敏定偶）等，每天2~3片，利用其所含的雌激素和孕激素进行止血，应用2~3周停药。

2. 其他止血法

（1）前列腺素合成酶抑制剂：前列腺素在功血患者的发病机制中占有重要的地位。任何因素导致PG代谢失调，使血管舒张的PG增加或血管收缩的PG减少，都有可能影响功血的发生。PG的广泛深入研究给功血带来了新的疗法，即选择性地影响子宫内膜的合成PG，刺激$PGF_{2\alpha}$合成或减少PGE_2的合成，以重建$PGE_2/PGF_{2\alpha}$的正常比值。虽然目前使用的前列腺素合成酶抑制剂并不能选择性抑制某种PG的合成，但临床应用有效，其确切机制尚有待研究。目前常用的制剂有：甲芬那酸、萘普生等。

（2）一般止血剂：如维生素C与维生素K、酚磺乙胺、卡巴可洛等。根据出血量的多少，口服或注射均可。

酚磺乙胺能增加血小板生成，并增强其聚集和黏附力，促使凝血活性物质释放，缩短凝血时间，还可增强毛细血管的抵抗力，减少血液渗出。用法：口服，0.5~1 g，每天3次；肌内注射或静注，0.25~0.5 g，每8~12小时1次；静滴，2.5~5 g/次，用5%葡萄糖注射液500 mL稀释后滴注，每分钟不超过5 mg。

卡巴可洛主要作用是增强毛细血管的抵抗力，减少其通透性，使断裂的毛细血管回缩，而不影响凝血过程。用法：口服，2.5~5 mg，每天3次；肌内注射，5~10 mg，每8~12小时1次，严重时10~30 mg，每2~4小时1次。

醋酸去氨加压素（desmopressin acetate），又称DDAVP（1-deamino-8-D-arginine vasopressin），是一种合成的非肽类精氨酸加压素类似物，静脉用50 mL生理盐水配0.3 μg/（kg·d）的DDAVP在15~30分钟输完，可在90~120分钟使凝血因子Ⅷ上升至最高水平而显效。因此可用于治疗血管病，也包括无血液病的异常子宫出血。

（3）抗纤溶酶药物：常用的有6-氨基己酸、氨甲苯酸等。

6-氨基己酸：又名氨基己酸。作用机制是抑制纤溶酶原的激活，阻碍纤溶酶原转变为纤溶酶，从而抑制纤维蛋白的溶解，起到止血的目的。高浓度时，对纤溶酶还有直接抑制作用。用法：静滴，初用量4~6 g，溶于100 mL生理盐水或5%~10%葡萄糖注射液或林格液内，15~30分钟滴完。维持量1 g/h，滴注12~24小时或更久，直至出血停止。不可静脉推注。口服：2 g，每天3~4次，依病情服用7~10天。

氨甲苯酸：又名止血芳酸、对羧基苄胺、抗血纤溶芳酸。具有抗纤维蛋白溶解作用，其作用机制与氨基己酸相同，作用较之强4~5倍。用法：静注或静滴，每次100~200 mg，以5%葡萄糖注射液或0.9%氯化钠注射液稀释后应用，每日总量不超过600 mg。口服，250~500 mg，每天2~3次，每日最大量2 g。

（4）中成药或中药止血：常用的有云南白药或三七粉1.5~3 g，或血竭1.5 g，每日1~2次冲服，能散瘀止血。其他如血见愁、仙鹤草、旱莲草各30 g，水煎服，每日2~3次，亦可用仙鹤草注射液10 mg肌内注射，每日1~2次。别的有效的止血中药也可采用。

（5）GnRHa治疗：GnRHa治疗可以达到快速止血的目的，针对并发肾功能衰竭或出血性疾病的患者。GnRHa 疗法对于器官移植（特别是肝移植）后月经过多是一种很好的疗法，因为这种月经过多由于免疫抑制药物的毒性作用而使性激素治疗难以发挥作用。然而，由于 GnRHa 的价格昂贵和长期应用的不良反应而限制了临床应用。如果长期应用该疗法，推荐应用反向添加治疗（add-back therapy），即每日应用小剂量的雌激素减轻不良反应和防止骨丢失。

3. 纠正贫血

此类患者多数为失血性缺铁性贫血，需补充铁剂。贫血轻者可口服铁剂如硫酸亚铁、枸橼酸铁或富马酸亚铁，与维生素 C 和胃蛋白酶同服疗效较好。有些患者因胃肠道反应不能接受。胃肠道不能耐受或口服无效者，可注射右旋糖酐铁 50 mg，每日一次，血红蛋白上升较快。缺铁性贫血患者，经治疗血色素正常后还需继续使用补铁剂治疗 6 个月。血红蛋白低于 50 g/L 时，应考虑输血治疗，避免大脑、下丘脑及垂体缺血过久。

4. 抗感染治疗

出血时间长，贫血程度重，抵抗力差，易并发感染。当临床上有感染迹象时应及时应用抗生素，但不可滥用，以免耐药或诱导 L 型细菌的发生。

（二）调整周期

调整周期是止血后的重要步骤。促进 H－P－O 轴成熟，形成规律的卵巢周期，是治疗功血的最终目的。常用的调整周期方法如下。

1. 后半期用孕激素

由于功血患者月经后半期缺乏孕激素，因此可针对性地于月经后半期用孕激素类药。常用甲羟黄体酮 4～12 mg/d，共 10～14 天，每月 1 次。若超过 2 个月不用，内膜生长过厚，再用孕激素撤退出血可能过多。

2. 短效避孕药加孕激素联合疗法

口服复合短效避孕药 21 天，间隔 1 个星期，可以达到规律撤血的目的，而且可以同时达到避孕的效果。对不需要避孕的患者，一般治疗 3 个月就可以使子宫内膜厚度降至正常，这时可以停用口服避孕药，观察月经。若仍没有自然月经，还可用孕激素定期撤退治疗。

3. 氯米芬（clomiphene citrate，CC）

除可定期应用孕激素外，还可应用氯米芬诱导排卵，预防功血复发。该方法常用于青春期功血。

氯米芬是一种非类固醇药物，具有弱雌激素及抗雌激素的双重作用，是第一种人工合成的促人类排卵药物。国外商品名为 Clomid 及 Serophene，国内商品名为克罗米芬及舒经酚。

（1）化学结构：氯米芬是三苯乙烯的衍生物，化学结构与己烯雌酚、他莫昔芬相似。化学名为 2［P-（2-chloro-1，2-diphenylethenyl）phenoxy］三乙胺的双氯枸橼酸盐，有两种异构体，即反式（trans，enclomiphene）和顺式（cis，zuclomiphene）的混合物。国外制剂为 38% 反式氯米芬和 62% 顺式氯米芬的混合品。促排卵作用主要由顺式异构体引起。国内制剂顺式与反式异构体各占一半，作用略逊于国外制品，但不良反应也较少。

（2）药代与药理：口服氯米芬后吸收很快。有效浓度为 10～7 mol/L，通过肝脏代谢，由大便、尿、胆汁中排泄，应用放射性标记氯米芬研究显示半衰期约为 5 天，因此药物的水平可以持续到早黄体期，口服 6 周后粪便中还可检出。

（3）作用机制：氯米芬作为一种弱雌激素，能与体内强雌激素——雌二醇竞争靶器官雌激素受体，解除内源性强雌激素对下丘脑垂体的负反馈抑制，促使下丘脑 GnRH 及垂体 FSH、LH 的分泌进而刺激卵泡发育，停药后若卵巢轴功能正常，则可继续分泌 GnRH、FSH、LH；使卵泡继续发育达成熟阶段，并诱导 LH/FSH 峰而导致排卵。因此，在一个高雌激素环境中氯米芬有抗雌激素作用，相反，在低雌激素环境下氯米芬却有雌激素样作用。

氯米芬与靶细胞内雌激素受体结合可持续数周，比内源性雌激素结合受体的时间更久。氯米芬与靶细胞的许多结合位点起作用。目前尚不清楚哪些结合位点具有重要的治疗作用。

（4）用法与不良反应：氯米芬每片 50 mg，首次应用剂量 50 mg/d，在月经的第 5 天或孕激素撤退出血的第 5 天起共用 5 天，排卵效应多发生在停药后 7～10 天，亦有延迟至 20 天者，治疗期间应加强基础体温的监测。若有效，则不必加量。若无效，可用黄体酮或甲羟黄体酮撤退出血第 5 天起再递加至 100 mg/d，共 5 天。对青春期功血患者止血后应用氯米芬的目的在于：①检验 H－P－O 轴的成熟程度；用氯米芬诱导排卵成功，提示 H－P－O 轴接近成熟；②由于抗雌激素作用，可以减少月经量；③调整周期，目的并不在于促排卵。通常连用不多于 6 个周期。

大量报道已证实氯米芬排卵率可达 70%～80%。使用氯米芬的优点是价廉，无须特殊检查，缺点是长期效果不肯定，并有继发黄体功能不全可能。氯米芬在一般剂量范围内应用，不良反应很少。不良反应的发生和严重性与个体反应性高低有关，并不一定与剂量相关，因此不易预测。不良反应有：卵巢增大（15%），血管舒缩性潮热（11%），腹部不适（7.4%），乳房疼痛（2.1%），恶心呕吐（2.1%），神经过敏和失眠（1.9%），视觉症状（1.6%），其他如头痛、头晕、尿频、抑郁、乏力、荨麻疹、过敏性皮炎、体重增加，可恢复性脱发，均在 1% 以下，停药后很快消失。血管舒缩性症状与绝经后症状相似，停药即可恢复，很可能与氯米芬在下丘脑水平抗雌激素作用有关。卵巢增大和囊肿形成并不常见，巨大的卵巢囊肿和过度刺激综合征非常罕见。视觉症状很少见，典型的有视物模糊和闪光暗点，尤其在强光环境中。虽然这些视觉改变在治疗停止后可恢复，也应停用氯米芬。

（三）预防

功血是妇科内分泌门诊常见的疾病之一。青春期功血患者年龄小，缺乏应有的生理卫生知识，又羞于就诊，往往出血多或持续时间长而造成贫血，影响青春少女的健康和学习。尽管疾病的发生有它的生理因素，但其诱因也可以是精神过度紧张、环境和气候的改变、过度疲劳、营养不良或代谢紊乱。因此，重视精神心理因素及其保健工作对预防本病发生及再次发作也是非常重要的。另外，H－P－O 轴的成熟需数年，因此，青春期功血的病程长。为此，在止血或周期调整一段时间或出现排卵后，并非意味着建立了周期性排卵功能，仍需继续随诊，预防再次发作。一次治疗后患者或家属常认为出血已止，病已痊愈而不再就医，往往在下一次大出血又发生贫血再来诊。反复出血长达数年，得不到恰当的治疗，严重影响身心健康。因此，需强调长期治疗、观察的重要性。长期随诊中可应用基础体温（BBT）监测病情。BBT 简单实用，一般能比较准确地反映卵巢的排卵功能。随诊中，也须将治疗方案向患者和家属宣教，可便于她们主动参与，根据病情按照医嘱，及时随诊治疗。

更年期功血应保证患者无器质性病变，经过一定时期的调整周期，达到绝经的目的。

（沈　鹤）

第二节　闭经

正常月经周期是由下丘脑—垂体—卵巢轴各个环节的内分泌功能所调节，如果任何一个环节发生障碍就会发生月经失调，甚至导致闭经（amenorrhea）。闭经是一种症状，导致该症状的原因很多也很复杂，而且涉及全身多个系统，甚至某些极特殊器官系统的病变也会引起闭经。因此，对闭经正确的诊断程序通常是要查明引起闭经的各器官系统的功能变化和疾病，为患者提供正确的诊疗方案，使患者花费最少的时间和金钱，而得到正确及时的治疗。

一、定义及分类

目前认为有以下几种情况发生称为闭经：①14岁无月经来潮且无第二性征发育；②16岁虽有第二性征发育，但无月经来潮；③曾有月经来潮，而现在至少在相当于3个以往月经周期的时间内无月经或停经6个月；④曾有月经来潮，而现在之前连续9个月月经过少。

闭经的分类方式有多种，按曾经有无月经来潮分为原发性闭经和继发性闭经；按引起闭经发生的部位进行分类，分为子宫性闭经、卵巢性闭经、垂体性闭经、下丘脑性闭经；按血促性腺激素水平高低分为高促性腺激素性闭经、正常促性腺激素性闭经和低促性腺激素性闭经。每一种分类都有其优点和一定的局限性。

二、诊断与治疗

闭经病因错综复杂，与全身多系统、多器官功能相关。因此，医师应该对闭经的患者进行详细的病史询问以及全面的体格检查，包括：有无精神心理障碍、长期剧烈运动、节食、应激、遗传病史、家族史、体格异常、生殖道异常以及中枢神经系统疾病史等。本文将分别介绍原发性和继发性闭经的诊断鉴别程序。

（一）继发性闭经

继发性闭经最初的诊断应建立在详细的病史询问和体格检查上。首先要排除妊娠，其次了解有无甲状腺疾病史以及溢乳史，并体检有无溢乳。亚临床性甲状腺功能减退症导致闭经的可能性虽小，然而不正常的甲状腺激素会影响促性腺激素和催乳素水平，甚至垂体增生肥大而产生类似垂体肿瘤样影像。一个关于127名成年始发闭经妇女的研究结果表明，患者中7.5%催乳素水平异常以及4.2% TSH水平异常。在闭经出现之前，甲状腺疾病的其他临床表现常先出现。轻度的甲状腺功能减退常出现月经过多或过少而不是闭经。因此，医师应该考虑检查TSH。适当的对症治疗会使上述症状消失，月经恢复，垂体增生影像也相应恢复正常，但这需要几个月的时间。

患者如果有明显的催乳素升高、溢乳、头痛或视觉障碍应当接受影像学检查以了解有无垂体肿瘤。以往认为垂体肿瘤罕见并多发于男性，女性患者较难以诊断。实际上，垂体肿瘤较常见，能分泌大量糖肽类激素α亚单位，故测定促性腺激素以及α亚单位水平有助于鉴别垂体腺瘤的性质。如果催乳素水平高于100 ng/mL（100 μg/L）高度提示催乳素瘤，应当做垂体影像学检查，包括平片、CT和MRI。如果垂体肿瘤较大而催乳素水平≤100 ng/mL，提示非分泌催乳素腺瘤的可能性大。除外垂体肿瘤，高催乳素血症第二常见原因就是服用某些药物（如口服避孕药、抗精神病药、抗抑郁药、抗高血压药、组胺H_2受体阻断剂、阿片制剂等）。药物导致的催乳素升高通常小于100 ng/mL。如果高催乳素血症与肿瘤没有关系，那么医师应该查找确定导致高催乳素血症的原因并给予相应治疗。如果MRI发现无症状的微腺瘤（小于10 mm），应当动态复查催乳素和影像学检查来监测微腺瘤的进展。考虑到微腺瘤生长缓慢，在妊娠期间极少继续生长，术后复发率高，并且很少恶变，对微腺瘤的治疗应当集中在不孕、溢乳和乳房不适上。多巴胺受体激动药可以改善这些症状和不孕，但不能彻底抑制高催乳素血症和使肿瘤消失。溴隐亭很有效，但是卡麦角林比它更有效及更有耐受性。大的腺瘤可用多巴胺受体激动药治疗或是必要时经蝶骨切除。

在排除妊娠、甲状腺疾病和高催乳素血症后，剩下的继发性闭经的诊断可以根据以下程序逐一进行。

1. 孕激素试验

帮助了解下生殖道通畅与否和判断内源性雌激素水平情况。通常在停用孕激素后2～7天，最长不超过14天出现撤退性出血。如果出现明显撤退性出血则为孕激素试验阳性反应，表明下生殖道通畅，有内源性雌激素分泌，子宫内膜对内源性雌激素有反应，但是下丘脑—垂体—卵巢轴功能减退，同时可以排除垂体肿瘤，按无排卵性不孕症方案进行治疗。如果只有点滴出血，表明内源性雌激素水平不足。如果没有撤退性子宫出血则是孕激素试验阴性反应，表明下生殖道不通畅，或雌激素不足，或者虽有内源性雌激素分泌，但因子宫内膜蜕膜化反应，给予孕激素后依然不能发生撤退性出血，如无排卵性高雄激素血症。

2. 雌、孕激素序贯试验

可以明确是否有子宫和下生殖道病变。如果有撤退性子宫出血则为雌孕激素序贯试验阳性，表明体内内源性雌激素水平缺如或低下，是下丘脑—垂体—卵巢轴或卵巢异常，可以排除子宫和下生殖道病变。如果没有撤退性子宫出血则为雌孕激素序贯试验阴性反应，表明病变部位在子宫或下生殖道，常见的有 Asherman 综合征（宫颈—宫腔粘连征）。

Asherman 综合征是由于子宫内膜受到不同程度损伤而引起的一系列临床综合征。损伤严重时子宫内膜不能周期性增生脱落而表现为继发性闭经，此外还可表现为经血过少、痛经、流产或不孕。常见诱因有过度刮宫和严重盆腔感染；罕见诱因有子宫内膜结核感染、子宫血吸虫病以及席汉综合征。可做子宫造影和宫腔镜协助诊断，后者能明确了解子宫内膜微小病变。治疗包括局部治疗和激素治疗。局部治疗主要是分离粘连子宫内膜，以往多采用子宫扩张或刮宫术来分离粘连的子宫内膜，术后放置宫内节育器以防止术后再次粘连，但这种方法比较盲目。现在多采用子宫镜直视下直接切割、电灼或激光分离粘连内膜，术后放置弗雷导尿管，尿管顶端气囊内充盈 3 mL 液体，7 天后取出，效果明显优于以前方法。无论哪种方法都可能出现子宫黏膜再次粘连。同时术前、术后应用抗生素。激素治疗指术后给予大剂量雌激素口服 2 个月，于第三周起加服甲羟黄体酮 1 周（第 4 周停用）。初次治疗未恢复正常月经应重复治疗一次，有生育要求的患者更应坚持治疗。

3. 促性腺激素水平测定

如果雌孕激素序贯试验阳性，提示内源性雌激素低下或缺乏，促性腺激素水平检测能够进一步发现异常的来源。FSH 或 LH 升高表明卵巢异常（高促性腺素性性腺功能减退）。若 FSH 或 LH 正常则表明垂体或下丘脑异常（低促性腺素性性腺功能减退）。蝶鞍的 MRI 可以用来排除垂体肿瘤。正常的 MRI 表明闭经的原因在下丘脑。根据促性腺激素水平测定结果，可以将剩余的继发性闭经分为正常促性腺素性闭经，高促性腺激素性性腺功能减退症以及低促性腺激素性性腺功能减退症。

（1）高促性腺激素性继发性闭经（FSH≥20 IU/L 或 LH≥40 IU/L）。

1）卵巢早衰（POF）：POF 既可表现为原发性闭经也可表现为继发性闭经，发生率随年龄阶段不同而异，40 岁以下约 1%，30 岁以下约 0.1%，20 岁以前则为 0.01%。严重者表现为没有青春期发育和原发性闭经，青春期后发生的主要表现为伴随卵泡衰竭的月经紊乱（继发性闭经）。POF 患者血性激素水平低下，促性素水平增高（LH、FSH），属于高促性素性闭经。临床上除了心悸、潮热、脸红、焦虑、抑郁、易疲劳等症状外，还会引起骨质疏松。POF 可由多种因素造成，包括自身免疫性疾病、毒素、药物以及遗传缺陷。30 岁以下的患者应该进行染色体核型检查，以排除存在镶嵌性 Y 染色体的可能，因女性性腺含有睾丸成分容易发生恶性肿瘤，如性腺细胞瘤、无性细胞瘤和绒毛膜癌，需要切除性腺组织。卵巢活检以及抗卵巢抗体检查对临床意义不大，处理主要是性腺激素替代治疗。以往医师多认为 POF 患者难以妊娠，但新近调查显示约有 50% 的卵巢早衰的妇女有间断性的卵巢功能，其中 5% ～10% 可能会有自然妊娠。这可能与雌激素治疗有关，也可能是卵巢功能自发性恢复。尽管如此，还是有必要告诉患者不孕的可能性极大，目前解决卵泡储备缺陷所致不孕的方法仍是使用捐卵。

2）围绝经期：围绝经期妇女 FSH 升高机制如下。由于卵泡功能不足和数量减少，抑制素水平下降，从而 FSH 水平升高；另外，围绝经期妇女卵巢内残留的卵泡是对促性腺激素最不敏感的，因此，FSH 代偿性升高。

3）垂体腺瘤：有些垂体腺瘤能分泌促性腺激素（FSH 和极少量 LH）和糖肽类激素 α 亚单位，但是这些垂体腺瘤并不是因为性腺功能低下而得以发现，往往是因为头痛和视力进行性下降才得以诊断。以往认为垂体腺瘤罕见且难以诊断，随着影像学技术的不断发展，垂体瘤的诊断越来越常见。因此，遇有原因不明的促性腺激素水平升高，可以考虑做垂体影像学检查。

4）异位分泌促性腺激素的肿瘤：有些肿瘤能分泌促性腺激素，如肺癌。这种情况十分罕见，病史和体检阴性的闭经不推荐常规 X 线检查。主要予以原发病的治疗。

（2）低促性腺素功能减退症（FSH≤5 IU/L 或 LH≤5 IU/L）：促性腺激素水平异常低下患者的病变部位在垂体或下丘脑，需加以鉴别。首先了解有无头痛、视力障碍及泌乳病史；有无产后大出血病史；有无服用避孕药、抗精神病药、抗抑郁药、抗高血压药、组胺 H_2 受体阻滞剂等病史；有无过度体重减轻、过度运动史等。其次，做蝶鞍影像学检查以了解蝶鞍区和鞍上有无病变。

1）垂体区病变：垂体催乳素腺瘤是最常见的垂体肿瘤，在尸体解剖中的发现率占所有垂体肿瘤的50%，而垂体微腺瘤在尸体解剖检出率为 9%～27%。临床主要表现为高催乳素血症、闭经伴或不伴溢乳，肿瘤大时还会出现头痛和视力障碍，垂体影像学检查显示垂体区异常。垂体催乳素腺瘤治疗包括手术治疗、多巴胺激动剂治疗和放疗。目前观点首选手术治疗，配合药物治疗。而放疗不做常规选择，仅有少数患者在单纯化疗后血催乳素水平降至正常，一般是在巨大肿瘤不能手术切除或者切除后又再复发，以及巨大肿瘤药物治疗无效的情况下才选用化疗辅助治疗。下面予以分别介绍。

手术治疗：主要针对垂体大腺瘤生长迅速，药物控制不理想，出现明显压迫症状、视野异常、头痛、呕吐等神经系统症状者考虑立即手术。利用显微外科技术采用经额路及经蝶窦方法（Cushing 法）手术切除垂体腺瘤可以迅速控制高催乳素血症。对于血催乳素水平在 150～500 ng/mL 的腺瘤手术效果最佳，治愈率达 50%，约有 30% 的巨大腺瘤和 70% 的微腺瘤术后月经恢复正常；催乳素水平越高手术效果越差。手术可产生诸多并发症，如视力障碍、下丘脑损伤、脑脊液溢漏，单纯手术的复发率为50%～60%，且手术可损伤正常垂体组织，术后垂体功能低下发生率也很高。

目前对 PRL 多采用药物或药物手术联合治疗。多巴胺激动剂治疗：所有垂体催乳素腺瘤患者均可首选多巴胺激动剂治疗，最常用的有溴隐亭以及卡麦角林。溴隐亭：目前最常用的治疗高催乳素血症的药物，一种选择性多巴胺受体激动剂。1969 年开始应用，能有效地抑制催乳素分泌，减小催乳素瘤的体积，治疗后 90% 以上的闭经患者月经可恢复并出现排卵，80% 患者泌乳消失，妊娠率高达 80%。溴隐亭治疗还能使 80%～95% 的催乳素微腺瘤及 50%～60% 的大催乳素瘤患者催乳素水平降至正常，但停药后仅10%的患者血催乳素长期保持在正常水平。由于药物通过胆汁排泄，所以应用前要注意检查肝胆功能。常见不良反应有恶心、幻觉、头晕、头痛、鼻塞、便秘等，最严重的为体位性低血压。约12%的患者不能耐受口服治疗量的不良反应。从小剂量开始用药，睡前或餐中口服，逐渐加大治疗量，可减轻不良反应。如不能耐受口服者，可阴道给药。溴隐亭也有长效型肌内注射制剂及口服缓释剂（缓释剂型为5~15 mg/d），其与短效者的有效率及不良反应发生率相似。现已出现一种注射用溴隐亭，每次50~100 mg，每月1次，起效快，可用于治疗巨腺瘤。需要注意的是，对于希望妊娠的患者，使用溴隐亭2.5 mg/d直至妊娠而停止，或在卵泡期用药，待排卵后（B超监测）停药，以防妊娠早期用药过量。仅用药期间需要监测症状和血清催乳素水平的变化。用药4周血催乳素下降明显，治疗7~8周（平均5~7周）70%~90%的患者可恢复排卵性月经和停止泌乳。通常用药3个月为1疗程。另外，注意避免溴隐亭用药的戒断现象，因停药后可出现垂体催乳素回升或泌乳复发等使病情反复，所以应坚持维持服药。药物维持量以最低剂量即可，如果血清催乳素水平正常且患者无症状2年以上，可在医师指导下尝试停药或者用间断的多巴胺激动剂治疗，停药后3个月、6个月、12个月或者每6个月检测血PRL值，患者需注意症状再发时及时就诊。卡麦角林（cabergoline）：近年新合成的一种特异性多巴胺D_2受体激动剂，每周服用1~2次，疗效强，在产后抑乳方面亦显示出很好的疗效及耐受性。胃肠反应轻。高催乳素血症患者每周口服卡麦角林1~2 mg和溴隐亭5~10 mg/d的疗效相当，而且前者停药后，催乳素能较长时间地稳定在正常范围。对卡麦角林不能耐受者也可经阴道给药。甲磺酸硫丙麦角林（pergolide mesylate）即甲磺酸硫培高利特，是一种长效麦角类多巴胺激动剂。是选择性多巴胺D_2促效剂，对D_1受体无作用。其疗效及不良反应似溴隐亭。起始剂量25~50 μg/d，极量为150 μg/d。可作用于对溴隐亭不能耐受的患者。喹高利特（quinagolide，norprolac，诺果宁，CV205-502）：一种非麦角碱多巴胺受体激动剂，是选择性多巴胺D_2促效剂，对D_1受体作用弱。降催乳素作用较溴隐亭强35倍以上，不良反应类似，但疗效和产后抑乳耐受性都不如卡麦角林，主要用于对麦角碱类药物过敏以及对溴隐亭耐药者。卡麦角林与盐酸八氢苄喹啉两种新药目前尚不适用于有生育要求者，主要因为对胎儿安全性问题缺乏长期广泛应用观察，故准备妊娠者治疗时还应当首选溴隐亭；对不准备妊娠或生理性溢乳者及男性，可推荐卡麦角林为一线药物。

席汉综合征（Sheehan syndrome）：由于产后大出血休克导致急性垂体梗死而引发的一系列与垂体功能减退相关的临床综合征。垂体功能减退可以出现于产褥期早期，且可以危及生命。受波及的激素依次有生长激素、促性腺激素、促肾上腺皮质激素，最后是促甲状腺激素。治疗上主要是激素替代治疗，根据累及的靶腺程度的轻重给予药物治疗。肾上腺功能低下者，可给予泼尼松，每日5.0~7.5 mg；甲状腺功能低下者，给予甲状腺素，每日5~30 mg；卵巢功能低下者，可利用雌孕激素替代。GnRHa间歇性刺激，对垂体的功能恢复有帮助，治疗6个月后可见症状有好转。现在有良好的产科保健，本综合征已很少见。

空泡蝶鞍综合征：由于鞍隔缺失导致蛛网膜下隙下陷入垂体窝内，后者挤压垂体使之与下丘脑分离。大多数为先天性病变，也可继发于垂体肿瘤梗死、手术或放疗后。鞍底和前后床突呈空泡样变性。临床上可表现为高催乳素血症和闭经。本病虽是良性病变，但由于可能并存垂体肿瘤，对同时有高催乳素血症和闭经的空泡蝶鞍综合征的患者应定期监测以观察有无并发垂体肿瘤，以免误诊。治疗上予以激素和促排卵治疗。

其他：囊性松果体肿瘤、肢端肥大症、库欣病（Cushing disease）、淋巴细胞性垂体炎、蝶鞍区的囊肿、结核、类肉瘤病、脂肪瘤等，虽极少见但可压迫垂体而引起低促性腺性闭经，临床上鉴别诊断时应予以考虑。

2）下丘脑区：下丘脑性闭经通常是由 GnRH 异常分泌，以及下丘脑—垂体—卵巢轴破坏引起。这常常是由于过度的体重减轻、运动或压力。压力和体重减轻如何影响 GnRH 的分泌的机制还不清楚，可能与促肾上腺皮质激素释放激素促进内源性阿肽分泌从而抑制促性腺激素释放有关；也可能与多巴胺升高从而抑制 GnRH 脉冲性分泌有关。下丘脑性闭经的诊断一般通过排除垂体病变引起的低促性腺激素性闭经后确立诊断。治疗应当针对病因。此外，适时进行促排卵治疗以恢复生育功能也是有必要的。

神经性厌食：神经性厌食可发生于各个社会阶层，患者常有严重不和谐的家庭，或者过分强调苗条的重要性。临床症状复杂多样，闭经往往先于体重下降出现，伴随低促性腺激素血症，故早期容易被忽视，而仅仅给予低促性腺激素血症的治疗。治疗上首先要帮助患者恢复体重，改变原有不健康饮食习惯，制订一个每日热量摄入食谱，这很重要。当达到健康的体重时月经通常会恢复。此外，补钙以对抗骨质疏松。可以使用口服避孕药或绝经激素疗法来减少骨循环以及局部扭转骨丢失。然而两种方法都不能明显增加骨量。二膦酸盐是常规用来治疗绝经后骨质疏松的，它可能会致畸并且没有试验能证明其对育龄妇女有效。对这些患者推荐足量的钙和维生素 D 的摄入。

运动性闭经：年轻运动员可能发生一种综合征称为女运动员三联征，包括饮食紊乱、闭经和骨质疏松。发病机制可能与体重严重下降和应激有关。体重严重下降意味着脂肪含量大量丢失，可致血瘦素水平降低，最终抑制 GnRH 分泌释放；同样，应激通过诱发肾上腺功能亢进来诱发 GnRH 分泌释放，从而抑制促性素分泌及生殖功能。治疗上应首先消除思想顾虑，消除因月经未来而产生的恐惧心理，同时充足饮食和恢复体重。若适当增加热量摄入或减少运动训练月经可能恢复。与饮食紊乱的患者一样，持续性闭经的运动员也可能会有骨质丢失的危险。对于青春期的运动员，骨质丢失时在骨峰值生长时，这可能是不可逆的。承重运动可能以局部保护来对抗骨丢失。

（3）正常促性腺激素性闭经：最常见原因是下生殖道流出道阻塞和雄激素过多性持续无排卵。

1）下生殖道流出道阻塞最常见的原因是 Asherman 综合征：其他导致流出道阻塞的原因包括宫颈狭窄以及宫颈内纤维瘤或息肉。

2）多囊卵巢综合征（PCOS）：是导致雄激素过多性持续无排卵的主要原因。对 PCOS 的诊断主要是依靠临床，实验室检查主要用来排除其他引起高雄激素血症的原因。明显升高的睾酮和脱氢表雄酮水平可提示为分泌雄激素的肿瘤（卵巢源性或肾源性）。17 - 羟黄体酮水平可用来帮助诊断成人发病的先天性肾上腺增生。库欣病很少见，因此，患者只需当有典型症状和体征时才进行检测（比如嗅纹、水牛背、明显的向心性肥胖、易碰伤、高血压、近端肌无力）。有过高的循环雌激素的 PCOS 患者患子宫内膜癌的风险提高了 3 倍。而有胰岛素抵抗者患糖尿病的风险增高了 2 ~ 5 倍，应当考虑做糖耐量试验。关于 PCOS 的诊断目前国内学者推荐采纳 2003 年鹿特丹会议修订的诊断标准：①稀发排卵或无排卵；②高雄激素的临床和（或）生物化学征象；③PCOS 超声提示卵巢体积≥10 mL，和（或）同一个切面上直径 2 ~ 9 mm 的卵泡数≥12 个。排除其他高雄激素疾病（如先天性肾上腺皮质增生、库欣综合征、分泌雄激素的肿瘤等），以上 3 项中具备两项即可诊断。PCOS 治疗的目的除纠正多毛、痤疮、建立规律的月经周期、促进怀孕之外，更重要的是减少发展为子宫内膜癌、乳腺癌、糖尿病、动脉粥样硬化、冠心病等的概率。最基本的治疗就是通过控制饮食和运动来减肥。良好的饮食习惯和运动应该保持直至减到正常体重。减轻 5% ~ 10% 体重对于内脏脂肪的代谢转换、降低雄激素水平、改善多毛、恢复正常月经周期及减少胰岛素抵抗是非常重要的。这需要几个月的治疗才能看到疗效。月经可在体重减轻的过程中通过给予孕激素恢复（甲羟黄体酮每日 10 mg，连续 5 天；每 3 个月，或使用醋酸环丙氯地黄体酮的 COCP，或用螺内酯的衍生物屈螺酮），这样可以降低内膜增生过厚和异常增生的风险。胰岛素增敏剂，如二甲双胍可以减少胰岛素抵抗和促进排卵功能。临床上雄激素过多症多考虑美容方面的治疗，也有学者发现使用局部脱毛剂可以改善不美观的毛发。如果生育年龄时出现自发的排卵不能恢复，通常使用氯米芬（或联合二甲双胍），若促排卵治疗仍没有成功，最后通过 IVF 技术可能得到好的结果，但是增加了患卵巢刺激过度综合征的危险性。详见本章第四节。

（二）原发性闭经

原发性闭经的病因根据有无第二性征来划分。如果有第二性征发育，应当先排除妊娠。不推荐常规的放射检查。有许多方法可用来诊断原发性闭经，如果有疑似系统性疾病，应进行实验室检查以及放射性检查以确诊。

在这里就以促性腺激素的水平来分类。

1. 高促性腺激素性原发性闭经 ［FSH≥20 U/L 和（或）LH≥40 U/L］

第二性征不发育和发育不良，无子宫或者子宫异常的患者，应该查染色体。

（1）染色体为 46，XY 时通常诊断为雄激素不敏感综合征（患者表现为女性，腹腔镜检查或剖腹检查仅见一条纤维结缔组织组成的条索状性腺）：如果有睾丸，需要切除，因为青春期后可能会有恶性肿瘤的危险。

（2）染色体为 46，XX 时腹腔镜检查或者剖腹探查：如卵巢较正常小，活检存在众多始基卵泡，但窦卵泡少有，常诊断为卵巢抵抗综合征；如仅见一条结缔组织组成的条索状性腺，通常诊断为米勒管发育不全，其病因被认为可能是抗米勒激素的胚胎性激活导致女性生殖道畸形。患者可能出现：阴道缺如或缩短以及有异常的成人子宫。如果在始基子宫里有内膜组织则会出现周期性腹痛、经间痛或乳房胀痛。如卵巢正常成熟卵泡较少，则可能是卵巢早衰，一般这样的患者较少。

（3）多 X 染色体，称为多 X 综合征，又称为超雌：患者身高一般正常，但是智力障碍严重，X 染色体越多者，智力障碍越重，部分患者可出现精神症状发作。

上述治疗采用雌、孕激素周期序贯疗法，以及手术人造阴道。

（4）染色体为 45，XO 时称为 Turner 综合征，因为性腺为条索状，结缔组织而无卵泡，故又称先天性卵巢发育不全，它也存在多种嵌合体。由于患者的生长发育以及各器官发育都存在异常，所以治疗的目的为促进身高增长，刺激乳房与生殖器发育，防止骨质疏松等。对于促进身高增长治疗存在争议。①运用性激素在骨骺愈合前，增加身高。以往曾用苯丙酸诺龙 25 mg 肌内注射，两周一次，疗程为 3~6 个月；停药半年骨骺未愈合可重复治疗，但是疗效不肯定。近年用雌、雄联合治疗获得较好的疗效，但是它的疗效还需要继续观察。促进身高后用雌激素替代疗法，促进乳房和生殖器发育，如有内膜者可能有月经来潮，以小剂量达到有效为度。②用生长激素促进身高，一般在 5 岁开始，所需剂量较大。促进生长效果的好坏取决于开始治疗的骨龄。性激素替代治疗应在 12 岁后开始。当患者 >14 岁，年生长速度 <2.5 cm，宜停止用生长激素，而用雌激素诱导青春发育。应用生长激素治疗 2 周，应测血 T_3、T_4、TSH，因患者如伴有潜在性甲状腺功能不全，应用生长激素后，会使 T_3、T_4 下降，如不补充甲状腺素会影响生长激素疗效。

（5）代谢性疾病中的半乳糖血症：是一种常染色体隐性遗传病。该疾病患者的原始性腺中仅有极少数的卵原细胞，是由于半乳糖代谢的毒性作用抑制生殖细胞向生殖嵴迁移的结果。临床上容易出现卵巢早衰的表现。

2. 正常促性腺激素性闭经

关键在于检查是否有流出道阻塞，如先天性宫颈、阴道、处女膜闭锁，阴道横隔等畸形，造成的流出道阻塞。根据患者对于性生活和生育的要求进行相关的矫正手术。如果没有阻塞，可通过超声了解子宫的情况，对于没有子宫或者只有始基子宫，通常诊断为苗勒管发育不全或者发育异常。有正常子宫的则可按照继发性闭经鉴别诊断和治疗。

3. 低促性腺素功能减退症（FSH≤5 IU/L 或 LH≤5 IU/L）

（1）Kallmann 综合征：是单一性促性腺激素释放激素缺乏继而性腺功能减退，同时伴有嗅觉丧失或减退的一种疾病。GnRH 兴奋试验反应低下或无反应。一般第二性征不发育或发育差，内外生殖器为幼稚型。治疗常用雌孕激素终身替代治疗，可有撤药性出血，希望生育者可行促排卵或试管婴儿，嗅觉减退无特殊治疗方法。

（2）原发性垂体单一性促性腺激素缺乏症：是指垂体其他功能均正常，仅促性腺激素分泌功能低下的疾病。可能是 LH 或 FSH 分子中的 α 亚单位或受体异常所致。病因未明。主要症状为原发闭经，性腺及性器官和性征不发育，FSH 和 LH 及雌激素水平低下。卵巢内有较多始基和初级卵泡，骨骺愈合延迟，性染色体正常。用外源性促性腺激素治疗可促使卵泡发育和排卵。可采用促性腺激素脉冲法和各种超排卵方案。对无生育要求者可给雌、孕激素周期序贯疗法。

另外，根据有无第二性征可作出以下分类。

1）有第二性征：如果患者有正常的第二性征，包括阴毛，那么医师应做 MRI 或子宫输卵管造影以确定有没有子宫。15% 的原发性闭经由米勒管发育不全［先天型阴道缺如以及子宫发育异常（通常为始基子宫）］引起。其病因被认为可能是抗米勒激素的胚胎性激活导致女性生殖道畸形。患者的症状可能有周期性腹痛、经间痛或乳房胀痛。阴道缺如或缩短以及有异常的成人子宫可以确定为米勒管发育不全。如果患者表现为女性可做染色体核型分析来确诊。

如果患者有正常的子宫，应当考虑阴道闭塞。处女膜孔闭塞或阴道横隔可导致先天性流出道闭塞，典型表现为由于血液淤积在子宫和阴道里导致的周期性腹痛。如果流出道通畅，医师应当进行类似诊断继发性闭经的方法进行诊断。

2）无第二性征：对于无第二性征的闭经患者的诊断应当建立在实验室检查和染色体核型分析上。低促性腺素性性腺功能减退性闭经的最常见的原因是先天性生长和青春发育延迟。那么详细的家族史可以帮助检查病因，因为这常常是家族性的。低促性腺素性性腺功能减退性闭经所导致的青春和发育延迟与小丘脑或垂体功能衰竭所致无差别。如果有生长和青春发育延迟应当严密监视。Kallmann 综合征常有嗅觉丧失，也能导致低促性腺素性腺功能减退。高促性腺素性腺功能减退症（高 FSH 和 LH）的原发性闭经患者是由于性腺发育不全或卵巢早衰所致。Turner 综合征（染色体核型为 45，XO）是导致女性性腺发育不全的最常见的原因。典型的体征包括蹼颈、乳距增宽以及身材矮小。大约 25% 的 Turner 综合征患者是嵌合体。这些患者常有正常的表型。其他导致纯性腺发育不全的罕见的原因可以是染色体为46，XY 或 XX。

（李瑞晗）

第三节　原发性痛经

痛经（dysmenorrhea）指月经来潮时出现小腹痉挛性疼痛，是妇女常见的一种症状。根据痛经出现的时间将其分为原发性和继发性两种。原发性痛经指的是从月经初潮时即出现痛经症状并在以后每次来潮时均出现反复疼痛；继发性痛经是指在女性初潮后一段时间再出现痛经的情况，常并发于子宫内膜异位症。

一、病因

原发性痛经的发生主要与经期子宫内膜合成和释放的前列腺素增加有关，同时也受精神神经因素影响，精神过度紧张、敏感、劳累、受寒、生活习惯突然改变、健康状态不良等，也可以引起子宫的痉挛性收缩，导致痛经。子宫内膜整块剥脱，排出不畅引起的痉挛性收缩而导致的痛经，称膜样痛经。

二、临床表现

从初潮开始每次月经来潮即感小腹坠胀与痉挛性疼痛，严重者伴恶心、呕吐、肛门坠胀，疼痛可放射至后背部与大腿内侧，经量增加后疼痛方能缓解。妇科检查常无异常发现。

三、治疗

（一）一般治疗

进行体育锻炼，增强体质。平日注意生活规律，劳逸结合，适当营养及充足睡眠。重视月经生理的宣传教育，通过解释说服，消除患者恐惧、焦虑及精神负担。加强经期卫生，避免剧烈运动、过度劳累和防止受寒。

（二）抑制排卵

如患者愿意控制生育，则口服避孕片（复方炔诺酮片或复方甲地黄体酮片）为治疗原发性痛经的首选药物。应用口服避孕药物，90% 以上症状可获得缓解，可能由于内膜生长受到抑制，月经量减少，PG 量降到正常水平以下导致子宫活性减弱。治疗可试服 3 ~ 4 个周期，如疗效满意，可继续服用；如症状改善不明显，可适当加用 PGs 合成抑制剂。由于要在整个月经周期用药，而发生效应仅在周期末 1 ~ 2 天，除非需要同时避孕，一般不受患者欢迎。

（三）前列腺素合成抑制剂（PGSI）

对不愿避孕的患者，则宜选择 PGSI，它抑制内膜的 PGs 合成，显著降低子宫收缩的振幅和频度，但不影响垂体 - 卵巢轴功能，也不会发生像口服避孕药那样的代谢性不良反应，只要在疼痛发作前开始服用，持续 2 ~ 3 天即可，为其最大优点。但须试用一个阶段，来确定每个人疗效最满意的药物种类及最适宜的剂量。试用调整阶段有时可长达半年。

常用的 PGSI 按其化学结构可分为如下 4 种。①吲哚吲唑类。如吲哚美辛、苄达明（benzyrin），25 mg，口服 3 ~ 6 次或 50 mg，每日 3 次。②灭酸类：甲芬那酸，商品名扑湿痛（ponstan），初次剂量 500 mg，以后 250 mg，6 ~ 8 小时 1 次；氯芬那酸，商品名抗炎灵，氟芬那酸，初次剂量 400 mg，以后 200 mg，6 ~ 8 小时 1 次。③苯丙酸衍生物：对异丁苯丙酸，通用名布洛芬（ibuprofen），400 mg，每日 4 次；甲氧萘丙酸钠盐，通用名萘普生（naproxen），首次剂量 500 mg，以后 250 mg，6 ~ 8 小时 1 次。④保泰松类：保泰松或羟基保泰松，首次剂量 200 mg，以后 100 mg，6 ~ 8 小时 1 次。

上述 4 类药物都能很快吸收，在月经来潮的前 48 小时内服用即可，但因月经来潮时间常有差异，一般宜在月经的前 3 天给药，以保证疗效，缓解率在 70% 左右。如将上述药物更换使用，有效率可达

90%，有消化道溃疡及对上述药物过敏者禁忌。不良反应较轻微，多数均能耐受。其中只有吲哚美辛的肠道反应发生率较高，还可发生头晕、疲乏虚弱感、头痛等症状，以致中途停药者甚多。灭酸类或苯丙酸衍生物一类药物，尤其萘普生作用持续时间长，其钠盐在血中迅速达到高值，因而发生作用快，不良反应也小，为目前临床最多选用的药物。

PGSI 用量较大时，偶尔出现较严重不良反应，故应注意，必要时停止用药。已知不良反应有如下 3 种。①胃肠道症状：消化不良、胃灼痛、恶心、腹痛、便秘、呕吐、腹泻及由于消化道出血所致的黑便症。②中枢神经症状：头痛、头昏、晕眩、视物模糊、听力障碍、烦躁、抑郁、倦怠及嗜睡。③其他症状：皮疹、水肿、支气管痉挛、液体潴留、肝肾功能损害（转氨酶升高、黄疸、蛋白尿、血尿）。

（四）β 受体兴奋剂

通过兴奋肌细胞膜上 β 受体，活化腺苷酸环化酶，转而提高细胞内 cAMP 含量。一方面促进肌质网膜蛋白磷酸化，加强 Ca^{2+} 的结合；另一方面抑制肌凝蛋白轻链激酶活性，导致子宫肌松弛，痛经得到迅速缓解，但同时有增快心率、升高血压的不良反应。

近年临床应用单独兴奋子宫 $β_2$ 受体的药物，不良反应显著减少。常用的 $β_2$ 受体兴奋剂有：羟甲异丁肾上腺素，药品通用名沙丁胺醇（salbutamol）及特布他林（terbutaline），商品名间羟舒喘宁。给药方法有口服、气雾吸入、皮下、肌内注射及静脉给药等。

在剧烈疼痛时宜用注射法：沙丁胺醇 0.1 ~ 0.3 mg，静注或特布他林 0.25 ~ 0.5 mg，皮下注射，4 ~ 8 小时 1 次。中、轻度疼痛可口服，沙丁胺醇（2 ~ 4）mg/6 h 或特布他林（2.5 ~ 5）mg/8 h，也可气雾吸入 0.2 ~ 0.25 mg，2 ~ 4 小时 1 次。以气雾吸入较好，因用药量少而起效迅速。气雾吸入时应注意：①首先大口把气呼完；②开始深吸气时把药液吸入；③吸气完屏气 3 ~ 4 秒；④卷唇将气慢慢呼出。常用量每次吸入 2 口，可维持 4 ~ 6 小时。但一般反映 β 受体兴奋剂疗效不太满意，且仍有心悸、颤抖等不良反应，因而未能被普遍采用。气雾法应用方便、作用迅速，仍可一试。

（五）钙通道阻断剂

该类药物干扰 Ca^{2+} 透过细胞膜，并阻止 Ca^{2+} 由细胞内库存中释出而松解平滑肌收缩，为心血管疾病治疗上的一项重要进展。应用硝苯地平（nifedipine，尼非地平）20 ~ 40 mg 治疗原发性痛经。给药后 10 ~ 30 分钟子宫收缩减弱或消失，肌肉收缩振幅、频率、持续时间均下降，基础张力减少，同时疼痛减轻，持续 5 小时，无特殊不良反应。

（六）维生素 B_6 及镁 - 氨基酸螯合物

利用维生素 B_6 促进镁离子（Mg^{2+}）透过细胞膜，增加胞浆内 Mg^{2+} 浓度的作用，来治疗原发性痛经。每日量 200 mg，4 周后可见红细胞镁含量显著增加。亦可与镁 - 氨基酸螯合物合用，各 100 mg，每日用 2 次，治疗 4 ~ 6 个月，痛经的严重程度及持续时间均呈进行性下降。

（七）中医中药治疗

中医学对痛经的认识主要是气血运行不畅，不通则痛。气滞血瘀者以血府逐瘀汤为主，如桃红四物汤活血化瘀；寒凝瘀滞者常用处方为温经汤；气血不足者常用十全大补汤。中成药有桂枝茯苓丸或桃仁承气汤，每日量 5 g，分次于早、晚餐前 30 分钟服用，连续 30 天。有学者报道缓解率可达 80%，未发现有消化道症状及皮疹等不良反应。用穴位敷贴"痛经膏"效果甚好，还可用针灸的方法进行穴经注射。

（于宝晶）

第四节　多囊卵巢综合征

　　多囊卵巢综合征（polycystic ovary syndrome，PCOS）是育龄妇女最常见的内分泌疾病，患病率为5%～10%，占无排卵性不孕的75%。PCOS临床表现多样，它是一个复杂的多系统综合征，高雄激素血症、高胰岛素血症及胰岛素抵抗（insulin resistance，IR）为其重要特征。关于PCOS的报道最早可追溯到1845年，Chereau首先描述其卵巢质韧、增大的形态学改变，1904年Frindley称其为囊性退化卵巢，1935年Stein-Leventhal将其归纳为一组表现为肥胖、多毛、不孕和卵巢囊性增大的综合征，由于病因不清楚，称为Stein-Leventhal综合征。自20世纪50年代起，人们开始注意到这类患者尿LH升高，1962年Goldziebel和Geen总结1079例病例后认识到Stein-Leventhal综合征有许多非典型征象，如多毛、排卵功能障碍，并发现雄激素增高是其主要的特征，因而从20世纪60年代开始逐渐改称其为PCOS。现在已经知道IR/高胰岛素血症是PCOS的又一重要特征。由于PCOS临床表现的高度异质性，导致其诊断标准难于统一。PCOS的诊断标准历经了许多变迁，2003年欧洲人类生殖和胚胎学会与美国生殖医学学会（ESHRE/ASRM）鹿特丹专家会议推荐的标准是目前较为公认的国际标准。即稀发排卵或无排卵；高雄激素的临床和（或）生物化学征象；卵巢PCO征。以上三项中具备两项即可诊断，但需排除其他病因（先天性肾上腺皮质增生、库欣病、分泌雄激素的肿瘤）。

　　过去对PCOS的治疗，不论医师还是患者，都只专注于是否能排卵和妊娠。但近年来，对PCOS的治疗观念已不仅仅限于促排卵和妊娠，PCOS与糖尿病、高血压、心血管疾病、子宫内膜癌等之间的关系日益明确，PCOS患者的远期结局超出了生殖健康的范畴，使PCOS的远期保健问题日益突出。目前临床上使用胰岛素增敏剂治疗PCOS，不仅可改善机体胰岛素抵抗状态，而且可明显提高排卵和受孕概率，而其蕴涵的真实意义可能还远不止于此。口服避孕药调整PCOS患者的不规则月经，可能是另一种从保健角度介入PCOS治疗的方法。因此，PCOS的治疗措施除了传统的降低雄激素水平、建立排卵性月经周期外，还应包括纠正肥胖和脂代谢紊乱、降低心血管疾病发生的风险、保护子宫内膜、治疗IR和高胰岛素血症、纠正糖代谢紊乱等治疗策略，要根据患者年龄、病变程度及就诊目的不同权衡考虑相应的治疗方案。

一、有生育要求的PCOS患者的治疗

　　治疗原则是促使无排卵的患者达到排卵及获得正常妊娠。

（一）一般治疗

1. 改变生活方式，减轻体重

　　肥胖本身在PCOS的发病中起重要作用，60%～70%的PCOS妇女有肥胖。肥胖同时亦可引起并加剧胰岛素抵抗和内分泌代谢紊乱。控制体重尤其是减少内脏脂肪细胞，对肥胖的PCOS患者非常重要。减轻体重可改善PCOS患者内分泌环境，减轻痤疮、多毛，恢复正常月经，减少远期并发症的发生。Saleh等发现肥胖PCOS患者减轻5%的体重，89%的人可恢复规则月经，其中30%的人能自然受孕，并可改善血脂、高胰岛素和高雄激素血症。通过摄入低热量饮食、增加体育锻炼、改变生活方式和饮食结构来减轻体重，这种方法疗效确切、廉价、无不良反应。因此，有必要加强健康宣教，使患者认识到调整生活方式对改善PCOS症状、预防远期并发症的作用。

2. 高雄激素血症的治疗

高雄激素血症不仅有痤疮、多毛、脂溢性皮炎等外在表现，影响美观，而且研究发现高雄激素血症与高胰岛素血症关系密切。通过降低 PCOS 患者的雄激素水平可以增加卵巢对氯米芬（clomiphene citrate，CC）的敏感性，进而发生周期性撤退出血改善子宫内膜状态。

常用药物有醋酸环丙黄体酮（cyproterone acetate，CPA）和达英 - 35（包含 2 mg CPA 和 35 μg 炔雌醇）。CPA 为具有较强的抗雄激素活性的孕激素制剂，可抑制 P450c17 - α/（17 ~ 20）裂解酶活性，减少雄激素合成并在靶器官与雄激素竞争性抢占受体，阻断外周雄激素的作用；通过下丘脑—垂体—卵巢轴的反馈能降低 LH 水平，逐渐使 LH/FSH 比率恢复正常，降低由高 LH 诱导的卵泡膜细胞产生的雄激素水平，减少卵巢性雄激素的产生。炔雌醇可以升高性激素结合球蛋白（sex hormone binding globulin，SHBG）水平，抑制 5α 还原酶，使睾酮（T）转化为双氢睾酮（dihydrotestosterone，DHT）减少，降低游离睾酮水平。用法：达英 - 35 自月经第 5 天起，每日 1 片，共 21 天，可服 3 ~ 6 个月。达英 - 35 对多毛及痤疮的疗效确切。常见的不良反应有性欲减退、眩晕和水潴留，呈剂量依赖性。

螺内酯（spironolactone，SPA）为人工合成的 17 - 螺内酯甾类化合物，抑制卵巢 P450c17 - α 羟化酶活性从而拮抗雄激素生成。治疗应根据患者的耐受性采用个体化用药方案。一般可给予每日 50 ~ 100 mg 分两次口服，使用 2 ~ 6 个月后减量，以日剂量 25 ~ 50 mg 长期维持。SPA 和口服避孕药联合应用效果更佳。螺内酯是保钾利尿药，使用期间应注意监测水、电解质平衡及肾功能。常见不良反应有月经频发、不规则出血、乳房胀痛、情绪不稳及性欲降低等。目前尚无致胎儿畸形的报道，但一般认为在停用螺内酯至少 4 个月后才能考虑妊娠。

氟他胺（flutamide）是一种非甾体的抗雄激素制剂，对硫酸脱氢表雄酮（dehydroepiandrosterone sulfate，DHEAS）抑制效果最好。因无内在激素活性，即使长期应用，也无明显不良反应。氟他胺可使患者多毛症状明显减轻，血脂水平有所改善。Ajossa 等报道氟他胺能降低 DHEAS 水平和提高子宫灌注，因而不仅能使多毛症状改善而且有助于恢复生育能力。因存在可能使男婴畸形的潜在危险性，用药期间应避孕。

非那甾胺（finasteride）是一种 5α 还原酶抑制剂，能降低双氢睾酮与雄激素受体的相互作用，应用非那甾胺治疗后，血清 DHT 水平降低而 T 水平增加。不良反应较小，通常表现为胃肠道反应，因可引起男婴生殖器两性畸形，用药期间应避孕。

激动剂通过降调节抑制垂体分泌，达到促性腺激素短暂低下的状态，造成短期性药物性卵巢切除状态，降低卵巢的雄激素水平，对治疗严重的卵巢雄激素生成过多症非常有效，需连续治疗 3 ~ 6 个月。但由于严重的低雌激素状态，可引起严重不良反应，如骨质疏松等，因而推荐雌激素反向添加疗法。

地塞米松：是糖皮质类固醇类药，有效抑制表雄酮硫酸盐，抑制雄激素分泌。其用法为每次 0.25 mg，每周 3 次（隔日 1 次），长期服用应监测血和尿的皮质醇水平，并控制饮食，监测体重。

二甲双胍（metformin，Met）：最新研究发现二甲双胍可直接抑制卵泡膜细胞产生雄激素，改善 PCOS 的高雄激素症状。多毛是胰岛素抵抗（IR）的相对指标，PCOS 患者多毛症是体内雄激素过多或毛囊对雄激素反应过强造成的。研究报道，使用 Met 治疗 PCOS 患者 12 ~ 14 个月后，其毛发直径显著缩小，Ferrimarr-Gallwey（F-G）评分、毛发生长速率亦有显著下降，并与 IR 改善程度显著相关。说明 Met 通过改善胰岛素抵抗，降低高胰岛素血症，可达到治疗 PCOS 多毛症状的效果。Harborne 等比较了 52 例有多毛症状的 PCOS 患者使用 Met 和达英 - 35 改善多毛的效果，药物治疗 12 个月后，Met 组和达英 - 35 组多毛症状均显著改善，但 Met 组的 F-G 评分改善更为显著。这说明 Met 有潜在的治疗多毛症作用，尤其适用于有生育要求的 PCOS 患者，有比传统的抗雄激素类避孕药更广泛的应用前景。

3. 代谢综合征的防治

PCOS 肥胖患者常伴有脂代谢异常，其特点为高水平三酰甘油，低水平高密度脂蛋白（HDL）。早在 1921 年就已经有学者注意到糖尿病与雄激素之间的关系，但直到 1980 年 Burghen 首次报道 PCOS 患者存在胰岛素抵抗。由此可引发 PCOS 患者中年后患糖尿病、高脂血症及心血管疾病的风险增加。

目前治疗 PCOS IR 的一线药物为二甲双胍，它通过抑制肠道对葡萄糖的吸收减少肝糖原异生，促进糖的无氧酵解，增加外周对糖的摄取和利用，从而改善糖代谢紊乱；提高胰岛素受体的敏感性，从而改善 IR，降低血胰岛素水平；降低游离 T、增加 SHBG 和高密度脂蛋白水平，改善月经，恢复或协助促排卵。二甲双胍还可减少餐后胰岛素分泌，增加卵巢对氯米芬的敏感性。用法：250 mg，每日 3 次，一周后根据患者身体质量指数（BMI）改为 500 mg，每日 2 次或 3 次，每日总量 1000～1500 mg，有些国家报道最大剂量可达 3000 mg/d（可能与人种差异有关），连续治疗 3～6 个月。Met 的优点是不会引起低血糖。不良反应以胃肠道反应，如腹胀、恶心、呕吐、口中有金属味、腹胀及腹泻最常见，发生率为 5%～20%，这些症状为剂量依赖性，通常延续 10 天左右缓解或消失，餐中服用症状减轻。Met 严重的不良反应是肾功能损害和乳酸性酸中毒，发生率极低。二甲双胍是妊娠期 B 类药物，目前无证据证明该药物对动物和人类胚胎有毒性或致畸作用，但妊娠妇女使用的安全性未得到证实。Glueck 等追踪调查了 61 例月经稀发的 PCOS 患者，在妊娠期口服 Met 2550 mg/d，发现其自然流产率和妊娠期糖尿病的发病率下降，同时未发现二甲双胍有致畸作用。而且这些患者的新生儿出生时和出生后 3 个月、5 个月时的 BMI、身长、动作、社会行为发育无异常，因此，认为妊娠期应用二甲双胍是比较安全的。当然，还需要进行更大范围、更长时间的追踪调查才能得出定论。尤其在我国，目前二甲双胍的药品说明上并未将妊娠后妇女列为适应人群，妊娠后是否继续应用需根据患者具体情况和医师建议并经过患者充分知情选择后慎重决定。

新一代胰岛素增敏剂为格列酮（glitazone）类，包括曲格列酮、帕格列酮、罗格列酮、噻格列酮等，能有效地改善 IR 和高胰岛素血症，降低血清雄激素水平，改善卵巢微环境，调节卵巢本身糖代谢异常所致的局部胰岛素抵抗，使其恢复对促性腺激素的敏感性，恢复排卵，并可改善血脂异常，预防动脉粥样硬化，对伴肥胖的 PCOS 胰岛素抵抗患者效果更加显著。但由于有程度不同的肝脏毒性，长期应用受到限制。

右旋肌醇（D-chiro-inositol）：有研究认为，PCOS 患者之所以具有 IR 及高胰岛素血症，可能是由于介导胰岛素作用的含右旋肌醇的磷酸多聚糖的缺乏而引起的，因此服用右旋肌醇，可补充外源性介质，从而改善胰岛素敏感性。Nestler 等将 44 例肥胖型 PCOS 患者分为两组，治疗组 22 例，服用右旋肌醇 1200 mg/d，连用 6～8 周；对照组 22 例，服用安慰剂，连用 6～8 周。结果表明，治疗组平均血胰岛素曲线下面积由（81±69）nmol/（L·min）降至（31±40）nmol/（L·min），血游离 T 浓度由 387pmol/L 降至 173pmol/L；血浆三酰甘油浓度由（2.1±0.2）mmol/L 降至（1.2±0.1）mmol/L；而对照组无显著变化。治疗组 22 例中 19 例排卵，对照组 22 例中仅 6 例排卵。认为右旋肌醇增强了 PCOS 患者的胰岛素作用，提高了排卵率，降低了血雄激素、血压和血三酰甘油水平。其安全性、有效性及最佳剂量还待临床进一步论证。

奥曲肽（octreotide）是近年来人工合成的生长抑制素类药物，对人体多种内分泌腺体有抑制作用，可抑制生长激素释放和调节胰岛素、胰高血糖素和胃泌素分泌。实验研究证明，奥曲肽可降低 PCOS 患者的高胰岛素血症，并降低雄激素水平，从而调节受孕。Ciotta 等研究表明，PCOS 高胰岛素血症患者经奥曲肽治疗后，LH、雄激素水平明显下降而 SHBG 水平明显上升，并恢复了糖耐量试验中胰岛素的正常反应。Morris 等研究表明，联合使用奥曲肽和 FSH 可降低 HCG 注射日血 E_2 水平，减少卵泡数，从而可减少 OHSS 的发生率。但亦有研究表明，使用奥曲肽可使 PCOS 患者的血糖稳态受到破坏，认为不适于体型偏瘦 PCOS 并发高胰岛素血症患者的长期治疗。

此外，还有应用 N - 乙酰半胱氨酸（N-acetyl-cysteine）治疗 PCOS 高胰岛素血症的报道（0.6 mg，每日 3 次），观察血中高胱氨酸水平，N - 乙酰半胱氨酸可降低外周血胰岛素、胆固醇、三酰甘油及低密度脂蛋白水平，提高 HDL 水平。Fulghesu 等将 6 例消瘦者及 31 例肥胖 PCOS 高胰岛素血症者列为研究对象，其中 6 例肥胖者服用安慰剂做对照，余者服用 N - 乙酰半胱氨酸 1.8 ~ 3.0 g/d，连服 5 ~ 6 周，高胰岛素血症的 PCOS 患者治疗后胰岛素曲线下面积显著下降，外周胰岛素敏感性增加，血雄激素及游离 T 水平明显下降，而安慰剂组及胰岛素水平正常者上述指标无改变。N - 乙酰半胱氨酸有可能成为 PCOS胰岛素抵抗患者治疗的一种新选择。

（二）促排卵前的预治疗

PCOS 患者常常存在高雄激素血症和高胰岛素血症，多数文献报道，存在高雄激素血症和胰岛素抵抗时，先采用达英 - 35 和二甲双胍纠正内分泌紊乱将会提高促排卵药物的促排卵效果。Mulders 等研究表明正常促性腺激素的无排卵妇女其肥胖、LH 水平、胰岛素抵抗与妊娠率呈负相关，且流产率增高。因此，减肥及增加胰岛素敏感性等促排卵的前期治疗在临床上已日益得到重视。但在具体应用过程中，可根据患者具体情况个体化决定。

1. 胰岛素增敏剂

近年来，有许多研究报道评价使用胰岛素增敏剂来降低 PCOS 患者的高胰岛素血症对排卵的影响。随机对照研究结果显示，胰岛素增敏剂可以改善子宫内膜功能，而且降低 PCOS 患者的流产率。有研究将 CC 抵抗的 PCOS 患者随机分组，在 FSH 促排卵周期前接受一个月的 Met（1500 mg/d）治疗，对照组不用 Met 治疗。结果接受 Met 治疗组 HCG 日直径大于15 mm 的卵泡数目显著少于对照组（平均 2.5 个 VS4.5 个卵泡），血清 E_2 的浓度显著低于对照组。表明二甲双胍可以降低 FSH 治疗对 OHSS 和多胎妊娠的危险性。

2. 达英 - 35

可有效降低血 LH、FSH、T 水平，而且能升高 SHBG、胰岛素生长因子 - 1（IGF - 1）结合蛋白水平，降低游离 IGF - 1 水平，从而减少 IGF - 1 在合成雄激素过程中的协同作用，增加 PCOS 患者对促排卵的反应性。

（三）促排卵治疗

1. 一线促排卵治疗

氯米芬（CC）应用至今已有 50 年的历史，为 PCOS 促排卵的一线药物，Guzick 推荐 CC 治疗PCOS 为简单、价廉、安全有效的促排卵方法。CC 作用于下丘脑—垂体水平，通过竞争雌激素受体阻断内源性雌激素的负反馈作用，促进促性腺激素释放激素释放，刺激卵泡发育。在滤泡早期使用 CC 可以促进卵泡成长至成熟而能排卵。由于 CC 有抗雌激素作用，应用后虽排卵率高，但妊娠率低。应用方法：从自然月经或撤退出血的第 3 ~ 5 天开始，50 mg/d，共 5 天，如无排卵则每周期增加 50 mg/d 直至 150 mg/d。在月经第 2 天、第 3 天、第 4 天、第 5 天应用 CC 排卵率、妊娠率没有差异。如连续应用 ≥3 个周期的 CC 促排卵治疗，且至少 1 个周期应用 CC 150 mg，一周期为 5 天，而均无排卵，BBT 呈单相，为 CC 抵抗，其发生率为15%～20%。对 CC 治疗反应正常但经过6～12个周期治疗仍未妊娠称作 CC 治疗失败。CC 具有抗雌激素作用影响宫颈黏液，精子不宜生存与穿透；同时影响输卵管蠕动及子宫内膜发育，不利于胚胎着床。此外，CC 还有包括血管舒缩的潮热，腹部膨胀或不适，胸部疼痛，恶心和呕吐，头痛，视觉症状等在内的不良反应。对于 CC 耐药的 PCOS 患者可根据患者的具体情况更换药物或选择联合用药，如 IR 者可合用二甲双胍；如肾上腺来源雄激素增高者，可加用地塞米松；对甲状腺功能低下者，应加用甲状腺素。对于 CC 引起的子宫内膜发育不良可根据卵泡发育酌情适量加用戊酸雌二醇等天然雌激素对抗，以改善内膜状态，提高妊娠率。

2. 二线促排卵治疗（主要应用于 CC 抵抗或 CC 治疗失败者）

包括药物治疗及外科手术治疗。

（1）药物治疗

1）促性腺激素：主要用于 CC 抵抗的患者。包括人绝经期促性腺激素（HMG）、高纯度 HMG（HP-HMG）、FSH、高纯度 FSH（HP-FSH）和基因重组 FSH（r-FSH）。r-FSH 中几乎不含 LH 量，特别适用于 PCOS 患者。用药要根据患者情况酌情采用传统的递增方案、低剂量少量递增方案或逐渐减少方案以及序贯低剂量方案等。

传统的递增方案（conventional step up dose regimen）是20世纪70年代 PCOS 治疗的经典促排卵方案。应用 HMG 150 U/d，每3～5天增加1/2剂量直至卵巢有反应。但是 OHSS 发生率高（1.1%～14%）。

低剂量递增方案（low dose step up protocol），PCOS 患者因高水平 T 的影响，卵泡发育停滞，抑制素分泌增加，长期处于低 FSH 水平。考虑到单卵泡发育所需 FSH 阈值的个体间差异，逐步增加 FSH 水平，推荐每3～5天增加原剂量的10%～30%，可以增加卵泡的数目。常用的方案是 FSH 或 HMG 75 IU/d起始，持续14天，然后每周根据卵巢反应增加37.5 U/d。这种方案的 OHSS 发生率低，多胎妊娠率低，起始周期妊娠率较高，是目前 PCOS 患者最广泛应用的促排卵方案。

低剂量递减方案（low dose step down protocol）是根据起始 FSH 高剂量可以复制中期 FSH 峰的假想和优势卵泡比小卵泡对 FSH 更敏感的事实提出的。起始剂量一般为150 U/d，然后根据超声监测结果每2～3天递减35～40 IU。周期妊娠率为10.8%～17%，与递增方案比较无显著差异，多胎妊娠和 OHSS 发生率低。比较低剂量递增方案和递减方案在促排卵方面的应用，两组单卵泡发育、排卵率和妊娠率无明显差异。低剂量递减方案用药较少，OHSS 发生率低。但是此方案患者卵泡期较长，尤其是 FSH 阈值较高的患者。

序贯低剂量方案（sequential low dose protocol）结合了上两种方案的特点，开始用低剂量递增方案，当主导卵泡直径达14 mm 时，FSH 剂量减半直至绒毛膜促性腺激素日（即 HCG 日：当主导卵泡达18 mm，给予 HCG 5000～10000 IU 注射促卵泡排卵）。其机制是 FSH 的起始剂量是为了超过 FSH 阈值以促使卵泡募集，优势卵泡选择后血清 FSH 水平的降低和主导卵泡在卵泡后期对 FSH 的敏感性增强。当优势卵泡形成后，若仍维持 FSH 剂量，则增大 FSH 阈值窗，造成多卵泡发育。随机前瞻性研究显示序贯低剂量方案和低剂量递增方案同样有效。两种方案妊娠率、安全性相同，而且序贯低剂量方案降低 HCG 日的雌激素水平及中等大小卵泡数目（14～15 mm）。因此基于卵泡选择机制的顺序低剂量方案可能为更符生理要求的促排卵方案。

2）CC 与 HMG 联合应用（CC 50 mg，自月经第3～7天应用；HMG 75 IU，月经第5天、第7天、第9天肌内注射），可减少 HMG 用量，效果良好。不良反应：增加多胎妊娠及 OHSS 发生率；费用较高，且需要反复超声和血清雌激素监测。因此只有具备超声及雌激素监测条件，具有治疗 OHSS 经验的医院才能开展促性腺激素治疗，用药前必须做好有关不育的彻底检查排除其他不育因素。优势卵泡达到4个或4个以上时，发生 OHSS 的风险大大提高，因此如果有 3 个以上卵泡直径 > 16 mm 的卵泡发育，应取消该周期。另有文献报道 CC、HMG 单次用药联合方案，于月经第 3 天始用 CC 100 mg/d，共 5 天，第 9 天单次给予 HMG 150 IU，可避免 OHSS。

3）促性腺激素释放激素（GnRH）：由于 PCOS 的致病机制可能与 GnRH 之间歇分泌异常有关，因此也可使用 GnRHa 来促排卵。该药对垂体的首发效应，可促使垂体产生内源性的类似正常排卵前的 LH 峰和 FSH 峰；加上其可刺激卵巢颗粒细胞合成前列腺素，增加卵巢中组织型纤溶酶原激活因子活性，故可诱发排卵。方式有两种，一种方式是脉冲治疗，通过一种辅助装置，可以调整适量的 GnRH 分泌频率和剂量，使 GnRH 频率减低，而不改变每次剂量（幅度），达到使 LH 分泌减低而不影响 FSH 水平的目的，因而减低 LH/FSH，有利于优势卵泡的选择及生长发育。虽然理论上此种方法最接近正常生理状态，但由于操作烦琐，患者依从性差，临床应用较少。另一种方式则是连续使用 GnRH，例如，使用 GnRH 类似物，GnRHa 作用强度比天然 GnRH 高许多，作用时间也较长，形成连续作用，使脑垂体去敏感化（desensitization），导致性腺激素分泌降低，当然如果有必要诱导排卵，则可根据需要再给予 HMG 或 FSH。

4）GnRH 拮抗剂有竞争性结合作用，通过用药剂量变化调节性激素被抑制程度；短期内可抑制性激素水平，无骤升效应，停药后性腺功能恢复快。文献报道 20 例 PCOS 患者，于前 1 个周期口服避孕药，月经第 2 天予 FSH + GnRH 拮抗剂至 HCG 日，临床妊娠率为 44%，继续妊娠率为 28%。

5）其他促排卵药物：二甲双胍近年来应用于 PCOS 促排卵辅助治疗，可增加胰岛素敏感性，降低血中胰岛素浓度，进而改善高雄激素血症，调节月经周期，单独应用亦可引起自发排卵。CC 抵抗的患者加用二甲双胍可改善其反应，提高排卵率和妊娠率。

二甲双胍单独应用的促排卵效果：许多研究表明，单用 Met 即可取得较好的促排卵效果。这些研究多针对肥胖者，但也有非肥胖者的报道。Ibanez 等研究 18 例非肥胖者，平均 BMI 为 21.4 kg/m^2，单用 Met 1275 mg/d，6 个月后 14 例患者（78%）排卵，表明 Met 也可改善非肥胖 PCOS 者的排卵功能。对 PCOS 并发肥胖的患者研究较多。Costello 等对 9 个单用 Met 的研究进行荟萃分析，其中 5 个无对照实验的研究总排卵率为 61%；4 个 RCT 实验总排卵率为 56%；安慰剂组为 35%（$P = 0.002$）。Homburg 总结 4 个单用 Met 的研究，排卵率为 78% ~ 96%。Fleming 等对 94 例 PCOS 患者进行双盲 RCT 试验，45 例应用 Met 850 mg，每日 2 次，共 16 周，47 例用安慰剂，两组的排卵频率（黄体期周数/总观察周数）分别为 23% 和 13%（$P < 0.01$），平均首次排卵时间分别为 23.6 天和 41.8 天（$P = 0.02$），未排卵人数分别为 8 例（17.8%）和 17 例（36.2%），$P = 0.04$。Met 可显著提高非肥胖 PCOS 患者的妊娠率，降低其流产率。Palomba 等研究了二甲双胍治疗后排卵的 PCOS 患者子宫内膜情况，二甲双胍组包括 37 例非肥胖、原发不孕的 PCOS 患者，对照组包括 30 例年龄和 BMI 与 PCOS 组相匹配的健康妇女。PCOS 组口服二甲双胍 6 个月（850 mg/d），对照组不予治疗。通过超声测量子宫、子宫内膜、子宫内膜下肌层血流和子宫内膜厚度和形态，反映子宫内膜的容受性。研究发现，治疗前 PCOS 组子宫、子宫内膜、子宫内膜下血流比对照组低，治疗后这些血流参数得到改善，但和对照组相比无统计学差异，也就是说改善幅度并不大。治疗后 PCOS 组子宫内膜厚度和形态也发生了同样变化。二甲双胍在改善卵巢功能的同时改善子宫的容受性，从而提高妊娠率。但也有不支持上述观点的报道。一些研究表明 Met 对极度肥胖者效果不明显。Fleming 等的研究中比较 11 例极度肥胖 BMI > 37 kg/m^2 的患者与其他 BMI < 37 kg/m^2 者，虽 16 周内的平均排卵次数相似（分别为 1.6 和 2.1），但前者的 BMI 和高密度脂蛋白等心血管高危

因素的变化不如后者显著，提示极度肥胖者对 Met 治疗的反应较差，故尚需深入研究是否需增大 Met 剂量，还是说 PCOS 极度肥胖者存在 Met 抵抗。最近的两项双盲 RCT 研究也显示（平均 BMI 分别为 28 kg/m² 和 35 kg/m²），Met 在增加排卵率、妊娠率，降低流产率方面并不优于 CC。

Met + CC 序贯疗法促排卵治疗：近来许多研究显示对于 CC 抵抗的 PCOS 患者，Met + CC 序贯疗法促排卵效果显著。Khorram 等研究发现加用 2 周 Met 后 CC 抵抗改善，排卵率显著提高（使用前 6.7%，使用后 44%）。Kashyap 等比较了以往的 RCT 研究后认为，Met + CC 组的排卵率和妊娠率比单用 CC 组高 3~4 倍。Kocak 等报道一项前瞻性双盲 RCT 实验，受试者均为 CC 抵抗的 PCOS 患者，28 例口服 Met 850 mg，每日 2 次，服用两周，另 28 例服同剂量安慰剂，在下一月经周期的 3~7 天均服 CC 100 mg/d，两组排卵率分别为 77.7%（21 例）和 14.2%（4 例）（$P < 0.001$），妊娠率分别为 14%（4 例）和 0（$P = 0.04$），表明 Met 可增强 CC 抵抗者对 CC 的反应性，其机制可能是 Met 影响颗粒细胞中胰岛素样生长因子 - I（insulin-like growth factor-I，IGF-I）的作用而改变了卵泡甾类激素的生成状态。但也有研究者不同意这一说法。Moll 等的研究得出了相反结论。他们将 228 例 PCOS 患者分为 Met + CC 组和 CC + 安慰剂组。治疗后两组的排卵率分别为 64% 和 72%，Met + CC 组低于 CC + 安慰剂组；两组的妊娠率和流产率无显著性差异。2007 年 NIH 对 626 例 PCOS 妇女（平均 BMI 为 35 kg/m²）进行大样本多中心的双盲 RCT 研究，经过 6 个月的治疗后，CC 组活婴分娩率是 Met 组的 3 倍，Met 与 CC 联合应用并不优于 CC 单独应用。所以加用二甲双胍能否改善 CC 抵抗尚有争议，另外，尚需进一步探索 Met 先期治疗的适宜剂量和 CC 应用的适当时机。

来曲唑（letrozole，LE）用于促排卵的研究：来曲唑是特异的、可逆的、非甾体类芳香化酶抑制剂，最初用于乳腺癌的治疗。近年来应用来曲唑促排卵，获得良好的排卵率和临床妊娠率，与 FSH 联合使用，可以降低 FSH 的用量，对子宫内膜无负面影响。LE 促排卵作用的具体机制尚不清楚，可能通过中枢和外周机制起作用。在中枢，LE 通过抑制芳香酶的活性，阻碍雄激素向雌激素的转化，降低机体内雌激素水平，从而解除雌激素对下丘脑和（或）垂体的负反馈作用，使促性腺激素分泌增加，促进卵泡的发育和排卵。现有研究发现，在灵长类动物中雄激素对卵泡早期的发育和募集有促进作用。LE 用于促排卵的推荐剂量有两种，即 2.5 mg/d 和 5 mg/d。研究发现应用两种剂量 LE 方案促排卵，子宫内膜厚度无差异性，而 5 mg/d 组可获得更多优势卵泡，有更高的成功率。但目前在我国，来曲唑药物说明书上未注明其促排卵的用途，且应用于促排卵治疗时间尚短，尚处于试验性治疗阶段，有待更多的临床实践来证明其疗效、适应证及安全性。来曲唑是否会对胎儿产生远期影响尚不得而知，因此应用时最好慎重，如非应用不可，应对患者充分知情同意。

（2）手术治疗：早期对于 PCOS 的治疗是手术楔形切除卵巢，但复发率高，易形成粘连，影响受孕，现逐渐被淘汰。微创技术的发展使 PCOS 手术治疗重新受到关注。手术治疗仍然存在一些缺陷，如麻醉风险、术后输卵管卵巢粘连等，容易造成新的不孕因素，而最大顾虑在于对卵巢的破坏和对储备卵泡的消耗，可能会影响卵巢的寿命和功能。

1）腹腔镜下卵巢打孔/电凝术（laparoscopic ovarian drilling/electrocoagulation，LOD）：腹腔镜手术具有简单易行、创伤小、恢复快、粘连轻、患者易于接受等优点，已基本取代传统的卵巢楔形切除术。主要适用于难治性 PCOS，以及因其他疾病需腹腔镜检查盆腔者。通过破坏产生雄激素的卵巢间质，间接调节垂体—卵巢轴，血清 LH 浓度下降，LH 及 T 水平下降诱发排卵，增加妊娠机会并可降低流产危险。Amer 等回顾分析了 116 例无排卵 PCOS 患者 LOD 后不同时期的月经恢复、妊娠率、多毛和痤疮改善情况。术前患者排卵率为 8%，术后 1 年内、术后 1~3 年、4~9 年恢复规律月经周期者分别为 67%、

37%、55%；妊娠率分别为49%、38%、38%，且多毛和痤疮也大大改善。2/3的PCOS患者应用LOD后月经恢复正常，而约1/2患者的月经恢复可维持较长时间。多数妊娠发生在术后1~6个月，约1/3的人生育能力可持续多年。若未妊娠，血清激素水平又渐恢复到术前水平。

方法：应用电针或激光，采用功率30 W，每孔持续作用5秒。建议术前仔细超声检查，观察卵巢不同平面卵泡数目，详细计数卵泡数目，根据卵巢内现有卵泡数目个体化处理，避免打孔过多造成卵巢功能下降或衰竭，或者由于打孔过少而起不到治疗效果。一般每侧卵巢打孔5~10个，直径约2 mm，孔深8 mm。

术中注意事项：打孔个数不要过多；打孔不要过深；电凝的功率不要过大；避开卵巢门打孔；促排卵引起的PCO不是LOD的指征。

可能的不良反应：治疗无效；增加盆腔粘连风险；卵巢功能减退，卵巢早衰。

最近出现了一种用超声刀（harmonic scalpel）进行LOD的新技术。超声刀是20世纪90年代开创的兼切割和凝固功能的新型手术器械，Takeuchi等将其应用于LOD也取得了较好效果。他们对34例CC抵抗者分别用超声刀和NYAG激光进行LOD。将超声刀能量水平调至3级，在腹腔镜下每侧卵巢穿刺20~30次，每次2~4秒，打孔深度2~3 mm。两组排卵率均为94%，2年内妊娠率分别为77%和60%。

2）经阴道未成熟卵泡穿刺抽吸术（immature follicle aspiration，IMFA）：月经周期第3天阴道超声计数窦卵泡数，在月经第10~12天复查超声，如双侧无直径8 mm以上的卵泡，则在阴道超声引导下行IMFA。在随后的月经周期第3天，复查血内分泌激素并计数卵巢窦卵泡数，如窦卵泡数每个卵巢≤10个，T<1.6nmol/L，可促排卵治疗；如果未达到上述标准，则再行IMFA。IMFA能使CC抵抗的PCOS不孕患者获得良好的单卵泡发育和单胎妊娠率。缺点是可能引起盆腔粘连，至今尚无导致卵巢功能衰竭的报道。

3）经阴道注水腹腔镜术（transvaginal hydro laparoscopy，THL）：是一种新的微创手术，经阴道后穹隆注入生理盐水或林格液使盆腹腔膨胀，可更好地暴露卵巢和输卵管的结构，无需牵拉即可进行盆腔操作。Fernandez等对13例CC抵抗、不排卵的PCOS患者行THL，术中采用双极电凝针，功率110~130 W，进针深度10 mm，根据卵巢的体积大小打孔10~15个，所有手术操作均在30分钟内完成。术后观察无1例出现并发症，6例恢复正常月经，6例妊娠，其中3例自然妊娠，THL后3个月妊娠率为33%，6个月为71%，无1例流产发生。

4）经阴道超声引导卵巢间质水凝术（ultrasonography guided ovarian stroma hydraulic operation）：阴道超声引导下将75℃无菌生理盐水注入卵巢间质，术后排卵率较高，但妊娠率较低，目前应用不多，尚有待大样本研究进一步证实。

5）微型腹腔镜下卵巢楔形切除术（ovarian wedge resection by microlaparoscopic）：最近报道该术式效果较好，并发症少，有较好的发展前景。Yildirim等选择经CC和FSH治疗无效的134例无排卵的PCOS患者，在微型腹腔镜下按照微创手术的原则行卵巢楔形切除术，术后2年121例妊娠（90%），其中104例在术后6个月内妊娠（78%），44例后来行剖宫产或诊断性腹腔镜手术，发现仅5例有轻度粘连。

3. PCOS的三线治疗——体外受精-胚胎移植（IVF-ET）

对于应用6个月以上标准的促排卵周期治疗后有排卵但仍未妊娠的PCOS患者，或多种药物促排卵治疗及辅助治疗无排卵并急待妊娠的患者，可以选择IVF-ET的辅助生育技术。可以说，IVF-ET是难治性 PCOS 患者一种有效的治疗方法。但由于 PCOS 引起的高雄激素血症和胰岛素抵抗，造成其生殖、内分泌系统的多种功能紊乱，使 PCOS 患者在进行 IVF 治疗时易发生 Gn 高反应，导致卵泡数过多、血 E₂ 过高，进而增加 OHSS 的发生率；过高的 LH 水平还可使卵质量下降，受精率降低。所有这些使 PCOS 患者成为 IVF 治疗中的相对难点问题。Hwang 等报道PCOS患者行 IVF/ICSI 治疗可能提高受精率。

PCOS 患者 IVF 治疗过程中为避免上述问题可采取下述方法。

①应用 r-FSH 低剂量递增方案诱导排卵可以获得单个成熟卵。

②可不在促排卵后当月移植，而将其冷冻保存。

③未成熟卵母细胞的体外成熟（IVM）。

其中 IVM 技术是近年来发展起来的新兴技术。哺乳动物未成熟卵的培养成功是在 1996 年，韩国 Kwang Cha 于 1991 年把这项技术应用于人类临床。1994 年最早报道 IVM - IVF 获得新生儿的是澳大利亚的 Eoumson，从 PCOS 患者卵巢中取未成熟卵。IVM 是指从卵巢采取的卵—冠—丘复合体，在体外培养至成熟并受精，然后将胚胎植入子宫腔内。与传统的体外受精相比，虽然妊娠率及种植率不如后者高，但避免 OHSS 风险，因此，将有可能取代传统的 IVF，而作为不育患者新的助孕技术。法国的一项调查结果显示，33 例患者接受 45 个 IVM 周期，11 例血清 HCG 阳性（穿刺周期妊娠率为 26.2%，移植周期妊娠率为 27.5%），其中 9 例临床妊娠穿刺周期妊娠率为 20%，移植周期妊娠率为 22.5%。后又有学者对 PCOS 患者进行无刺激周期 IVM，亦取得较好效果。虽然至今 IVM 已出生婴儿中出生缺陷与正常妊娠相比无差异，但 IVM 技术在 PCOS 治疗中的地位仍需通过更多的随机对照实验加以明确。

二、无生育要求的 PCOS 患者的治疗

近期目标为调节月经周期、治疗多毛和痤疮、控制体重；远期目标为预防糖尿病、保护子宫内膜，预防子宫内膜癌、预防心血管疾病的发生。

（一）生活方式调整

通过控制饮食、运动、改变生活方式、戒烟、戒酒等行为方式调整，减轻体重以改善 IR，体重降低至正常范围可以减少 PCOS 远期不良结局的发生，如糖尿病、高血压、高脂血症和心血管疾病等代谢综合征。

（二）口服避孕药（oral contraceptive，OC）

适用于有高雄激素血症或高雄激素表现的患者，主要有各种短效口服避孕药，达英 - 35 为首选。达英 - 35 可改善高雄激素血症还能较快改善高雄激素的临床表现，可有效地避孕和建立规律月经，使子宫内膜周期性脱落，避免子宫内膜癌的发生。

注意事项：PCOS 患者是特殊人群，常常存在糖、脂代谢紊乱，用药期间应监测血糖、血脂变化；对于青春期女孩在应用 OC 前应做充分的知情同意；服药前排除口服避孕药的禁忌证。

（三）孕激素

对于无明显高雄激素临床和实验室表现及无明显胰岛素抵抗的无排卵患者，可单独采用定期孕激素治疗，以恢复月经。主要有甲羟黄体酮（MPA）及黄体酮胶丸（琪宁）、地屈黄体酮（达芙通）、黄体酮等天然孕激素。孕激素可保护子宫内膜，减少子宫内膜癌的发生；月经后半期应用可改变 LH 的分泌频率，在一定程度上降低雄激素水平，费用较低。但不能改善严重代谢紊乱状况。

（四）二甲双胍（Met）

1. Met 对月经周期、体重、血脂及糖代谢的影响

Essah 等回顾性研究发现，Met 可以有效恢复 PCOS 患者的规律月经。将患者分为服用 Met 3～6 个月组和 6 个月以上组，两组比较后发现 6 个月以上组中恢复规律月经的患者更多。说明 Met 治疗时间越长，PCOS 患者恢复并保持规律月经的比率更高。关于 Met 能否降低 PCOS 患者的体质重量，近年来的研究结论不一。Harborne 等研究了不同剂量 Met 对肥胖 PCOS 患者体质重量和代谢的不同影响。肥胖组包括 BMI 为 30～37 kg/m^2 的 PCOS 患者 42 例，BMI≥37 kg/m^2 的 PCOS 患者 41 例。实验随机给予患者 Met 1500 mg/d 或 2550 mg/d 治疗，治疗后 4 个月和 8 个月时测定各项指标。治疗后两组的体质重量都下降，但只有肥胖组表现出剂量相关性（$P = 0.04$）。病态肥胖组两种剂量引起的体质重量下降相似（3.9 kg 和 3.8 kg）。也有学者研究发现，Met 治疗后体质重量、BMI 和腰臀比无显著变化。改变生活习惯、降低体质重量仍然是肥胖 PCOS 患者的一线治疗方案。

2. Met 对 PCOS 远期并发症的作用

Met 对 PCOS 患者的血脂水平异常有改善作用。目前关于 Met 降低 PCOS 患者患心血管疾病风险的研究都是间接的，无直接证据证明其能改善 PCOS 心血管病发病率和死亡率。不过很多研究证明，Met 可以降低心血管疾病相关因子，例如：血胰岛素、低密度脂蛋白和载脂蛋白 α。Banaszewska 等发现，Met 治疗 6 个月后，PCOS 患者的胆固醇、低密度脂蛋白和三酰甘油水平下降，Met 可以作为 PCOS 患者心血管疾病的预防用药。Met 可以使 PCOS 患者的血压有所下降，但无统计学意义。

3. Met 对青春期 PCOS 的治疗作用

PCOS 起病于青春期，肥胖和多毛症状多在月经初潮之前出现，并伴有雄激素水平的升高。部分患者成年后随着年龄的增长可能转为正常，而大多数患者继续发展为典型的 PCOS。Met 能安全可靠地调整月经稀发的青春期 PCOS 患者的内分泌状态，提高血清 E_2 和 P 水平，恢复正常月经，降低体质量。De Leo 等使用 Met（1700 mg/d）治疗 18 例 15～18 岁肥胖的青春期 PCOS 患者 6 个月，所有患者的月经恢复规律。这些患者每个月经周期都有排卵，同时，T、雄烯二酮和游离 T 水平下降。患者的 BMI 在治疗期间降至 21～24 kg/m^2。结果证实，Met 对青春期 PCOS 患者治疗作用可以改善月经、排卵以及多毛、痤疮、肥胖等高雄激素血症表现，不仅能纠正卵巢的高雄激素水平，而且可通过降低肾上腺类固醇的生成，纠正功能性的肾上腺高雄激素水平，治疗青春期 PCOS。

（五）子宫内膜癌的预防

对于 PCOS 闭经患者，子宫内膜增厚或子宫淋漓出血的患者应刮取子宫内膜，行组织病理学检查，如有子宫内膜增生可应用孕激素来对抗雌激素的作用，减少子宫内膜增生及子宫内膜癌的发生。

（于宝晶）

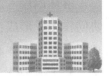

第六章

性传播疾病

第一节　淋病

淋病是目前世界上发病率最高的性传播疾病，病原菌为淋病奈瑟菌（NG），即淋球菌。它在潮湿、温度为 35～36℃的条件下适宜生长，在完全干燥的环境中只能存活 1～2 小时，在常用消毒剂或肥皂液中数分钟就能使其灭活。男性淋病患者早期多有症状，因此可以早期治愈。但是，对于女性患者，大部分无明显症状，发现时已有合并症存在。淋病可以引起盆腔炎性疾病，继而导致不孕或异位妊娠。推荐每年对 <25 岁有性生活的女性及有感染风险的高龄女性进行淋病筛查。

一、传播途径

病菌主要通过性接触传播，通过一次性交，女性患者传染给男性的机会是 20%，男性患者传染给女性的机会则高达 90% 以上。一般在不洁性交或接触了淋病患者不洁的内裤、被褥、毛巾、寝具等 2～10 天内发病。肛交和口交可以分别感染直肠和口咽部，引起淋球菌性直肠炎及淋球菌性咽喉炎。孕妇若患有淋病，分娩时胎儿经过产道可能被传染而发生淋球性眼炎。儿童感染多为间接传染。

二、发病机制

1. 对上皮具有亲和力

淋球菌对柱状上皮和移行上皮有特别的亲和力。女性宫颈覆盖柱状上皮和移行上皮，故易受淋球菌侵袭，而男性舟状窝和女性阴道为复层扁平上皮覆盖，对其抵抗力较强，一般不受侵犯，或炎症很轻，故成年妇女淋菌性阴道炎少见。幼女由于阴道黏膜为柱状上皮，因此易于受染。皮肤不易被淋球菌感染，罕见有原发性淋球菌皮肤感染。人类对淋球菌无先天免疫性，痊愈后可发生再感染。

2. 黏附

淋球菌菌毛上的特异性受体可与黏膜细胞相应部位结合；其外膜蛋白Ⅱ可介导黏附过程；它还可释放 IgA1 分解酶，抗拒细胞的排斥作用。这样可使淋球菌与上皮细胞迅速黏合。微环境中的酸碱度、离子桥、疏水结构和性激素等也可促进黏附过程。

3. 侵入与感染

淋球菌吸附于上皮细胞的微绒毛，其外膜蛋白Ⅰ转移至细胞膜内，然后淋球菌被细胞吞噬而进入细胞内。淋球菌菌毛可吸附于精子上，可迅速上行到宫颈管。宫颈管的黏液可暂时阻止淋球菌至宫腔，而在宫颈的柱状上皮细胞内繁殖致病。淋球菌一旦侵入细胞，就开始增殖，并损伤上皮细胞。细胞溶解后释放淋球菌至黏膜下间隙，引起黏膜下层的感染。

4. 病变形成

淋球菌侵入黏膜下层后继续增殖，约在 36 小时内繁殖一代。通过其内毒素脂多糖、补体和 IgM 等协同作用，形成炎症反应，使黏膜红肿。同时，由于白细胞的聚集和死亡，上皮细胞的坏死与脱落，出现了脓液。腺体和隐窝开口处病变最为严重。

5. 蔓延播散

淋球菌感染后造成的炎症可沿泌尿、生殖道蔓延播散，在男性可扩展至前列腺、精囊腺、输精管和附睾，在女性可蔓延到子宫、输卵管和盆腔。严重时淋球菌可进入血液向全身各个组织器官播散，导致播散性感染。

三、临床表现

潜伏期 1 ~ 10 天，平均 3 ~ 5 天，50% ~ 70% 的妇女感染淋菌后，无明显临床症状，易被忽略，但仍具有传染性。有些女性仅表现为阴道分泌物增多而不予注意。

1. 下生殖道感染

淋病奈瑟菌感染初期会引起尿道炎、宫颈管黏膜炎、前庭大腺炎，被称为无并发症淋病。尿道炎表现为尿频、尿急、尿痛，排尿时尿道口灼热感，检查可见尿道口红肿、触痛，经阴道前壁向耻骨联合方向挤压尿道或尿道旁腺，可见脓性分泌物流出。宫颈黏膜炎表现为阴道脓性分泌物增多，外阴瘙痒或灼热感，偶有下腹痛。检查可见宫颈明显充血水肿、糜烂，有脓性分泌物从宫颈口流出，宫颈触痛，触之易出血。若有前庭大腺炎，可见腺体开口处红肿、触痛、溢脓，若腺管阻塞可形成脓肿。淋病奈瑟菌可同时感染以上部位，因而临床表现往往为数种症状并存。

2. 上生殖道感染

无并发症淋病未经治疗或治疗不当，淋病奈瑟菌可上行感染至盆腔脏器，导致淋菌性盆腔炎性疾病（GPID），包括急性输卵管炎、子宫内膜炎、继发性输卵管卵巢脓肿、盆腔腹膜炎和盆腔脓肿等。10% ~ 15% 的淋菌性子宫内膜炎可上行感染，发生淋菌性盆腔炎、输卵管炎、卵巢炎、附件炎及宫体炎。可引起输卵管阻塞、积水和不孕。如与卵巢粘连，可导致输卵管卵巢脓肿，一旦脓肿破裂可引起化脓性腹膜炎。66% ~ 77% 的盆腔炎多发生于月经后，主要见于年轻育龄妇女。多在经期或经后 1 周内发病，起病急，典型症状为双侧下腹剧痛，一侧较重，发热、全身不适，发热前可有寒战，常伴食欲缺乏、恶心和呕吐。患者多有月经延长或不规则阴道出血，脓性白带增多等。若脓液由开放的输卵管伞端流入子宫直肠陷凹，刺激该处腹膜而产生肛门坠痛感。体格检查下腹两侧深压痛，若有盆腔腹膜炎则可有腹壁肌紧张及反跳痛。妇科检查宫颈外口可见脓性分泌物流出，宫颈充血、水肿、举痛，双侧附件增厚、压痛。若有输卵管卵巢脓肿，可触及附件囊性包块，压痛明显。

3. 播散性淋病

是指淋病奈瑟菌通过血循环传播，引起全身性疾病，病情严重，若不及时治疗可危及生命。约 1% ~ 3% 的淋病可发生播散性淋病，早期菌血症可出现高热、寒战、皮损、不对称的关节受累以及全身症状，晚期则表现为永久性损害，例如关节炎、心内膜炎、心包炎、胸膜炎、肺炎、脑膜炎等全身病变。确诊主要根据临床表现和血液、关节液、皮损部位渗出物淋菌培养阳性。

特殊情况：孕期淋病，妊娠对淋病的表现无明显影响，但是淋病对母婴都有影响。孕早期感染淋病可致流产；晚期可引起绒毛膜羊膜炎，而致胎膜早破、早产，胎儿生长受限。分娩时产道损伤、产妇抵抗力差；产褥期淋菌易扩散，引起产妇子宫内膜炎、输卵管炎，严重者引起播散性淋病。约1/3新生儿通过淋病孕妇的软产道时可感染淋病奈瑟菌，出现新生儿淋球菌性眼炎，若治疗不及时，可发展成角膜溃疡、角膜穿孔甚至失明。

四、诊断

1. 核酸扩增试验（NAATs）

美国食品药品管理局（FDA）批准应用菌株培养法和NAATs诊断NG。NAATs可用于检测宫颈拭子、阴道拭子、尿道拭子（男性）和尿液标本（女性与男性）等。FDA尚未批准应用NAATs检测直肠、咽部与结膜标本。但临床实验室改进修正案（CLIA）认证的实验室可以应用NAATs检测直肠、咽部与结膜标本。通常NAATs检测生殖道和非生殖道NG的灵敏度优于培养。如果怀疑或证明治疗失败，需要同时行细菌培养和药敏试验。

2. 菌株培养法

标本在选择培养基上培养可明确诊断，并可以进行药敏试验，可应用于各种临床标本。从治疗失败患者中分离的菌株要进行药敏试验。此为诊断淋病的金标准方法。先拭去宫颈口分泌物，用棉拭子插入宫颈管1.5~2.0 cm，转动并停留20~30秒，取出分泌物进行标本分离培养，注意保湿、保暖、立即送检、接种。培养阳性率为80.0%~90.5%。若需要确诊试验，可对培养的淋菌进行糖发酵试验及直接免疫荧光染色检查。

3. 革兰染色涂片法

男性尿道分泌物涂片行革兰染色，镜下可见大量多形核白细胞，多个多形核白细胞内可见数量不等的革兰阴性双球菌，特异度>99%，灵敏度>95%。革兰染色涂片对宫颈管、直肠和咽部NG感染检出率低，对于女性患者，仅为40%~60%，且宫颈分泌物中的有些细菌与淋菌相似，可有假阳性，只能作为筛查手段。不推荐应用。

4. 其他

可对所有的淋病患者测试其他性传播疾病（STD），包括沙眼衣原体感染、梅毒和人类免疫缺陷病毒（HIV）。孕期淋病和妊娠期淋病严重影响母体和胎儿健康，多数淋病孕妇无症状，因此对高危孕妇（即性活跃期妇女或具有其他个体或群体的风险因素），产前检查时应取宫颈管分泌物培养，以便及时诊断治疗。

五、治疗

1. 一般原则

早期诊断，早期治疗，使用敏感抗生素，遵循及时、足量、规则用药的原则；根据不同的病情采用不同的治疗方案；治疗后应进行随访；性伴应同时进行检查和治疗。告知患者在其本人和性伴完成治疗前禁止性行为。由于耐青霉素的菌株增多，目前选用的抗生素以第三代头孢菌素类及喹诺酮类药物为主。无并发症的淋病，推荐大剂量单次给药，以保证足够的血药浓度灭菌，推荐药物的治愈率大于97%。有并发症的淋病，应该连续每日给药，并保证足够治疗时间。注意多重病原体感染，一般应同时用抗沙眼衣原体的药物或常规检测有无沙眼衣原体感染，也应做梅毒血清学检测以及HIV咨询与检测。

2. 治疗方案

（1）无并发症淋病

1）淋菌性尿道炎、子宫颈炎、直肠炎。推荐方案：头孢曲松 250 mg，单次肌内注射；或大观霉素 2 g（宫颈炎 4 g），单次肌内注射；如果衣原体感染不能排除，加抗沙眼衣原体感染药物。替代方案：头孢噻肟 1 g，单次肌内注射；或其他第 3 代头孢菌素类，如已证明其疗效较好，亦可选作替代药物。如果衣原体感染不能排除，加抗沙眼衣原体感染药物；

2）儿童淋病：体重 >45 kg 者按成人方案治疗，体重 <45 kg 者按以下方案治疗。推荐方案：头孢曲松 25 ~ 50 mg（最大不超过成人剂量），单次肌内注射；或大观霉素 40 mg/kg（最大剂量 2 g），单次肌内注射。如果衣原体感染不能排除，加抗沙眼衣原体感染药物：阿奇霉素 1 g，单次口服或多西环素 100 mg，每天 2 次，口服 7 天。

（2）有并发症淋病

1）淋菌性盆腔炎门诊治疗方案：头孢曲松 250 mg，每天 1 次肌内注射，共 10 天；加服多西环素 100 mg，每日 2 次，共 14 天；加口服甲硝唑 400 mg，每日 2 次，共 14 天。

2）住院治疗推荐方案 A：头孢替坦 2 g，静脉滴注，每 12 小时 1 次；或头孢西丁 2 g，静脉滴注，每 6 小时 1 次，加多西环素 100 mg，静脉滴注或口服，每 12 小时 1 次。注意：如果患者能够耐受，多西环素尽可能口服。在患者情况允许的情况下，头孢替坦或头孢西丁的治疗不应 <1 周。对治疗 72 小时内临床症状改善者，在治疗 1 周时酌情考虑停止肠道外治疗，并继以口服多西环素 100 mg，每日 2 次，加口服甲硝唑 500 mg，每日 2 次，总疗程 14 天。

3）住院治疗推荐方案 B：克林霉素 900 mg，静脉滴注，每 8 小时 1 次，加庆大霉素负荷量（2 mg/kg），静脉滴注或肌内注射，随后给予维持量（1.5 mg/kg），每 8 小时 1 次，也可每日 1 次给药。

注意：患者临床症状改善后 24 小时可停止肠道外治疗，继以口服多西环素 100 mg，每日 2 次；或克林霉素 450 mg，每日 4 次，连续 14 天为一个疗程。多西环素静脉给药疼痛明显，与口服途径相比没有任何优越性；孕期或哺乳期妇女禁用四环素、多西环素。妊娠头 3 个月内应避免使用甲硝唑。

（3）播散性淋病：推荐住院治疗。需检查有无心内膜炎或脑膜炎。如果衣原体感染不能排除，应加抗沙眼衣原体感染药物。推荐方案：头孢曲松 1 g，每日 1 次肌内注射或静脉滴注，共 ≥10 天。替代方案：大观霉素 2 g，肌内注射，每日 2 次，共 ≥10 天。淋菌性关节炎者，除髋关节外，不宜施行开放性引流，但可以反复抽吸，禁止关节腔内注射抗生素。淋菌性脑膜炎者治疗疗程约 2 周，心内膜炎疗程 >4 周。

妊娠期感染推荐方案：头孢曲松 250 mg，单次肌内注射；或大观霉素 4 g，单次肌内注射。如果衣原体感染不能排除，加抗沙眼衣原体感染药物，禁用四环素类和喹诺酮类药物。对于所有新生儿，无论母亲有无淋病，即以 1% 硝酸银滴眼，预防新生儿淋菌性结膜炎，已成为淋病常规筛查的指南。

（4）随访：单纯淋菌感染用推荐方案或可选择的方案，治疗结束时不需要检查评估疗效。治疗后持续有症状者或持续感染的患者应做淋菌培养，同时还需要检测其他病原体，因为持续的尿道炎、宫颈炎、直肠炎可能是由衣原体或其他病原体引起。淋球菌重复感染较多见，建议治疗后 3 个月淋球菌培养复查，性伴侣应同时检查。

（5）性伴侣治疗：为预防感染和防治传播，对患者性伴侣应进行评估检查。对于患者发病或确诊 2 个月内有性行为或固定的性伴侣者，应该同时治疗。治疗期间禁止性生活直至症状消失。

六、预后

对于急性淋病早期，及时、正确的治疗可以完全治愈，无并发症淋病经单次大剂量药物治疗，治愈率可达95%；若延误治疗或治疗不当，可产生并发症或播散性淋病。因此，在淋病急性期应给予积极治疗。

（赵　青）

第二节　梅毒

梅毒是由苍白螺旋体引起的一种全身慢性传染病，主要通过性交传播，侵入部位大多为阴部。临床表现极为复杂，几乎侵犯全身各器官，造成多器官损害。早期主要侵犯皮肤黏膜，晚期可侵犯血管、中枢神经系统及全身各器官。可通过胎盘传给胎儿。

梅毒螺旋体的运动极为活跃。在人体外很容易死亡，在干燥的环境中和阳光直射下迅速死亡，在潮湿的器皿和毛巾上可生存数小时，39℃环境下生存4小时死亡。40℃下失去传染力，3小时死亡。48℃下可生存30分钟，60℃下仅生存3~5分钟。100℃下立即死亡。对寒冷抵御力强，0℃下可存活1~2天，−78℃以下经年不丧失传染性。肥皂水和一般消毒液均可使其死亡。血液中的梅毒螺旋体4℃放置3天即可死亡，故血库4℃冰箱储存3天以上的血液通常可避免传染梅毒的风险。

一、传播途径

1. 性接触传播

最主要的传播途径，约占95%；患者在感染后1年内最具传染性，随病期延长，传染性越来越小，病期超过4年者基本无传染性。

2. 非性接触传播

少数患者因医源性途径、接吻、哺乳、接触污染物以及输血而感染。

3. 垂直传播

母婴传播，患梅毒孕妇，即使病期超过4年，其梅毒螺旋体仍可通过胎盘感染胎儿，引起先天性梅毒。

二、发病机制

梅毒的发病机制至今尚未完全明确。梅毒螺旋体的致病能力与黏多糖及黏多糖酶有关，螺旋体表面似荚膜样的黏多糖能够保护菌体免受环境中不良因素的伤害并有抗吞噬作用。黏多糖酶能作为细菌受体与宿主细胞膜上的黏多糖相黏附，梅毒螺旋体借其黏多糖酶与组织细胞黏附。黏多糖物质几乎遍布全身组织，因而，梅毒感染几乎累及全身组织，不同组织中黏多糖含量不一，其中尤以皮肤、眼、主动脉、胎盘、脐带中黏多糖基质含量较高，故对这些组织的损伤也较为常见和严重，此外，胎盘和脐带在妊娠18周才发育完善，含有大量的黏多糖，故梅毒螺旋体从母体转移到胎儿必须在18周以后才发生。

人类是梅毒螺旋体的唯一宿主。临床上绝大多数病例是通过有活动性病灶感染者的亲密接触而获得。病原体经由完整的黏膜表面或皮肤微小破损灶进入体内，在临床症状出现前，菌体在感染局部繁殖，经过 2 ~ 4 周（平均 3 周）的潜伏期，通过免疫反应引起侵入部位出现破溃，即硬下疳。如未经治疗或治疗不彻底，螺旋体在原发病灶大量繁殖后，侵入附近的淋巴结，再经淋巴及血循环播散到全身其他组织器官，造成全身多灶性病变，表现为二期梅毒。早期梅毒后 4 年或更长时间，一部分未治愈患者可进展到三期梅毒（晚期梅毒），发生皮肤、骨与内脏的树胶肿损害（梅毒瘤），心血管及神经系统损害。

三、临床表现

1. 分类与分期

根据传播途径不同可分为获得性梅毒（后天梅毒）和先天梅毒（先天梅毒）两类；每一类依病情发展分为早期和晚期。本节主要介绍获得性梅毒。

2. 获得性梅毒

根据病程可分为早期梅毒和晚期梅毒。早期梅毒包括一期梅毒、二期梅毒及早期潜伏梅毒，病程在 2 年以内；晚期梅毒包括三期梅毒及晚期潜伏梅毒，病程在 2 年以上。潜伏梅毒指梅毒未经治疗或用药剂量不足，无临床症状，梅毒血清反应阳性，没有其他可以引起梅毒血清反应阳性的疾病存在，脑脊液正常者。感染期限在 2 年以内的为早期潜伏梅毒，2 年以上为晚期潜伏梅毒。

（1）一期梅毒：主要表现为硬下疳，常发生于感染后 2 ~ 4 周。梅毒螺旋体经皮肤黏膜的擦伤处侵入机体，数小时即沿淋巴管到达附近淋巴结，2 ~ 3 天后侵入血循环，经过 3 周（9 ~ 90 天）的潜伏期，在入侵部位形成硬下疳，为一期梅毒。好发于外生殖器，呈单个，偶见 2 ~ 3 个，圆形或椭圆形无痛性溃疡，直径 1 ~ 2 cm，边界清楚，稍高出皮面，表面呈肉红色，糜烂，有少量渗液，触之软骨样硬度，无痛，表面和渗液内均含大量梅毒螺旋体。初起时为小红斑或丘疹，进而形成硬结，表面破溃形成溃疡。硬下疳出现 1 ~ 2 周，可有局部或腹股沟淋巴结肿大，无化脓破溃，无疼痛及压痛，多为单侧，大小不等，较硬，无痛，不粘连，称硬化性淋巴结炎，穿刺液中可有大量梅毒螺旋体。此时，机体产生抗体杀灭大部分梅毒螺旋体，硬下疳未经治疗可于 3 ~ 8 周内（多 6 ~ 8 周）消失，不留痕迹或遗留暗红色表浅瘢痕或色素沉着。由于梅毒螺旋体未被完全杀死，而进入无症状的潜伏期。硬下疳初期，梅毒血清反应大多呈阴性，以后阳性率逐渐提高，硬下疳出现 6 ~ 8 周后，血清反应全部变为阳性。

（2）二期梅毒：主要表现为皮肤梅毒疹。若一期梅毒未经治疗或治疗不规范，潜伏期梅毒螺旋体继续增殖，由淋巴系统进入血液循环可达全身，引起二期早发梅毒，常发生在硬下疳消退后 3 ~ 4 周（感染后 9 ~ 12 周），少数可与硬下疳同时出现。以皮肤黏膜典型的梅毒疹为主要特点，亦可见于骨骼、心脏、心血管及神经系统损害。多有前驱症状，常伴有低热、食欲减退、头痛、肌肉关节及骨骼酸痛等。

1）皮肤损害：80% ~ 95% 的患者可出现皮肤损害。①各种丘疹，包括斑疹，斑丘疹、丘疹鳞屑性梅毒疹及脓疱疹等，常出现于躯干、四肢，也可在面部与前额部，皮疹特点为多形性、对称、泛发。皮疹持续 2 ~ 6 周可自然消退。②扁平湿疣，多见于皮肤相互摩擦和潮湿的外阴及肛周。③梅毒性白斑，多见于颈部。④梅毒性脱发，呈虫蚀样，多发生于颞部。

2）黏膜损害：常与皮损伴发，其中最典型的是黏膜斑，呈圆形、椭圆形糜烂面，边缘清楚，表面潮湿，有灰白色伪膜，好发于口腔黏膜和外生殖器。也可见于梅毒性黏膜咽炎和舌炎。

3）系统性损害：主要有骨损害，表现为骨膜炎、关节炎，多发生在四肢的长骨和大关节处。眼损害以虹膜炎、虹膜睫状体炎及脉络膜炎较多见。神经损害可分为无症状性和有症状性神经梅毒两类，前者仅有脑脊液异常，后者以梅毒性脑膜炎为主。部分患者可发生虫蚀样脱发。

此期大部分梅毒螺旋体可被机体产生的抗体所杀灭，小部分进入潜伏期。当机体抵抗力下降，梅毒螺旋体又可进入血液循环，再现二期梅毒症状，称二期复发梅毒。

（3）三期梅毒：多发生于病程3~4年以上，此时体内损害处螺旋体少而破坏力强，主要表现为永久性皮肤黏膜损害，并可侵犯多种组织器官危及生命，尤其是心血管和中枢神经系统。基本损害为慢性肉芽肿，局部因动脉内膜炎所致缺血而使组织坏死。三期梅毒皮肤黏膜损害主要是梅毒性树胶样肿，初为皮下结节，常为单个，逐渐增大，与皮肤粘连呈浸润性斑块，中央软化，形成溃疡，流出黏稠树胶状脓汁，故名树胶肿。有中心愈合，四周蔓延的倾向，可排列成环形，多环形、马蹄形及肾形，破坏性大，愈合后有萎缩性瘢痕。结节性梅毒疹为簇集、坚硬的铜红色小结节，好发于头面部、背部及四肢伸侧。骨梅毒表现为骨膜炎、骨髓炎、关节炎、腱鞘炎等；眼梅毒表现为虹膜炎、虹膜睫状体炎、视网膜炎、角膜炎。

三期心血管梅毒多发生在感染后10~30年，发生率约10%，晚期心血管梅毒表现为主动脉炎、主动脉关闭不全、主动脉瘤，梅毒性冠状动脉口狭窄及心肌梅毒树胶肿。晚期神经梅毒发生于感染后3~20年，发生率约10%，表现为梅毒性脑炎、脑血管梅毒、麻痹性痴呆、脊髓痨、视神经萎缩。晚期梅毒可以致命。

四、实验室检查

1. 病原学检查

组织及体液的梅毒螺旋体的检测对早期梅毒的诊断具有十分重要的价值，特别是对已出现硬下疳，但梅毒血清反应仍阴性者。暗视野显微镜检查：是一种原始、最简便、最可靠的梅毒实验诊断方法，收集患处组织渗出液或淋巴结穿刺液，立即于暗视野显微镜下观察，可发现活动的梅毒螺旋体。也可采用免疫荧光染色。另外，可用涂片染色法，取皮损渗出物时应注意先用生理盐水清洁，然后挤压出渗出物，涂抹玻片后用不同方法进行病原学检查。

2. 梅毒血清学试验

梅毒螺旋体进入人体后，可产生两种抗体，非特异性的抗心磷脂抗体，可用牛心磷脂检测，称非梅毒螺旋体抗原血清反应；抗梅毒螺旋体抗体可用梅毒螺旋体检测出来，称梅毒螺旋体抗原血清反应。

（1）非梅毒螺旋体抗原血清反应：包括性病研究实验室试验（VDRL）、快速血浆反应素（RPR）环状卡片试验、血清不需加热的反应素试验（USR）。其敏感性高但特异性较低，可作为常规筛选试验，因可做定量试验及充分治疗后反应素可消失，故可用于疗效观察。

（2）梅毒螺旋体抗原血清反应：包括荧光螺旋体抗体吸附试验（FTA - ABS）、梅毒螺旋体血凝试验（TPHA）、梅毒螺旋体被动颗粒凝集试验（TPPA）、梅毒螺旋体制动试验 TPI、酶联免疫吸附试验 ELISA 等。其敏感性和特异性较好，一般用作证实试验，但这种方法是检测血清中抗梅毒螺旋体 IgG，充分治疗后仍能持续阳性，甚至终生不消失，因此，不能用作疗效观察。

（3）脑脊液检查：怀疑神经梅毒者应行脑脊液检查。神经梅毒患者脑脊液中淋巴细胞 $\geqslant 10 \times 10^6/L$，蛋白量 $> 50 \, mg/dl$，VDRL 阳性。

（4）梅毒血清假阳性反应：无梅毒螺旋体感染，但梅毒血清反应阳性，可分为技术性假阳性及生物学假阳性。技术性假阳性是由于标本的保存、输送及实验室操作的技术所造成的，如重复试验，无梅毒患者的试验可转为阴性；生物学假阳性则是由于患者有其他疾病或生理状况发生变化所导致。由其他螺旋体引起的疾病如品他、雅司、回归热、鼠咬症等出现的梅毒血清反应阳性。梅毒血清学假阳性主要发生在非螺旋体抗原血清试验中，在螺旋体抗原血清试验中则较少见。

五、诊断及鉴别诊断

梅毒的临床表现复杂，要鉴别的疾病很多，鉴别时要注意以下事项：①有无感染史；②皮疹的临床特点；③梅毒螺旋体检查；④梅毒血清反应；⑤必要时做组织病理学检查。

1. 一期梅毒

（1）硬下疳：需与软下疳、生殖器疱疹、性病性淋巴肉芽肿、糜烂性龟头炎、白塞病、固定型药疹、癌肿、皮肤结核等鉴别。

（2）梅毒性腹股沟淋巴结肿大：需与软下疳、性病性淋巴肉芽肿鉴别。

2. 二期梅毒

（1）梅毒性斑疹：需与玫瑰糠疹、银屑病、白癜风、花斑癣、药疹、多形红斑、远心性环状红斑等鉴别。

（2）梅毒性丘疹、斑丘疹和扁平湿疣：需与银屑病、体癣、扁平苔藓、毛发红糠疹、尖锐湿疣等鉴别。

（3）梅毒性脓疱疹：需与各种脓疱病、脓疱疮、臁疮、雅司、聚合性痤疮等鉴别。

（4）黏膜梅毒疹：需与传染性单核细胞增多症、地图舌、鹅口疮、扁平苔藓等鉴别。

3. 三期梅毒

（1）结节性梅毒疹：需与寻常狼疮、类肉瘤、瘤型麻风等鉴别。

（2）树胶肿：需与寻常狼疮、瘤型麻风、硬红斑、结节性红斑、小腿溃疡、脂膜炎、癌肿等鉴别。

4. 神经梅毒

血清和脑脊液的梅毒血清学试验对各型神经梅毒的鉴别诊断十分重要。

（1）梅毒性脑膜炎：需与由各种原因引起的淋巴细胞性脑膜炎相鉴别，包括结核性脑膜炎、隐球菌性脑膜炎、钩端螺旋体病和莱姆病等。

（2）脑膜血管梅毒：需与各种原因引起的脑卒中相鉴别，包括高血压、血管硬化性疾病、脑血栓等。

（3）全身性麻痹病：需与脑肿瘤、硬膜下血肿、动脉硬化、老年性痴呆、慢性酒精中毒和癫痫发作等相鉴别。

5. 心血管梅毒

梅毒性主动脉瘤需要与严重主动脉硬化症相鉴别；梅毒性冠状动脉病需要与冠状动脉粥样硬化相鉴别；梅毒性主动脉瓣闭锁不全需与慢性单纯性主动脉瓣闭锁不全相鉴别。

六、治疗

一般原则：及早发现，及时正规治疗，愈早治疗效果愈好；剂量足够，疗程规则，不规则治疗可增加复发率及促使晚期损害提前发生；治疗后要经过足够时间的追踪观察；对所有性伴同时进行检查和治疗。

各期梅毒的首选治疗药物均为青霉素 G。根据分期和临床表现决定剂型、剂量和疗程。

1. 不同时期梅毒的治疗

(1) 一期梅毒、二期梅毒

1) 推荐方案：成人推荐方案，苄星青霉素，240 万 U，单次，肌内注射。新生儿及儿童推荐方案，苄星青霉素，5 万 U/kg，最大剂量 240 万 U，单次，肌内注射。

2) 随访、疗效评价和重复治疗：在治疗后第 6 个月、第 12 个月进行非螺旋体试验评价疗效，如果疗效不确定或怀疑再次感染梅毒，可以增加随访次数。如在治疗后 6 个月内临床症状及体征持续存在或再次出现，或持续 2 周出现血清学检查抗体滴度增高 4 倍或以上，应视为治疗失败或再次感染梅毒，对于此类患者没有标准的治疗方法，至少应追踪临床表现、血清学检查、HIV 检查及脑脊液检查，如果无法随访，应予以重新治疗。推荐经脑脊液检查排除神经梅毒后，予以苄星青霉素，240 万 U，1 次/周，肌内注射，共 3 次。

3) 特殊情况：青霉素过敏。可采取以下方案。多西霉素 100 mg，口服，2 次/天，连续 14 天。四环素 500 mg，4 次/天，口服，连续 14 天。头孢曲松 1~2 g，1 次/天，肌内注射或静脉滴注，连续 10~14 天。阿奇霉素 2 g，单次口服，对某些一期梅毒及二期梅毒有效，仅当青霉素或多西霉素治疗无效时可以选用。若青霉素过敏者的依从性及随访追踪不能确定，应先行脱敏治疗后予以苄星青霉素治疗。

(2) 三期梅毒：包括神经梅毒和潜伏梅毒以外的晚期梅毒，如心血管梅毒或梅毒瘤树胶肿等。

1) 推荐方案：苄星青霉素，240 万 U，1 次/周，肌内注射，共 3 次。

2) 其他治疗：三期梅毒患者治疗前应行 HIV 检查及脑脊液检查。随访缺乏相关研究。

3) 特殊情况：青霉素过敏者的治疗应与感染病学专家商讨。

(3) 神经梅毒

1) 治疗方案：推荐方案，青霉素 1800 万~2400 万 U/d，300 万~400 万 U/4h，静脉滴注或持续静脉滴注，连续 10~14 天。若患者依从性好，也可考虑以下方案：普鲁卡因青霉素 240 万 U，1 次/天，肌内注射；丙磺舒 500 mg，4 次/天，口服，连续 10~14 天。可考虑在推荐方案或替代方案治疗结束后予以苄星青霉素 240 万 U，1 次/周，肌内注射，共 3 次。

2) 其他：虽然全身性应用糖皮质激素是常用的辅助治疗，但目前仍无证据证明应用这类药物是有益的。

3) 随访：在治疗后每 6 个月进行脑脊液检查，直到脑脊液细胞计数正常。治疗后 6 个月脑脊液细胞计数无下降或治疗后 2 年脑脊液细胞计数和蛋白未降至完全正常，予以重复治疗。

4) 特殊情况：青霉素过敏。头孢曲松，肌内注射或静脉滴注，连续 10~14 天。

(4) 潜伏梅毒：血清学检查阳性，排除一期、二期、三期梅毒。诊断早期潜伏梅毒的依据：在过去 12 个月内出现唯一可能的暴露，且符合以下条件：确有血清学检查转阳或持续 2 周以上非螺旋体试验抗体滴度升高 4 倍或以上；明确的一期梅毒或二期梅毒症状；其性伴侣存在一期梅毒或二期梅毒或早期潜伏梅毒。不符合上述条件，没有临床症状，血清学检查阳性的患者应诊断为晚期潜伏梅毒或分期未明的潜伏梅毒。

1) 治疗

成人：①早期潜伏梅毒治疗推荐方案：苄星青霉素 240 万 U，单次，肌内注射；②晚期潜伏梅毒或分期未明的潜伏梅毒治疗推荐方案：苄星青霉素 240 万 U，1 次/周，肌内注射，共 3 次，总剂量 720 万 U。

新生儿及儿童：①早期潜伏梅毒治疗推荐方案：苄星青霉素 5 万 U/kg，最大剂量 240 万 U，单次，肌内注射；②晚期潜伏梅毒治疗推荐方案：苄星青霉素 5 万 U/kg，每次最大剂量 240 万 U，1 次/周，肌内注射，共 3 次（总量为 15 万 U/kg，最大剂量 720 万 U）。

2）随访和疗效评价：在治疗后第 6、12、24 个月进行非螺旋体试验评价疗效。符合以下条件时需要脑脊液检查排除神经梅毒：①非螺旋体试验抗体滴度持续 2 周以上升高 4 倍或以上；②治疗后 1～2 年内，原来升高的非螺旋体试验抗体滴度（≥1：32）下降小于 4 倍；③出现梅毒的症状或体征。若脑脊液检查异常应按神经梅毒治疗。

3）特殊情况：青霉素过敏。多西霉素 100 mg，2 次/天，口服，连续 28 天。四环素 500 mg，口服，4 次/天，连续 28 天。头孢曲松，剂量及用法有待商榷。青霉素过敏的病人，如果用药依从性差或不能保证随访时，应经脱敏治疗后使用苄星青霉素。

2. 妊娠梅毒的治疗

孕妇均应在第 1 次产前检查时行梅毒血清学检查。可用非螺旋体试验或螺旋体试验中的一种检查方法进行梅毒筛查。螺旋体试验阳性孕妇应行非螺旋体试验，以便评价疗效。对梅毒高发地区孕妇或梅毒高危孕妇，在妊娠第 28～32 周及分娩前再次筛查。妊娠 20 周以上死胎史者均需要行梅毒血清学检查。所有孕妇在妊娠期间至少做 1 次梅毒血清学检查，如果未进行梅毒血清学检查，新生儿则不能出院。

（1）诊断：除病历清楚记录既往曾接受规律抗梅毒治疗或梅毒血清学检查非螺旋体试验抗体滴度下降良好外，梅毒血清学检查阳性孕妇均视为梅毒患者。螺旋体试验用于产前梅毒筛查，若为阳性，应行非螺旋体试验。若非螺旋体试验阴性，应再次行螺旋体试验（首选 TP–PA），最好用同一标本。若第 2 次螺旋体试验阳性，可确诊梅毒或既往梅毒病史。既往曾接受规范治疗者，不需要进一步治疗，否则应进行梅毒分期并根据梅毒分期进行治疗。若第 2 次螺旋体试验阴性，对于低危孕妇且否认梅毒病史者，初次螺旋体试验则为假阳性。对于低危孕妇，无临床表现，性伴侣临床及血清学检查阴性，应于 4 周后再次行血清学检查，若 RPR 和 TP-PA 仍为阴性，则不需要治疗。若随访困难，否认抗梅毒治疗病史者应根据梅毒分期进行治疗。

（2）治疗：根据梅毒分期采用相应的青霉素方案治疗。

其他治疗：一期梅毒、二期梅毒及早期潜伏梅毒，可以在治疗结束后 1 周再次予以苄星青霉素，240 万 U，肌内注射。妊娠 20 周以上的梅毒孕妇应行胎儿彩色超声检查，排除先天梅毒。胎儿及胎盘梅毒感染的 B 超表现（如肝大、腹腔积液、水肿及胎盘增厚）提示治疗失败，此时应与产科专家商讨进一步处理。如治疗中断应重新开始治疗。

随访和疗效评价：多数孕妇在能做出疗效评价之前分娩。在妊娠第 28～32 周和分娩时进行非螺旋体试验评价疗效。对高危人群或梅毒高发地区孕妇需要每月检查非螺旋体试验，以发现再感染。如果在治疗 30 天内分娩，临床感染症状持续至分娩，或分娩时产妇非螺旋体试验抗体滴度较治疗前高 4 倍，提示孕妇治疗效果可能不佳。

（赵　青）

第三节　尖锐湿疣

尖锐湿疣（CA）是由人乳头瘤病毒（HPV）感染后引起的外阴皮肤黏膜良性增生，亦可累及肛门、阴道及宫颈，主要经性传播，治疗上以去除病灶及改善症状为主。它是最常见的性传播疾病之一，国外发病率占性病的第二位，且目前呈不断上升趋势。

一、病因

尖锐湿疣是由人乳头瘤病毒感染引起的鳞状上皮增生性疣状病变。人是 HPV 唯一宿主，病毒颗粒直径为 50～55nm。近年来分子生物学技术研究发展迅速，证实 HPV 有一百种以上的型别，其中超过三十种与生殖道感染有关，除可以引起尖锐湿疣，还与生殖道肿瘤有关。HPV 普遍存在于自然界，促使感染的高危因素有过早性生活、多个性伴侣、免疫力低下、高性激素水平、吸烟等。CA 往往与多种 STD 合并存在，如梅毒、淋病、外阴阴道假丝酵母菌病、衣原体感染等。

二、传播途径

本病 60% 是通过性生活传播的，发病 3 个月左右时传染性最强。另外，尖锐湿疣还能通过间接接触传播，如共用浴盆、毛巾、游泳衣都可能成为传播途径；家庭成员间非性行为的密切接触也能造成传播。本病的另一条传播途径即母婴传播，患病的母亲通过阴道分娩或日常生活，将病毒传染给婴儿，使婴儿患病。

三、发病机制

HPV 主要作用于鳞状上皮细胞，而三种鳞状上皮（皮肤、黏膜、化生）对 HPV 感染都敏感，当含有比较大量 HPV 病毒颗粒的脱落表层细胞或角蛋白碎片通过损伤的皮肤黏膜到达基底层细胞，由于 HPV 的亚型、数量、存在状态及机体免疫状态的不同而结局迥异。若感染低危型 HPV，病毒进入宿主细胞后，其 DNA 游离于宿主染色体外，HPV 在基底层细胞脱衣壳，随细胞分化，HPV 的 E 区蛋白表达，刺激 HPV 利用宿主的原料、能量及酶在分化细胞（主要为棘层细胞）进行 DNA 复制，随后 L 区基因刺激在颗粒细胞合成衣壳蛋白并包装病毒基因组，在角质层细胞包装成完整病毒体，当角质层细胞坏死、脱落后释放大量病毒再感染周围正常细胞，病毒复制时 E 区蛋白能诱导上皮增生及毛细血管超常增生，从而产生增殖感染，表现为镜下呈现表皮增生、变厚，临床表现为乳头状瘤。若感染高危型，其 DNA 整合到宿主细胞染色体，不能产生完整的病毒体，E_6、E_7 转化基因表达，导致鳞状上皮内瘤变及浸润癌的发生，感染时乳头样瘤表现不明显。

虽然 HPV 感染多见，美国年轻女性感染率为 30%～50%，但由于 HPV 感染后，机体产生的细胞免疫及体液免疫可清除大部分 HPV，因此只有一部分人群呈 HPV 潜伏感染，少数呈亚临床感染（SPI），极少数发生临床可见的尖锐湿疣。潜伏感染是指皮肤黏膜肉眼观察正常，醋酸试验、阴道镜等检查阴性，但分子生物学检查发现 HPV 感染。亚临床 HPV 感染是指无肉眼可见病灶，但醋酸试验、阴道镜、细胞学、病理学检查发现 HPV 感染改变。

四、临床表现

尖锐湿疣潜伏期为 3 周到 8 个月，平均为 3 个月，尖锐湿疣多见于性活跃的青、中年男女，发病高峰年龄为 20～25 岁。女性尖锐湿疣好发在大小阴唇、阴蒂、肛周、宫颈和阴道，偶见于腋窝、脐窝、乳房等处。尤其易发生于有慢性淋病、白带多者。有些患者可发生在以上多处，少数患者可出现在生殖器、肛门以外如足趾缝间、口腔舌边缘、舌系带、脐窝等处。尖锐湿疣初起为又小又软的淡红色丘疹，顶端稍尖，以后逐渐增大、增多，融合成乳头状、菜花状或鸡冠状等大小不等、形态不一的增生物，部

分皮损根部可有蒂。因分泌物浸润表面可呈白色、污灰色。呈红色时或有出血表现，颗粒间积有脓液、发出恶臭味。而发生在宫颈部位者，常无典型的乳头状形态，增生物一般较小，境界清楚，表面光滑，或呈颗粒状、沟回状、单发或多发、散在或融合。患者感到阴部瘙痒、有异物感、阴部灼痛、性交时疼痛或出血。由于局部搔抓、摩擦，可使疣体破损、表面糜烂而出现渗液、出血和继发感染，由于不断搔抓，疣体的增长更为明显。位于湿热湿润部位的疣常表现为丝状或乳头瘤状，易融合成大的团块。妊娠期由于孕妇免疫功能低下及生殖器官供血丰富，为病灶迅速生长提供了条件。所以，尖锐湿疣在孕期生长明显加快，有的长到荔枝或鸭蛋大小，堵满阴道口，分娩时可引起大出血。亚临床感染是指临床上肉眼不能辨认的病变，需用阴道镜及醋酸液辅助检查。发生尖锐湿疣后，由于HPV与机体免疫因素的相互作用，10%~30%患者的病变可自然消退，部分患者病变持续不变，部分患者病变进一步进展。

五、诊断

生殖器尖锐湿疣通常呈扁平状、丘疹状或菜花样生长，多生长于生殖器黏膜。生殖器尖锐湿疣可以通过视诊得出诊断，对于临床症状和体征不典型者，要借助辅助检查来确诊。

六、辅助检查

1. 细胞学检查

细胞学涂片中可见挖空细胞、角化不良细胞或角化不全细胞及湿疣外基底细胞。细胞学检查特异性较高，但敏感性低。挖空细胞的特点为细胞体积大，核大，单核或双核，核变形或不规则，轻度异型性，细胞核周围空晕。挖空细胞形成机制，可能是HPV在细胞核内复制，使细胞核增大，而细胞质内线粒体肿胀、破裂，糖原溶解、消失，形成核周空泡。它是HPV感染后细胞退行性变。免疫组织化学研究提示挖空细胞核内或核周有HPV颗粒。

2. 醋酸试验

用3%~5%醋酸外涂疣体2~5分钟，病灶部位变白稍隆起，而亚临床感染则表现为白色的斑片或斑点。本试验的原理是蛋白质与酸凝固变白的结果，HPV感染细胞产生的角蛋白与正常的未感染上皮细胞产生的不同，只有前者才能被醋酸脱色。醋酸白试验对辨认早期尖锐湿疣损害及亚临床感染是一个简单易行的检查方法。对发现尚未出现肉眼可见改变的亚临床感染是一个十分有用的手段。醋酸白试验简单易行，有助于确定病变的范围，进行指导治疗。但醋酸白试验并不是个特异性的试验，对上皮细胞增生或外伤后初愈的上皮可出现假阳性的结果。所以不推荐作为HPV感染的筛查。

3. 阴道镜检查

阴道镜有助于发现亚临床病变，尤其对于宫颈病变，辅以醋酸试验有助于提高阳性率。涂以3%的醋酸后，尖锐湿疣可以呈现三种图像类型：①指状型，涂酸醋后显示多指状突起，基质呈透明黄色可见非常清晰的血管袢；②地毯型，呈白色片状，略突出于正常皮肤黏膜表面散在点状血管或螺旋状血管，是典型的反镶嵌阴道镜图像。③菜花型，明显突起，基底较宽或有细蒂，表面布满毛刺或珊瑚样突起，3%~5%的醋酸涂布后表面组织水肿变白如雪塑状。

4. 病理检查

主要表现：上皮呈密集乳头状增生；表皮角化不良；棘层细胞高度增生；基底细胞增生；挖空细胞为其特征性改变，主要位于上皮浅、中层，呈灶性或散在性分布；真皮内毛细血管增生，扩张，扭曲，周围常有较多密集的以中性粒细胞为主的炎性细胞浸润。

5. 核酸检测

可采用 PCR 及核酸 DNA 探针杂交检测 HPV，后者包括 southern 印迹杂交、原位杂交及斑点杂交。PCR 技术简单、快速，敏感性高，特异性强，不仅能确诊是否为 HPV 感染，且能确定 HPV 类型，但容易污染，假阳性率相对高。

七、诊断与鉴别诊断

典型病例，依据病史（性接触史、配偶感染史或间接接触史）、典型临床表现即可确诊。对于外阴有尖锐湿疣者，应仔细检查阴道、宫颈以免漏诊，并常规行宫颈细胞学检查以发现宫颈上皮内瘤变。对于体征不明显者，需进行辅助检查以确诊。

本病需与假性尖锐湿疣、扁平湿疣、鲍温病样丘疹病、生殖器鳞状细胞癌和皮脂腺异位症等进行鉴别。

1. 假性尖锐湿疣

病程较短，常发生在女性小阴唇内侧及阴道前庭，为白色或淡红色小丘疹，少见 2 个部位以上同时发生，多呈对称分布的颗粒状，无自觉症状，醋酸试验阴性。镜下见乳头较粗，上皮增生不明显，没有诊断性挖空细胞，HPV 检测阴性。

2. 乳头状瘤

瘤体常有蒂，单发，无假上皮瘤样增生，无角化不全，没有诊断性挖空细胞，HPV 检测阴性。

3. 扁平湿疣

为二期梅毒特征性皮损，发生在肛门、生殖器部位的多个或成群的红褐色蕈样斑块，表面扁平，基底宽，无蒂，常糜烂、渗出，皮损处取材在暗视野下可见梅毒螺旋体，梅毒血清学反应强阳性。

4. 鲍温病样丘疹病

皮损多为多发性，且多单个散在发生，其表面尚光滑，颜色多为淡红色、褐色、紫罗兰色或棕色，受摩擦后不易出血，其损害增长速度缓慢，多增长到一定程度后停止生长，醋酸试验阴性，组织病理学表现为表皮呈银屑病样增生，表皮乳头瘤样增生，棘层肥厚，可见角化不良细胞，棘细胞排列紊乱，真皮浅层血管扩张，周围有淋巴细胞、组织细胞浸润。

八、治疗

治疗生殖器疣的主要目标是尽早去除疣体，尽可能消除疣体周围亚临床感染和潜伏感染，减少复发。

生殖器疣的治疗应遵循患者的偏好及可用资源和医生的经验。目前尚不存在一个特别有优势的治疗方法，能够治疗所有的患者和所有的疣。由于未来传播 HPV 和 HPV 自限的不确定性，为数较多的研究者依然接受期待治疗的方法即顺其自然。多数患者有 <10 个生殖器疣，疣总面积 0.5～1.0 cm^2，这些疣应予各种治疗方式。

治疗方式的选择有如下几种：

1. CO_2 激光

是常用的治疗尖锐湿疣的方法。它的特点是在直视下较精准的控制治疗的深度和广度，操作方便，高效而且安全，对周围组织损伤程度小。激光的效能是通过光化作用、热作用、机械作用、电磁场、生物刺激这五大作用实现的，它作用于组织上，使病变组织变性，凝固，坏死，继而结痂，脱落，最后上皮修复。在治疗后，疣体当时即可脱落。对单发或少量多发湿疣，一般 1 次即可使疣体脱落。如疣体较大，激光治疗很容易复发。所以对多发或面积大的湿疣要做多次治疗，间隔时间一般为 1 周。激光尤其适用于多发灶，多中心病灶，以及残留和复发的病灶，可以反复多次操作。激光也可以协同其他技术提高疗效。

2. 冷冻治疗

它是以液氮或二氧化碳干冰冷冻皮肤病损，冷冻时需覆盖疣体表面，直至皮损周围形成数毫米的冷冻晕轮，使皮肤局部水肿、坏死，每个皮损均要反复冻融，以达到治疗的目的。尖锐湿疣是由于尖锐湿疣病毒的感染，导致皮肤黏膜的良性增生。它有大量的小血管，增殖迅速。用冷冻的方法可使尖锐湿疣内结冰，形成组织局部的高度水肿，从而破坏疣体。冷冻治疗的优点是局部不留痕迹，治愈率约 70%。可用喷雾法或直接接触法，冷冻通常隔 1 周做 1 次，连续 2 ~ 3 次。其特点是简单、廉价，很少发生瘢痕和色素脱失，妊娠期治疗安全。冷冻治疗疣体清除率为 44% ~ 75%。清除后 1 ~ 3 个月复发率为 21% ~ 42%。适用于疣体不太大或分布不太广泛的患者。但此治疗技术很难标准化，不同操作者治疗效果有很大差异。

3. 电灼

用高频电刀或电针烧灼。它的特点是操作简单，见效快。能直接切除和干燥疣体，治疗也较彻底。可用于任何尖锐湿疣的治疗，但是对施术者的技术要求较高，烧灼太过或不足都是有害的。由于电烧灼后皮肤表面愈合较缓慢，所以治疗后要注意预防感染。

4. 手术切除

尖锐湿疣一般不主张手术切除，因为手术创伤大，出血、感染等并发症多，不适用多发、散在的病灶。且术后易复发，疗效不理想。但对带蒂的较大的疣体，如有的患者尖锐湿疣生长过于迅速，大如菜花，其他方法治疗十分困难，可考虑手术治疗。为防止复发，术后配合其他治疗。手术时，大部分患者可在局麻下进行。建议浸润麻醉前常规使用局麻乳膏，能明显减少注射时的疼痛。使用 100 mg 利多卡因即能使组织快速浸润麻醉。

5. 微波治疗

它的原理是利用微波的高频振动，使疣体内部水分蒸发，坏死脱落。微波治疗的特点是，疣体破坏彻底，不易复发，但创面恢复较慢，容易继发感染。所以微波治疗特别适用于治疗疣体较大的、孤立、散在的尖锐湿疣。

6. 光动力治疗

它对靶组织及损伤程度都具有可选择性，可减少对正常组织的损伤。光动力学疗法有如下重要优点：

（1）创伤很小：借助光纤、内镜和其他介入技术，可将激光引导到体内深部进行治疗，避免了大手术造成的创伤和痛苦。

（2）毒性低微：进入组织的光敏药物，只有达到一定浓度并受到足量光照射，才会引发光动力学反应而杀伤病变细胞，是一种局部治疗的方法。人体未受到光照射的部分，并不产生这种反应，人体其他部位的器官和组织都不受损伤，也不影响造血功能，因此光动力疗法的毒副作用是很低微的。

（3）选择性好：光动力疗法的主要攻击目标是光照区的病变组织，对病灶周边的正常组织损伤轻微。

（4）可重复治疗。

（5）可协同手术提高疗效。

7. 局部外用药物

（1）咪喹莫特乳膏，咪喹莫特是一种免疫调节剂，具有抗病毒和抗肿瘤活性，通过诱导细胞因子的表达以增强抗病毒活性及刺激细胞免疫反应。将5%咪喹莫特乳膏，均匀涂抹一薄层于疣患处，轻轻按摩直到药物完全吸收，并保留6~10小时，每周三次，最长可用至16周。不良反应是局部灼热，疼痛。休息期会缓解，或通过减少使用频率来减轻。治疗16周，疣体清除率为35%~68%，女性清除率高于男性。复发率相对较低，为6%~26%。该药外用不良反应主要为红斑，偶尔发生重度炎症，使治疗中断。动物实验未显示咪喹莫特有致畸性。但妊娠期尖锐湿疣患者应用咪喹莫特治疗的安全性尚待进一步评估，因此，妊娠期不推荐应用。

（2）0.5%鬼臼毒素酊（或0.15%鬼臼毒素乳膏）：每日外用2次，连续3天，随后停药4天，7天为一疗程。如有必要，可重复治疗，不超过三个疗程。女性阴部及肛周疣体用0.15%的乳膏更有效。外用0.5%溶液3~6周，疣体清除率为45%~83%。外用0.15%的乳膏4周，疣体清除率为43%~70%，清除疣体后8~21周，复发率为6%~100%，且高达65%的患者用药后出现短暂的烧灼感、刺痛感、红斑和（或）糜烂。该药应禁用于妊娠期。治疗期间，育龄女性必须避免性生活或应用安全套。

（3）80%~90%三氯醋酸溶液，用棉棒蘸取少量溶液，直接涂于疣体上，通常每周1次。涂后用滑石粉去除未发生反应的酸液。此药适用于小的尖形的疣体或丘疹型疣体，不太适合角化的或大的疣体。三氯醋酸具有腐蚀性，烧灼过度可引起瘢痕，使用时应备好中和剂（如碳酸氢钠）。理想的治疗结果是浅表溃疡无瘢痕愈合。其治愈率为56%~81%，复发率为36%。所有药物在外用时均注意避开正常皮肤，以减少对周围正常皮肤的损伤。

8. 抗病毒治疗

阿昔洛韦口服，每日5次，每次200 mg，或其软膏外用；α-干扰素每日注射300万单位，每周用药5天，或干扰素300万单位注入疣体基部，每周两次，连用2~3周。干扰素具有抗病毒、抗增殖的作用，主要不良反应为流感样综合征，局部用药不良反应较少且轻微。

对已经治愈的患者，仍应定期仔细检查、防止复发。反复发作的尖锐湿疣，一定要注意有无癌变，需做组织病理学检查确定。孕妇患尖锐湿疣时应选用50%三氯醋酸溶液外用，激光治疗，冷冻治疗或外科手术治疗。

对于下生殖道尖锐湿疣患者，在开始治疗之前，需要确定HPV型别、行脱落细胞学检查并且活检了解病灶是否存在癌变情况。确诊尖锐湿疣的病例，需要根据疣体形态和病变程度，结合患者年龄，生育要求、个人意愿、检查情况、治疗经历以及术者经验、当地条件等选择个体化的治疗方案，没有千篇一律的治疗模式。

由于HPV感染存在自限性，且尚无有效去除病毒方法，若检查经确诊仅为HPV亚临床感染，没发生病变，则不需治疗。首次感染尖锐湿疣的患者要进行其他性传播疾病以及宫颈癌相关的筛查。排除淋球菌、衣原体、支原体、滴虫、真菌等病原体感染，如有，应同时治疗。治疗同时还需通知性伴侣一同检查以及接受相应的治疗。

九、性伴侣的处理

应评估现在及过去6个月内的性伴侣有无病变发生，并加强宣教，进行性病防治的教育和咨询，告知其性接触传染的可能性，性行为时推荐使用避孕套阻断传播途径。避孕套可以很大程度减少HPV对生殖器的感染，降低 HPV 相关疾病的风险，但在避孕套未覆盖区（如阴囊、外阴或肛周），HPV 感染仍有可能发生。

十、治愈标准和随访

治愈标准是疣体消失，其预后一般良好，治愈率较高，生殖器疣清除后，随访非常重要。复发易发生在治愈后的 3 个月内，复发率为 25%，而且小型外生殖器疣在疾病初期很难确定。因此，在治疗后的最初 3 个月，应嘱患者提高警惕，加强随诊，至少每 2 周随诊 1 次，有特殊情况（如发现有新发皮损或创面出血等）应随时就诊，以便及时得到恰当的临床处理。同时告知患者注意皮损好发部位，仔细观察有无复发。对于反复复发的顽固性尖锐湿疣，应及时做活检排除恶变。3 个月后，可根据患者的具体情况，适当延长随访间隔期。

（赵　青）

第四节　生殖器疱疹

生殖器疱疹（GH）是由单纯疱疹病毒（HSV）感染引起的，最常见的一种性传播性疾病。单纯疱疹病毒 2 型（HSV-2）感染是大多数生殖器疱疹的病因，几乎所有的单纯疱疹病毒 2 型经性接触传播。单纯疱疹病毒 1 型常常发生在儿童期，经非性传播途径，然而在发展中国家单纯疱疹病毒 1 型（HSV-1）已成为生殖器疱疹常见的病因。在美国，单纯疱疹病毒 1 型感染是生殖器疱疹的重要病因并且在学生中有发病增加的趋势。

一、病因

生殖器疱疹是指单纯疱疹病毒引起的泌尿生殖器及肛周皮肤黏膜溃疡，是一种慢性、复发性、难治愈的性传播疾病。HSV 属双链 DNA 病毒，分 HSV-1 及 HSV-2 两个血清型。50% 的首次发作的 GH 由 HSV-1 引起，是复发和亚临床脱落 GH 常常为 HSV-2 感染，确定引起 GH 的疱疹病毒类型可影响对患者预后的判断。

GH 可引起播散性 HSV 感染、病毒性脑膜炎、盆腔炎等一系列并发症，孕妇还可以引起胎儿感染和新生儿疱疹。在艾滋病流行地区，GH 增加了 HIV 感染的危险性，同时 HIV 的感染也改变了 GH 的流行状况和临床特点。HSV 感染也与宫颈癌的发生密切相关。

二、传播途径

由于 HSV 在体外不易存活，存在于皮损渗液、精液、前列腺液、宫颈及阴道的分泌物中，主要由性交直接传播，生殖器疱疹患者、亚临床或无表现排毒者及不典型生殖器疱疹患者为主要传染源，有皮损表现者传染性强。孕妇合并 HSV 感染，HSV 可通过胎盘造成胎儿宫内感染（少见）或经软产道感染新生儿（多见）。

三、发病机制

HSV 是嗜神经病毒，经破损的皮肤黏膜进入角质形成细胞，在细胞内复制，细胞发生肿胀、变性、坏死，造成皮肤损害。感染细胞可与未感染细胞融合，形成多核巨细胞。也可不产生临床症状而沿感觉神经轴索迁移到骶神经节，形成潜伏感染。HSV 感染后 1 周血中出现特异性 IgM 抗体，2 周左右出现特异性 IgG 抗体，抗体可中和游离病毒，阻止病毒扩散，但抗体不能清除潜伏的病毒，也不能预防疱疹复发。在机体免疫力降低或某些因素如日晒、月经、寒冷、发热、劳累等的作用下，可激活潜伏的 HSV，病毒沿感觉神经轴索下行到末梢而感染邻接的皮肤黏膜细胞并进行增殖，导致局部疱疹复发。

四、临床表现

初次感染生殖器疱疹的患者中，一半以上为隐性感染，即没有临床症状，显性感染只是少数，一般初次感染恢复后多数转为潜伏感染。可有原发性、复发性及亚临床性三种表现。

1. 原发性生殖器疱疹

潜伏期 2～20 天，外生殖器和宫颈有烧灼感及溃疡，导致外阴疼痛，排尿困难，阴道流液和腹股沟淋巴结肿大；群集性丘疹，可单簇或散在多簇，好发部位为大小阴唇、阴道口、尿道口、阴道、肛门周围、大腿或臀部，约90% 累及宫颈。亦有原发疱疹仅累及宫颈，宫颈表面易破溃形成大量排液。丘疹很快形成疱疹，疱液中可有病毒。2～4 天疱疹破裂形成糜烂或溃疡，随后结痂自愈，若未继发细菌感染，不留痕迹。发病前可有全身症状如发热、全身不适、头痛、肌肉酸痛等。有报道42% 的原发性 HSV－2 感染者及12% 原发性 HSV－1 感染患者并发病毒性脑膜炎；病情平均经历 2～3 周缓慢消退，但容易复发。妊娠妇女原发性 HSV 感染较非妊娠妇女病情更易发展为重症。尤其是疱疹性口炎和疱疹性外阴阴道炎，可导致播散性的皮肤病变甚至累及内脏引起肝炎、脑炎、血小板减少、白细胞减少及凝血功能障碍。虽然在妊娠妇女中播散性的病变并不常见，但其致死率可高达50%。此外，在妊娠晚期发生原发性的 HSV 感染引起黏膜病变，更易导致播散性病变的发生并且经阴道分娩可传染给新生儿。

2. 复发性生殖器疱疹

50%～60% 原发性感染患者在半年内复发。发病前局部烧灼感、针刺感或感觉异常，随后群簇小水疱很快破溃形成糜烂或小溃疡。复发者症状较轻，水疱和溃疡数量少，面积小，愈合时间短，病程 7～10 天，较少累及宫颈，腹股沟淋巴结一般不肿大，无明显全身症状。可间隔 2～3 周或月余复发多次。大多数的复发性生殖器疱疹由 HSV－2 感染引起，因为 HSV－2 较 HSV－1 生命力更顽强。

3. 亚临床性生殖器疱疹

又称不典型生殖器疱疹，有报道指出可占感染者的50%～70%，较难识别，有时仅表现为大小阴唇上的细微裂口、表浅糜烂，甚至是局限性红斑，除皮疹不典型外，部位也不典型，如有的在肛门周围、臀部骶尾部、会阴部，甚至下腹部。由于症状或部位的不典型易被忽略，耽搁了就诊时间，也成为该病的主要传染源。

五、诊断

生殖器疱疹的临床诊断缺乏敏感性和特异性。许多 HSV 感染缺乏典型的疼痛性多发性水疱或溃疡性皮损。临床诊断生殖器疱疹时有必要进行实验室检测。根据病毒学或血清学检测对病毒分型，确定对性传播疾病患者的处理。

1. 病毒检测

直接识别病毒或病毒成分。

（1）病毒培养：取皮损处标本进行病毒培养、分离、鉴定、分型，是诊断 HSV 感染的金标准，但操作复杂，花费大，敏感性低，尤其对于复发性 GH 来说。

（2）细胞学检查：以玻片在疱疹底部作印片，Wright-Giemsa 染色，显微镜下见到具有特征性的多核巨细胞或核内嗜酸性包涵体，此法敏感性低、特异性低，不能作为诊断 HSV 感染的可靠依据。

（3）核酸检测：可应用核酸杂交技术及 PCR 技术诊断生殖器疱疹，可提高诊断的敏感性并进行分型。PCR 特别适用于诊断中枢系统的 HSV 感染。

仍需注意的是由于感染者为间歇性排毒，病毒培养或 PCR 结果阴性并不一定代表不存在感染。

2. 血清学检测

一种间接的方法。

病毒抗原检测：从皮损处取标本，以单克隆抗体直接免疫荧光试验或酶联免疫吸附试验检测 HSV 抗原，是临床常用的快速诊断方法，敏感度为 80% ~90%，特异度 ＞96%。疱疹病毒血清学检测主要用于：①复发性及不典型症状生殖器疱疹但病毒培养为阴性的患者；②临床诊断为生殖器疱疹，但无实验室的诊断依据；③性伴侣患生殖器疱疹。

六、治疗

生殖器疱疹为复发性疾病，目前尚无彻底治愈方法。治疗目的是减轻症状，缩短病程，减少 HSV 排放，控制其传染性。抗病毒治疗可使大部分有临床症状的患者获益。

1. 注意休息

避免饮酒及过度性生活，出现临床症状时应避免性生活。

2. 抗病毒治疗

以全身性抗病毒药物为主。

（1）原发性生殖器疱疹：常常首次发作症状轻微，但不久会长期出现较严重的症状，所以原发性生殖器疱疹需要接受抗病毒治疗。推荐：阿昔洛韦 400 mg，每天 3 次，连用 7 ~10 天；或阿昔洛韦 200 mg，每天 5 次，口服，连用 7 ~10 天；或伐昔洛韦 1000 mg，每天 2 次，口服，连用 7 ~10 天；或泛昔洛韦 250 mg，每天 3 次，口服，连用 5 ~10 天。但若未完全治愈，疗程可超过 10 天。

（2）复发性生殖器疱疹：最好在出现前驱症状或皮损出现 24 小时内开始治疗，有助于缩短病程、缓解症状，对于此类患者应长期备药以及时服用。推荐：阿昔洛韦 400 mg，每天 3 次，口服，连用 5 天；或阿昔洛韦 800 mg，每天 2 次，口服，连用 5 天；或阿昔洛韦 800 mg，每天 3 次，口服，连用 2 天；或泛昔洛韦 125 mg，每天 2 次，口服，连用 5 天；或泛昔洛韦 1000 mg，每天 2 次，口服，服用 1 天；或伐昔洛韦 500 mg，每天 2 次，口服，连用 3 天；或伐昔洛韦 1000 mg，每天 1 次，口服，连用 5 天。

（3）频繁复发患者（1 年复发 6 次以上）：为减少复发次数，可用抑制疗法，可降低复发性 GH 患者 70% ~80% 复发频率。推荐：阿昔洛韦 400 mg，每天 2 次，口服；或伐昔洛韦 500 mg，每天 1 次，口服；或泛昔洛韦 250 mg，每天 2 次，口服，连用 5 天。这些药物需长期服用，一般服用 4 个月至 1 年。

（4）严重感染：指原发感染症状严重或皮损广泛者。推荐：阿昔洛韦每次 5 ~10 mg/kg，每 8 小时 1 次，静脉滴注，连用 2 ~7 天或直至临床症状消退，随后改为口服药物抗病毒治疗，总疗程不少于 10 天。

3. 局部治疗

保持患处清洁、干燥，皮损处外涂3%阿昔洛韦霜、1%喷昔洛韦乳膏或酞丁胺霜等。

七、治愈标准及预后

患处疱疹损害完全消退，疼痛以及淋巴结肿痛消失为治愈。此病虽易复发，但预后良好。

（赵　青）

第五节　获得性免疫缺陷综合征

获得性免疫缺陷综合征（AIDS），又称艾滋病，是由人类免疫缺陷病毒（HIV）引起的性传播疾病。HIV可引起T淋巴细胞损害，导致持续性免疫缺陷，多个器官出现机会性感染及罕见恶性肿瘤，最后导致死亡。HIV属反转录RNA病毒，有HIV-1、HIV-2两个型别，引起世界流行的是HIV-1，HIV-2主要在西部非洲局部流行。

一、传播途径

HIV可存在于感染者的血液、精液、阴道分泌物、眼泪、尿液、乳汁、脑脊液中。艾滋病患者及HIV携带者均具有传染性。传播途径：①性接触传播：包括同性接触及异性接触。以往同性恋是HIV的主要传播方式，目前异性之间的传播日趋严重。②血液传播：见于吸毒者共用注射器；接受HIV感染的血液、血制品；接触HIV感染者的血液、黏液等。③母婴传播：HIV在妊娠期能通过胎盘传染给胎儿，或分娩时经软产道及出生后经母乳喂养感染新生儿。具有下列情况的孕妇易将病毒传染给胎儿：①早产。②孕期患性传播疾病。③孕期出现条件感染。④生育过HIV感染儿。⑤P24阳性。⑥GP120抗体水平低。⑦CD4计数<400/mm³及有HIV感染症状者。

二、发病机制

最近的研究显示，导致艾滋病的机制始动于感染后的最初数周至数月。急性感染期大量病毒复制，使淋巴外组织的CD4⁺效应记忆T细胞严重缺失，免疫系统显著受损，决定了免疫系统最终衰竭；慢性无症状期普遍的免疫活化，进行性的摧毁免疫系统功能组织，降低其再生能力，最终导致艾滋病。

HIV病毒体外层的脂蛋白包膜中嵌有gp120和gp41两种糖蛋白，gp120与淋巴细胞表面的CD4糖蛋白有嗜亲性，可与其特性异结合；gp41介导病毒包膜与宿主细胞膜融合。因此，HIV进入人体到达血液后，选择性地侵入CD4⁺淋巴细胞。HIV侵入CD4⁺淋巴细胞后，在病毒反转录酶作用下，合成DNA，并整合到宿主细胞的染色体，整合的病毒DNA既可在细胞内复制、形成完整的病毒体释放出细胞外，细胞死亡，感染新的细胞，也可呈潜伏感染状态，随细胞分裂而进入子代细胞。感染初期，HIV大量复制，产生病毒血症，临床表现为急性HIV感染症状。由于HIV的细胞内大量复制，导致CD4⁺淋巴细胞损伤、死亡，CD4⁺T细胞明显减少。黏膜部位主要的CD4⁺T细胞是效应记忆T细胞，这些细胞表达趋化因子CCR5，CCR5是HIV感染靶细胞需要的辅助受体，所以CCR5+CD4⁺T细胞是急性感染阶段病毒感染的靶细胞，这些细胞主要位于胃肠道。然后在机体的免疫作用下，CD8⁺CTL活化，杀伤HIV感染细胞，同时产生HIV抗体，病毒血症很快被清除，CD4⁺淋巴细胞数量回升。但HIV未被完全杀死，进入持续潜伏感染状态，HIV 处于缓慢复制阶段，临床表现为无症状 HIV 感染。随着 HIV 不断复制、扩散，CD4$^+$淋巴细胞不断死亡，如此周而复始，最后导致 CD4$^+$淋巴细胞耗竭，免疫功能严重破坏，并发各种条件致病菌的感染和肿瘤，临床表现为艾滋病，导致死亡。

三、临床表现

从感染 HIV 到发展为艾滋病的潜伏期长短不一，短至几个月，长达 17 年，平均 10 年。由于 HIV 感染后期常发生各种机会性感染及恶性肿瘤，因此，临床表现多样化。我国 1996 年 7 月 1 日起执行的《HIV/AIDS 诊断及处理原则》标准中，将艾滋病分为 3 个阶段。

1. 急性 HIV 感染期　部分患者在感染 HIV 初期无症状，但大部分 HIV 感染后 6 天~6 周可出现急性症状，临床主要表现为：①发热、乏力、咽痛、全身不适等上呼吸道感染症状；②个别有头痛、皮疹、脑膜炎或急性多发神经炎；③颈、腋及枕部有肿大淋巴结，类似传染性单核细胞增多症；④肝脾肿大。上述症状可自行消退。约在感染 HIV 2~3 个月后出现 HIV 抗体阳性，95% 感染者在 6 个月内 HIV 抗体阳性。从感染 HIV 至抗体形成的时期，称为感染窗口期。窗口期 HIV 抗体检测阴性，但具有传染性。

2. 无症状 HIV 感染期　临床常无症状及体征。血液中不易检出 HIV 抗原，但可以检测到 HIV 抗体。

3. 艾滋病　临床表现为：①原因不明的免疫功能低下。②持续不规则低热超过 1 个月。③持续原因不明的全身淋巴结肿大（淋巴结直径 > 1 cm）。④慢性腹泻超过 4~5 次/天，3 个月内体重下降 > 10%。⑤合并口腔假丝酵母菌感染、卡氏肺囊虫肺炎、巨细胞病毒感染、弓形虫感染、隐球菌脑膜炎、进展迅速的活动性肺结核、皮肤黏膜的 Kaposi 肉瘤、淋巴瘤等。⑥中青年患者出现痴呆症状。

四、实验室检查

1. HIV 抗体检测　初筛试验有酶联免疫吸附试验和颗粒凝集试验（加未致敏颗粒应显示阴性反应，而加致敏颗粒如显示凝集反应者则为阳性），确认试验有免疫印迹试验。

2. 病毒培养　病毒分离培养是诊断 HIV 感染最可靠的方法（需要 30 mL 血液，不适合新生儿）。

3. 病毒相关抗原检测　双抗体夹心法检测 HIV 相关抗原 P24。

4. 核酸检测　PCR 技术检测血浆中 HIV RNA。

5. 其他　CD4 细胞的计数和其他机会性感染原或抗体的检测。

五、诊断

1. 小儿 HIV/ AIDS 的诊断标准　由于母亲的抗体在小儿的体内可持续存在超过 18 个月以上，所以小于 18 个月的小儿应行病毒检测（一般是 HIV DNA 或 RNA 分析）确定其感染状态。中国疾病预防控制中心（CDC）感染监测机构明确认定小儿两次不同的标本病毒结果阳性以及大于 18 个月的小儿病毒试验阳性或者 HIV 抗体试验阳性被认为确定感染了 HIV。

CDC 修订了实验室标准，对于年龄很小的孩子，感染监测允许假设排除 HIV 感染：一个孩子未予母乳喂养假设未感染；无临床或实验室感染 HIV 的证据并且两次病毒检测阴性（一次大于等于出生后 2 周，一次大于等于出生后 4 周）或者大于等于出生后 8 周病毒检测阴性；或者大于等于出生后 6 个月一次 HIV 抗体阴性。

2. 成人 HIV/AIDS 的诊断标准 根据病史、临床表现及实验室检查诊断。

（1）急性 HIV 感染

1）流行病学史：包括：①同性恋或异性恋者有多个性伴侣史，或配偶或性伴侣抗 HIV 抗体阳性。②静脉吸毒史。③用过进口Ⅷ因子等血液制品。④与 HIV/AIDS 患者有密切接触史。⑤有过梅毒、淋病、非淋菌性尿道炎等性病史。⑥出国史。⑦抗 HIV（＋）者所生的子女。⑧输入未经抗 HIV 检测的血液。

2）临床表现：见上文。

3）实验室检查：①周围血白细胞计数及淋巴细胞总数起病后下降，以后淋巴细胞总数上升可见异型淋巴细胞。②CD4/CD8 比值大于 1；③抗 HIV 抗体由阴性转阳性者，一般经 2~3 个月才转阳性，最长可达 6 个月，在感染窗口期抗体阴性；④少数患者感染初期血清 P24 抗原阳性。

（2）无症状 HIV 感染：流行病学史同急性 HIV 感染。临床表现同上文。实验室检查：①抗 HIV 抗体阳性，经确诊试验证实。②CD4 淋巴细胞总数正常，CD4/CD8 大于 1。③血清 P24 抗原阴性。

（3）艾滋病：临床表现同上文。实验室检查：①抗 HIV 抗体阳性经确诊试验证实者。②P24 抗原阳性。③CD4 淋巴细胞总数小于 $200/mm^3$ 或 $200~500/mm^3$。④CD4/CD8 小于 1。⑤周围血 WBC、Hb 下降。⑥β_2 微球蛋白水平增高。⑦可找到上述各种合并感染的病原学或肿瘤的病理依据。

（4）病例分类：①HIV 感染者需表现为抗 HIV 抗体阳性，急性 HIV 感染系指高危人群在追踪过程中出现抗 HIV 阳转。②若有流行病学史，或有艾滋病临床表现，并且同时具备上述艾滋病实验检查①~⑦中的①③⑦三项者为艾滋病。

六、治疗

经过长时间的研究与应用，艾滋病的死亡率已经有所下降，艾滋病也由一种急性病转变为一种像乙肝一样的慢性病。数据显示艾滋病的死亡人数呈下降趋势。但是 HIV 感染和艾滋病目前尚无治愈方法，主要采取一般治疗、抗病毒药物及对症处理。

1. 何时开始治疗 何时开始治疗是一个问题。对于有症状的 HIV 感染者，不管其 $CD4^+T$ 细胞数或病毒负荷如何，以及 $CD4^+T$ 细胞数 $<0.2 \times 10^9/L$ 的无症状患者，建议起始治疗不变。对于 $CD4^+T$ 细胞数在（$0.2~0.35$）$\times 10^9/L$ 范围内的患者，起始治疗应认真考虑和实行个体化方案。

2. 一般治疗 对 HIV 感染和艾滋病患者给予积极的心理治疗，嘱其注意休息，加强营养及劳逸结合，避免传染给他人。

3. 抗病毒药物的种类与作用机制

（1）核苷类反转录酶抑制剂（NRTI）抑制剂药物有 5 个（表 6-1），单独运用疗效有限。

表 6-1 常用核苷类反转录酶抑制剂

药物	英文名及缩写	剂量	常见副作用
齐多夫定（叠氮胸苷）	zidovudine，ZDV	200 mg，每天 3 次或 300 mg，每天 2 次	中性粒细胞减少，贫血，口腔溃疡
司他夫定	stavudine，d4T	40 mg，每天 3 次（＜60 kg，30 mg，每天 3 次）	AST、ALT 升高
扎西他滨	zalcitabine，DDC	0.75 mg，每天 3 次	末梢神经病、阿夫他性溃疡
地丹诺辛	didanosine，DDI	200 mg，每天 3 次	恶心、腹泻、胰腺炎、周围神经炎
拉米夫定	lamivudine，3TC	150 mg，每天 2 次	恶心、贫血

（2）蛋白酶抑制剂（PI）：其有抑制蛋白酶活性的作用，妨碍前体蛋白裂解或结构蛋白或功能性蛋

白从而阻止病毒装配形成完整的病毒颗粒，但并不能清除体内已有的 HIV，见表 6 - 2。

表 6 - 2　常用蛋白酶抑制剂

药物	英文名及缩写	剂量	常见副作用
英地那韦	indinavir, IDV	800 mg，每天 3 次	肾结石、高胆红素血症
尼非那韦	nelfinavir, NFV	750 mg，每天 3 次	疲乏、腹泻、注意力不集中
沙奎那韦	saquinavir, SQV	600 mg，每天 3 次	腹泻、恶心、腹部不适
利杜那韦	ritomavir, RTV	600 mg，每天 2 次	恶心、呕吐、无力、腹泻、感觉异常

（3）非核苷类反转录酶抑制剂（NNRTI）：为一组强有力的化合物，可高效地阻止对核苷类抑制剂敏感的或耐药的 HIV-1 的复制，见表 6 - 3。

表 6 - 3　常用非核苷类逆转录酶抑制剂

药物	英文名及缩写	剂量	常见副作用
奈韦拉平	nevirapine, NVP	200 mg/d，服 2 周后 400 mg/d	皮疹、常为自限性
台拉维定	delavirdine, DLV	400 mg，每天 3 次	皮疹、为自限性
洛韦胺	loviride	100 mg，每天 3 次	恶心、腹泻

联合用药（鸡尾酒疗法）可增加疗效。联合用药多选 2 种 NRTI 加 1 种 N-NRTI 的三联治疗，也可选用 2 种 NRTI 加 2 种 PI 的四联治疗。注意 d4T 和 DDC 不能联合应用。联合用药要注意经证实有效的，有协同作用的，没有交叉耐受，无蓄积毒性，具有实用性。用 1 个 PIs 联合 2 个 NRTIs 的三药联合疗法，它可以使血浆中 HIV RNA 下降并长期维持在检测水平以下。这种合理且有效的联合用药被称为高效抗反转录病毒治疗（HAART）。高效抗反转录病毒治疗已经广泛应用于各个国家和地区，高效反转录病毒治疗应用，也让艾滋病转变为一种慢性病。

（4）其他：恩夫韦肽（enfuvirtide），是一种 HIV - 1 融合抑制剂，使作用于融合最后一步 gp4 的 N 末端疏水肽灌入细胞膜的一种抑制剂。有助于减少体内的 HIV 数量以及增加 $CD4^+T$ 细胞的数量。有研究表明该药物有不错的疗效。

4. 抗病毒药物治疗方案的选择　鼓励临床医生评估患者整体情况，不只是评估艾滋病的状况，而是整个共存的环境。"在所有患者中，耐药性试验应该作为基本检验的一部分进行。"对感染非耐药病毒患者的初始治疗方案建议稍有改变，一线选择为一个 NNRTI 或者 PI 为主，再加上 NRTI 成分，有大量随机对照试验的证据可寻。在初始方案中不要使用达芦那韦，但是可以给那些对其他 PIs 耐药的患者使用。最近对阿巴卡韦的超敏反应研究结果表明，其可能降低高病毒载量患者（>10 拷贝/mL）的疗效，并且增加患心血管疾病的风险，因此建议在方案中应谨慎使用该药。如果以 NNRTI 为基础的一线治疗方案失败，应该用 2 种有效的 NRTI 加 1 种利托那韦蛋白酶抑制剂治疗。根据 NRTI 基因变异情况，可以考虑使用依曲韦林。以蛋白酶抑制剂为基础的治疗方案失败更复杂，取决于基因屏障。如果发现得早，将 NRTI 改为 2 种有效的药物可能足够挽救此方案。但是随着耐药性的积累，医生应该考虑使用达芦那韦或替拉那韦。建议中的一个改变是更加注重充分抑制病毒。雷特格韦的批准使用已经给我们在抑制多重耐药 HIV 感染者病毒方面带来了又一次飞跃。恩夫韦肽仍是一个重要选择，但因日常注射相关的问题及其他替代药物如雷特格韦或马拉维若的出现使其使用减少。雷特格韦在首次试用中效果明显，但它引发了一个问题，整合酶抑制剂是否可以完全替代现有的药物，还未考虑成熟。当前的一线治疗方案很好，使用也很简单，并且注意保留部分药物以备用于对现有药品耐药的患者。

5. 免疫调节药物的应用　①α 干扰素每次 300 万 U，皮下注射或肌注，每周 3 次，3 ~ 6 个月为 1 疗程。②白细胞介素 2（IL-2）每次 250 万 U，连续静脉滴注 24 小时，每周 5 天，共 4 ~ 8 周。③丙种球蛋白定期使用，能减少细菌性感染的发生。④中药如香菇多糖、丹参、黄芪均有调整免疫功能。

6. 常见并发症的治疗　常见的并发症有机会性感染和肿瘤。机会性感染包括各种原虫（弓形虫、隐孢子虫等）、细菌（革兰阴性菌和阳性菌）、病毒（肝炎病毒、疱疹病毒、巨细胞病毒、EB 病毒等）和真菌感染（念珠菌、卡氏肺孢子虫、隐球菌等）。对于这些并发症一般采取对症治疗。

（1）口腔、食道念珠菌感染：双性霉素乙 0.6 mg/kg，每天一次，静脉滴注，连用 7 ~ 10 天。

（2）卡氏肺囊虫肺炎：可口服复方新诺明（TMPco）2 ~ 4 片/次，3 ~ 4 次/天，回复后渐断服用以防复发。

（3）细菌性感染：可口服喹诺酮类药物。

（4）播散性带状疱疹：口服阿昔洛韦 200 mg，每天 5 次，10 天；或伐昔洛韦 300 mg，每天 2 次，10 天。

（5）Kaposis 肉瘤的治疗：在皮损内注射长春花碱，放射治疗，柔红霉素脂质体、阿霉素、博来霉素及长春花碱联合治疗，以及大剂量 α 干扰素，但其疗效是暂时性的。

七、预防

目前无有效的治愈方法，预防相当重要。开展健康教育，普及艾滋病知识，禁止滥交，取缔暗娼；避免与 HIV 感染者、艾滋病患者及高危人群发生性接触；提倡安全性行为，包括使用避孕套；使用血液、血液成分、血制品时，必须经 HIV 检测；防止医源性感染，注射器、针头、手术器械必须严格消毒，用一次性针筒和针头；艾滋病患者或感染 HIV 的妇女避免妊娠，一旦怀孕应行人工流产，对已出生的婴儿应避免母乳喂养。

（赵　青）

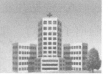

第七章 不孕症

第一节 卵巢性不孕

排卵系女性下丘脑 – 垂体 – 卵巢轴（hypothalamo – pituitary – ovarian axis，HPOA）各环节间相互调节及制约的结果。HPOA 中任何环节异常，均可因无排卵或卵细胞的质量异常而致不孕，简称卵巢性不孕。卵巢性不孕是女性不孕症的首要原因，占 20% ~ 40%。其中包括下丘脑性不排卵、垂体性不排卵、多囊卵巢综合征、未破裂卵泡黄素化综合征、黄体功能不足等。

一、下丘脑性不排卵

除局部肿瘤、外伤及全身疾患外，多见于应激（如疲劳、环境改变等）、精神因素（如神经性厌食症、精神创伤等）、药物（氯丙嗪、避孕药）引起的继发性闭经。实验室检查见 FSH、LH、E_2 均低于正常，而垂体兴奋试验为阳性。大多在消除诱因、治疗原发疾患后即恢复正常。必要时给予 GnRH 治疗，或直接使用 hMG/FSH + HCG 治疗。患者对药物反应好，预后佳。

二、垂体性不排卵

（一）高催乳素血症

无论是男性还是女性，成人还是儿童，非妊娠、非哺乳状态下血中催乳激素（prolactin，PRL）持续增高，超过 25 μg/L，就称为高催乳激素血症。缺氧锻炼、性生活、进食、麻醉、疼痛、低血糖、手术、乳头刺激等可以使 PRL 一过性增高，并非异常。但非妊娠和非哺乳状态下，慢性持续的高催乳激素血症，即认为是病理状态。PRL 分泌异常的重要原因是垂体和下丘脑功能异常。在不排卵的患者中，15% ~ 23% 有高 PRL 血症，其中近半数高 PRL 血症患者为垂体微腺瘤。在继发闭经患者中，10% ~ 15% 有高 PRL 血症。高催乳素血症常可致月经周期延长、继发闭经、溢乳、不孕等症状。高泌乳素血症的治疗包括：①药物治疗，选用的药物如溴隐亭、诺果宁（quinagolide）等。②手术治疗，如患者出现压迫症状、垂体卒中可手术治疗。手术方式首选经蝶窦选择性垂体肿瘤切除术。

（二）席汉综合征（Sheehan syndrome）

本征因产后大出血、休克而导致腺垂体出血性坏死。主要表现为下丘脑释放激素不足，如排卵障碍、闭经、生殖器萎缩等，还可出现甲状腺、肾上腺功能不足等表现。除其他对症治疗外，可采用 hMG + HCG 治疗，一方面可恢复排卵及月经，另外还能避免生殖器官的萎缩。

三、多囊卵巢综合征

多囊卵巢综合征是育龄女性最常见的内分泌紊乱性疾病，临床表现为闭经、肥胖、多毛、不孕和双侧卵巢呈多囊性增大的综合征，患病率为育龄妇女的 5% ~ 10%，是引起不排卵性不孕的主要原因，占神经内分泌不排卵患者的半数以上，详见第五章第四节。

四、未破裂卵泡黄素化综合征

未破裂卵泡黄素化综合征（luteinized un-ruptured follicle syndrome，LUFS）在不孕患者中有较高的发病率，常无明确的临床症状。往往有正常的月经周期，BBT 亦为双相，B 超亦提示有正常的卵泡生长、发育。但卵泡透声差、直径偏大、卵泡壁明显增厚。常规使用 HCG 后，复查阴道 B 超，见卵泡未能排出。该综合征尤其多见于使用 CC 促排卵，其发病机制不清。未排出卵泡往往在随后的 1 ~ 2 个月经周期内自行吸收，否则可行阴道 B 超导引下穿刺治疗。穿刺后可使用妈富隆或达英 – 35，使卵巢处于相对"静息"状态。2 ~ 3 个月经周期后 hMG/FSH + HCG 促排卵。

五、黄体功能不足

正常情况下，子宫内膜在雌、孕激素的作用下形成周期性月经。黄体功能不足（luteal phase defect，LPD）指由于卵泡发育异常，致排卵后黄体分泌的孕激素减少，或由于子宫内膜孕激素受体（PR）降低，导致子宫内膜发育迟缓，继而引起不孕症或反复流产。其临床表现除不孕、反复流产外，还可见 BBT 温差 < 0.3℃，高温期持续时间 < 12 天，相对月经周期，黄体早期子宫内膜活检提示子宫内膜发育迟缓或提前（Noyes 分期）。

LPD 的治疗以补充黄体酮，维持黄体功能为主，常用方法：于排卵后每日肌内注射黄体酮 20 mg，第 14 天查尿 HCG，如妊娠，继续用药至排卵后 70 天；如无受孕则停药。或排卵后每 3 天肌内注射 HCG，2 000U，共 5 次，停药 5 天查是否妊娠，应当注意动态观察 HCG，以区分药物 HCG。鉴于卵泡发育不良常可导致 LPD，应选择适宜的促排卵药物及方法。

（陈　旭）

第二节　子宫性不孕

子宫和宫颈的形态及功能障碍，不但可导致受精、着床障碍，还可引起流产及早产。

一、先天性无子宫、阴道缺如或发育异常

常常首先表现为原发性闭经或性生活障碍。治疗方法根据病因而论。往往先予以矫形，恢复阴道、子宫的形态后，再考虑治疗不孕、不育。

对不孕、不育伴子宫畸形者，可考虑先进行手术治疗，一旦妊娠，给予保胎及重点产前监护，放宽剖宫产手术指征，预防早产及母婴并发症。

二、子宫肌瘤

目前认为，子宫肌瘤的发生常与性激素（E_2、P、T、PRL）、胰岛素、生长激素紊乱，并与遗传因素及某些细胞因子有关。多见于生育期妇女，可发生于宫颈、宫体、阔韧带内。在宫体又可区分为浆膜下、壁间及黏膜下子宫肌瘤。详见第四章第二节。

子宫肌瘤导致不孕的原因是多方面的，除引起内膜发育不良，影响胚胎种植，导致流产外，肌瘤发生的内在因素本身常常导致排卵障碍、内膜发育不良或子宫及内膜微循环功能失调。根据症状、妇科检查，尤其是阴道B超、宫腔镜和腹腔镜检查，子宫肌瘤的诊断并不困难。但应同时明确子宫肌瘤的大小、部位、数目、有无变性及生长速度等。一旦确诊，大部分子宫肌瘤患者可行观察、随访。子宫肌瘤并发无排卵可考虑CC，CC + hMG/FSH + HCG 或 hMG/FSH + HCG 治疗。子宫肌瘤并发月经过多、痛经者可适当选择他莫昔芬（三苯氧胺，tamoxifen）、米非司酮（mifepristone，RU486）、达那唑（danazol）及促性腺激素释放激素、激动药等治疗。

对药物治疗无效、要求生育、明显影响到子宫内膜的完整性及功能（如黏膜下肌瘤），或有变性、生长加速、局部不适时，应首选肌瘤挖除术。术中尽可能完整挖除所有肌瘤，但注意尽量不要涉及子宫内膜。术后常规避孕两年，以避免过早妊娠后子宫破裂的风险。考虑欧美学者认为妊娠是愈合子宫切口的最佳方法，并不要求术后常规避孕，目前国内部分学者建议患者避孕 6 ~ 12 个月。

三、宫腔粘连

宫腔粘连（intrauterine adhesion，IUA）是由于宫腔手术（如刮宫）、炎症而形成的子宫内膜形态及功能变化，严重时可导致宫腔闭锁，轻度 IUA 常常漏诊。由于 IUA 影响了胚胎的着床及生长，即使是轻度 IUA 即可引起原发或继发不孕不育。

宫腔镜检查是诊治 IUA 的最佳方法，术中可在明视下完全分离粘连。无条件者可行 HSG 或做子宫探针探查及探针子宫粘连分解，但手术不易彻底。术毕放置 IUD，同时给予雌/孕激素促进子宫内膜生长 3 个月，防止再次粘连。

四、宫颈性不孕

子宫颈在女性生殖系统的解剖及功能上有着十分重要的意义。它既是女性内生殖器的机械保护屏障，又是卵巢性激素的靶器官（分泌宫颈黏液）。子宫颈疾患，如宫颈炎症、宫颈黏液质量异常，包括宫颈免疫异常等均可导致不孕症。

宫颈炎症如宫颈糜烂、肥大可引起宫颈黏液的质、量异常及局部免疫功能失调而影响精子的通过，造成不孕。在排除癌变，养成良好的卫生习惯基础上，应予局部抗感染治疗。鉴于物理治疗可引起局部瘢痕及宫颈黏液分泌障碍，必要时考虑物理治疗，如射频、激光等治疗。

另外，全身内分泌失调，局部宫颈瘢痕（手术、分娩创伤、物理治疗后）亦可导致宫颈黏液质量及数量下降而致不孕。为此应针对病因进行治疗，必要时行宫腔内人工授精。

（陈　旭）

第三节 输卵管性不孕

正常受孕过程中，输卵管必须通畅，其平滑肌及上皮纤毛的定向运动功能必须完好。由于炎症、外伤或手术引起双侧输卵管阻塞或功能不全而导致的不孕，简称为输卵管性不孕。输卵管性不孕约占女性不孕的1/3，近年来，主要由于附件炎发生率的增加，其发病率有上升的趋势。

（一）病因

输卵管性不孕常见于慢性输卵管炎（包括结核性输卵管炎）、宫外孕术后或输卵管结扎术后。慢性输卵管炎多见于人工流产、不全流产、产褥感染、性病（如淋病、沙眼衣原体）、盆腔结核之后，常因急性输卵管炎、急性盆腔炎、化脓性阑尾炎治疗不及时引起，有时可伴有明显的输卵管积水或积脓。

输卵管结核常继发于全身结核之后，同时可以伴有子宫内膜结核，除全身症状及慢性输卵管炎外，还表现为月经减少、痛经及内膜钙化、粘连等。

慢性输卵管炎常表现为下腹部、腰骶部酸痛、下坠感，常因劳累而加剧。可伴有白带增多、性交疼痛等。由于盆腔粘连，可能有膀胱、直肠充盈痛或排空时疼痛，或其他膀胱直肠刺激症状，如尿频、里急后重等。有时无明显症状，或无明显急性盆腔炎症病史。妇科检查可见双侧或单侧附件增厚或条索状轻压痛，可无明显包块。

（二）辅助检查

首先要尽可能找出炎症的病因，以选择有效的抗感染、抗结核治疗。在急性炎症缓解后，为了解输卵管阻塞的部位及程度，可选择做子宫输卵管碘油造影（HSG）、子宫输卵管超声造影，有条件者可做宫腔镜、腹腔镜及放射性核素子宫输卵管造影（RNHSG），了解宫腔、盆腹腔状况及输卵管的功能。

（三）治疗

首先在于预防，养成良好的个人卫生习惯，注意经期、人工流产后及产褥期卫生保健，避免生殖道感染，包括性传播疾病的感染。一旦炎症发生，应积极抗感染治疗。遗留轻度输卵管阻塞或功能障碍者，可考虑行中药活血化瘀、理疗及输卵管通液治疗，有条件者可行经宫颈输卵管导管疏通术。

对于双侧输卵管绝育术后，或明显输卵管阻塞者，可考虑手术复通。对明显的输卵管粘连、包裹及积水，可在腹腔镜下进行粘连分解、积水切开引流、造口。

经过上述药物、物理及手术等综合治疗无效者，应考虑体外受精–胚胎移植（in vitro fertilization and embryo transfer，IVF-ET），其治疗的效果令人满意，6周左右为1个疗程，临床妊娠率可达30％～50％，费用为2万～3万人民币。值得提醒的是，"输卵管通而不畅"或"一侧输卵管明显阻塞、积水"，往往提示对侧或双侧输卵管蠕动功能不良及定向纤毛运动功能丧失，且这一功能是难以经任何物理或药物治疗恢复的。类似输卵管性不孕，在有条件时应用 hMG/FSH + HCG 正规促排卵治疗3个周期左右，若能如愿获得高质量的卵子及子宫内膜，同时精液正常，而未能获得任何生化妊娠，应积极推荐 IVF 治疗。切忌执意追求物理或药物治疗，避免给患者造成经济及时间的损失。

（四）注意事项

1. 输卵管积水患者　由于积水对胚胎有毒性作用，IVF-ET 前可在腹腔镜下行输卵管近端结扎、远端造口。术中应尽量减少对卵巢血供的影响。在胚胎移植日应常规做阴道 B 超，以了解子宫腔内有无

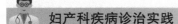

积液反流或宫腔内膜性分离，若有，应放弃移植，并将胚胎冷冻保存，在行输卵管积水解除术后行胚胎移植。取卵手术前一周期，可行穿刺抽液术，术前、术后常规应用抗生素 5 天。当取净卵子后同时行输卵管积水穿刺抽液，但可能诱发感染，应予注意。取卵术后常规应用抗生素 2～3 天，预防感染。

2. IVF-ET 后的输卵管妊娠患者　再次 IVF-ET 前是否应行输卵管结扎术，目前尚有争议。有学者认为，输卵管结扎并不能减少输卵管妊娠尤其是间质部妊娠的可能，而且结扎术可能影响卵巢血供，降低卵巢对 IVF-ET 促排卵的反应。

（陈　旭）

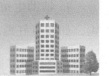

第八章

妊娠期疾病

第一节　异位妊娠

受精卵在子宫体腔以外着床称为异位妊娠，习惯称宫外孕。异位妊娠以输卵管妊娠为最常见（占95%），少见的还有卵巢妊娠、腹腔妊娠、宫颈妊娠、阔韧带妊娠。此外，剖宫产瘢痕部位妊娠近年在国内明显增多；子宫残角妊娠因其临床表现与异位妊娠类似，故也附于本章内简述。

异位妊娠是妇产科常见的急腹症，发病率2%～3%，是早期妊娠孕妇死亡的主要原因。近年来，由于异位妊娠得到更早的诊断和处理，患者的存活率和生育保留能力明显提高。

一、输卵管妊娠

输卵管妊娠以壶腹部妊娠最多见，约占78%，其次为峡部、伞部，间质部妊娠较少见。另外，在偶然情况下，可见输卵管同侧或双侧多胎妊娠，或宫内与宫外同时妊娠，尤其多见于辅助生殖技术和促排卵受孕者。

（一）病因

1. 输卵管炎症　是输卵管妊娠的主要病因。可分为输卵管黏膜炎和输卵管周围炎。输卵管黏膜炎轻者可使黏膜皱褶粘连，管腔变窄，或使纤毛功能受损，从而导致受精卵在输卵管内运行受阻而于该处着床；输卵管周围炎性病变主要在输卵管浆膜层或浆肌层，常造成输卵管周围粘连，输卵管扭曲，管腔狭窄，蠕动减弱，影响受精卵运行。淋病奈瑟菌及沙眼衣原体所致的输卵管炎常累及黏膜，而流产和分娩后感染往往引起输卵管周围炎。

结节性输卵管峡部炎是一种特殊类型的输卵管炎，多由结核杆菌感染生殖道引起，该病变的输卵管黏膜上皮呈憩室样向肌壁内伸展，肌壁发生结节性增生，使输卵管近端肌层肥厚，影响其蠕动功能，导致受精卵运行受阻，容易发生输卵管妊娠。

2. 输卵管妊娠史或手术史　曾有输卵管妊娠史，不管是经过保守治疗后自然吸收，还是接受输卵管保守性手术，再次异位妊娠的概率达10%。输卵管绝育史及手术史者，输卵管妊娠的发生率为10%～20%。尤其是腹腔镜下电凝输卵管及硅胶环套术绝育，可因输卵管瘘或再通而导致输卵管妊娠。曾因不孕接受输卵管粘连分离术、输卵管成形术（输卵管吻合术或输卵管造口术）者，再次输卵管妊娠的可能性亦增加。

3. 输卵管发育不良或功能异常　输卵管过长、肌层发育差、黏膜纤毛缺乏、双输卵管、输卵管憩室或有输卵管副伞等，均可造成输卵管妊娠。输卵管功能（包括蠕动、纤毛活动以及上皮细胞分泌）受雌、孕激素调节。若调节失常，可影响受精卵正常运行。此外，精神因素可引起输卵管痉挛和蠕动异常，干扰受精卵运送。

4. 辅助生殖技术　近年由于辅助生殖技术的应用，使输卵管妊娠发生率增加，既往少见的异位妊娠，如卵巢妊娠、宫颈妊娠、腹腔妊娠的发生率增加。美国因助孕技术应用所致输卵管妊娠的发生率为 2.8%。

5. 避孕失败　包括宫内节育器避孕失败、口服紧急避孕药失败，发生异位妊娠的机会较大。

6. 其他　子宫肌瘤或卵巢肿瘤压迫输卵管，影响输卵管管腔的通畅性，使受精卵运行受阻。输卵管子宫内膜异位可增加受精卵着床于输卵管的可能性。

（二）病理

1. 输卵管的特点　输卵管管腔狭小，管壁薄且缺乏黏膜下组织，受精卵很快穿过黏膜上皮接近或进入肌层，受精卵或胚胎往往发育不良，常发生以下结局。

（1）输卵管妊娠破裂：多见于妊娠 6 周左右输卵管峡部妊娠。受精卵着床于输卵管黏膜皱襞间，胚泡生长发育时绒毛向管壁方向侵蚀肌层及浆膜，最终穿破浆膜，形成输卵管妊娠破裂。输卵管肌层血管丰富，短期内可发生大量腹腔内出血，使患者出现休克。出血量远较输卵管妊娠流产多，腹痛剧烈，也可反复出血，在盆腔与腹腔内形成积血和血肿，孕囊可自破裂口排入盆腔。输卵管妊娠破裂绝大多数为自发性，也可发生于性交或盆腔双合诊后。

输卵管间质部妊娠常与宫角妊娠混用，但严格地讲，间质部妊娠更靠近输卵管黏膜，而宫角妊娠则位于宫腔的侧上方。间质部妊娠虽不多见，但由于输卵管间质部管腔周围肌层较厚，血运丰富，因此破裂常发生于妊娠第 12~16 周。一旦破裂，犹如子宫破裂，症状极严重，往往在短时间内出现低血容量休克症状，后果严重。

（2）输卵管妊娠流产：多见于妊娠第 8~12 周的输卵管壶腹部或伞端妊娠。受精卵种植在输卵管黏膜皱襞内，由于蜕膜形成不完整，发育中的胚泡常向管腔突出，最终突破包膜而出血。胚泡与管壁分离，若整个胚泡剥离落入管腔，刺激输卵管逆蠕动经伞端排出到腹腔，输卵管妊娠完全流产，出血一般不多。若胚泡剥离不完整，妊娠产物部分排出到腹腔，部分尚附着于输卵管壁，输卵管妊娠不全流产，滋养细胞继续侵蚀输卵管壁，导致反复出血。出血的量和持续时间与残存在输卵管壁上的滋养细胞多少有关。如果伞端堵塞血液不能流入盆腔，积聚在输卵管内，形成输卵管血肿或输卵管周围血肿。如果血液不断流出并积聚在直肠子宫陷窝，造成盆腔积血和血肿，量多时甚至流入腹腔。

（3）输卵管妊娠胚胎停止发育并吸收：这种情况常在临床上被忽略，要靠检测血 hCG 进行诊断，但若血 hCG 水平很低，常被诊断为未知部位妊娠（pregnancy of unknown location，PUL），不容易跟宫内妊娠隐性流产相鉴别。

（4）陈旧性宫外孕：输卵管妊娠流产或破裂，若长期反复内出血形成的盆腔血肿不消散，血肿机化变硬并与周围组织粘连，机化性包块可存在多年，甚至钙化形成石胎。

（5）继发性腹腔妊娠：无论输卵管妊娠流产还是破裂，当胚胎从输卵管排入腹腔内或阔韧带内，多数死亡，偶尔也有存活者。若存活胚胎的绒毛组织附着于原位或排至腹腔后重新种植而获得营养，可继续生长发育，形成继发性腹腔妊娠。

2. 子宫的变化　输卵管妊娠和正常妊娠一样，合体滋养细胞产生 hCG 维持黄体生长，使甾体激素分泌增加，致使月经停止来潮，子宫增大变软，子宫内膜出现蜕膜反应。

若胚胎受损或死亡，滋养细胞活力消失，蜕膜自宫壁剥离而发生阴道流血，有时蜕膜可完整剥离，随阴道流血排出三角形蜕膜管型；有时呈碎片排出，排出的组织见不到绒毛，组织学检查无滋养细胞，此时血 hCG 下降，子宫内膜形态学改变呈多样性，若胚胎死亡已久，内膜可呈增殖期改变，有时可见 Arias-Stella（A-S）反应，镜检见内膜腺体上皮细胞增生、增大，细胞边界不清，腺细胞排列成团突入腺腔，细胞极性消失，细胞核肥大、深染，细胞质有空泡，这种子宫内膜过度增生和分泌反应，可能为甾体激素过度刺激所引起；若胚胎死亡后部分深入肌层的绒毛仍存活，黄体退化迟缓，内膜仍可呈分泌反应。

（三）临床表现

输卵管妊娠的临床表现与受精卵着床部位、是否流产或破裂以及出血量多少和时间长短等有关。在输卵管妊娠早期，若尚未发生流产或破裂，常无特殊的临床表现，其过程与早孕或先兆流产相似。

1. 症状　典型症状为停经、腹痛与阴道流血，即异位妊娠三联征。

（1）停经：多有 6~8 周停经史，但输卵管间质部妊娠停经时间较长。还有 20%~30% 的患者无停经史，把异位妊娠的不规则阴道流血误认为月经，或由于月经过期仅数日而不认为是停经。

（2）腹痛：是输卵管妊娠患者的主要症状，占 95%。输卵管妊娠发生流产或破裂之前，由于胚胎在输卵管内逐渐增大，常表现为一侧下腹部隐痛或酸胀感，当发生输卵管妊娠流产或破裂时，突感一侧下腹部撕裂样疼痛，常伴有恶心、呕吐，若血液局限于病变区，主要表现为下腹部疼痛，当血液积聚于直肠子宫陷凹时，可出现肛门坠胀感。随着血液由下腹部流向全腹，疼痛可由下腹部向全腹扩散，血液刺激膈肌，可引起肩胛部放射性疼痛及胸部疼痛。

（3）阴道流血：占 60%~80%。胚胎死亡后，常有不规则阴道流血，色暗红或深褐，量少呈点滴状，一般不超过月经量，少数患者阴道流血量较多，类似月经。阴道流血可伴有蜕膜管型或蜕膜碎片排出，是子宫蜕膜剥离所致。阴道流血常常在病灶去除后或绒毛滋养细胞完全坏死吸收后方能停止。

（4）晕厥与休克：由于腹腔内出血及剧烈腹痛，轻者出现晕厥，严重者出现失血性休克。出血量越多越快，症状出现越迅速越严重，但与阴道流血量不成正比。

（5）腹部包块：输卵管妊娠流产或破裂时所形成的血肿时间较久者，由于血液凝固并与周围组织或器官（如子宫、输卵管、卵巢、肠管或大网膜等）发生粘连形成包块，包块较大或位置较高者，腹部可扪及。

2. 体征

（1）一般情况：当腹腔出血不多时，血压可代偿性轻度升高；当腹腔出血较多时，可出现面色苍白、脉搏快而细弱、心率增快和血压下降等休克表现。通常体温正常，休克时体温略低，腹腔内血液吸收时体温略升高，但不超过 38℃。

（2）腹部检查：下腹有明显压痛及反跳痛，尤以患侧为著，但腹肌紧张轻微。出血较多时，叩诊有移动性浊音。有些患者下腹可触及包块，若反复出血并积聚，包块可不断增大变硬。

（3）妇科检查：阴道内常有来自宫腔的少许血液。输卵管妊娠未发生流产或破裂者，除子宫略大较软外，仔细检查可触及胀大的输卵管及轻度压痛，输卵管妊娠流产或破裂者，阴道后穹隆饱满，有触痛。将宫颈轻轻上抬或向左右摆动时引起剧烈疼痛，称为宫颈举痛或摇摆痛，此为输卵管妊娠的主要体征之一，是因加重对腹膜的刺激所致。内出血多时，检查子宫有漂浮感。子宫一侧或其后方可触及肿块，其大小、形状、质地常有变化，边界多不清楚，触痛明显。病变持续较久时，肿块机化变硬，边界亦渐清楚。输卵管间质部妊娠时，子宫大小与停经月份基本符合，但子宫不对称，一侧角部突出，破裂所致的征象与子宫破裂极相似。

（四）诊断

输卵管妊娠未发生流产或破裂时，临床表现不明显，诊断较困难，需采用辅助检查方能确诊。由于血 hCG 检测和经阴道超声检查的应用，很多异位妊娠在发生流产或破裂前得到及早的诊断。

输卵管妊娠流产或破裂后，诊断多无困难。若有困难应严密观察病情变化，若阴道流血淋漓不断，腹痛加剧，盆腔包块增大以及血红蛋白呈下降趋势等，有助于确诊。必要时可采用下列检查方法协助诊断。

1. 超声检查　超声检查对异位妊娠诊断必不可少，还有助于明确异位妊娠部位和大小，经阴道超声检查较经腹部超声检查准确性高。异位妊娠的声像特点：宫腔内未探及妊娠囊。若宫旁探及异常低回声区，且见卵黄囊、胚芽及原始心管搏动，可确诊异位妊娠；若宫旁探及混合回声区，子宫直肠窝有游离暗区，虽未见胚芽及胎心搏动，也应高度怀疑异位妊娠；即使宫外未探及异常回声，也不能排除异位妊娠。由于子宫内有时可见到假妊娠囊（蜕膜管型与血液形成），应注意鉴别，以免误诊为宫内妊娠。子宫直肠窝积液也不能诊断异位妊娠。超声检查与血 hCG 测定相结合，对异位妊娠的诊断帮助更大。

2. hCG 测定　尿或血 hCG 测定对早期诊断异位妊娠至关重要。异位妊娠时，体内 hCG 水平较宫内妊娠低，但超过 99% 的异位妊娠患者 hCG 阳性，除非极少数陈旧性宫外孕可表现为阴性结果。血 hCG 阳性，若经阴道超声可以见到孕囊、卵黄囊、甚至胚芽的部位，即可明确宫内或异位妊娠；若经阴道超声未能在宫内或宫外见到孕囊或胚芽，则为 PUL，需警惕异位妊娠的可能。血清 hCG 值有助于对 PUL 进一步明确诊断，若 ≥3 500 U/L，则应怀疑异位妊娠存在。若 <3 500 U/L，则需继续观察 hCG 的变化：如果 hCG 持续上升，复查经阴道超声明确妊娠部位；如果 hCG 没有上升或上升缓慢，可以刮宫取内膜做病理检查。

3. 血清孕酮测定　血清孕酮测定对预测异位妊娠意义不大。

4. 腹腔镜检查　腹腔镜检查不再是异位妊娠诊断的"金标准"，且有 3%~4% 的患者因妊娠囊过小而被漏诊，也可能因输卵管扩张和颜色改变而误诊为异位妊娠。目前很少将腹腔镜作为检查的手段，而更多作为手术治疗手段。

5. 经阴道后穹隆穿刺　是一种简单可靠的诊断方法，适用于疑有腹腔内出血的患者。腹腔内出血最易积聚于直肠子宫陷凹，即使血量不多，也能经阴道后穹隆穿刺抽出血液。抽出暗红色不凝血液，说明有腹腔积血。若穿刺针头误入静脉，则血液较红，将标本放置 10 分钟左右即可凝结。当无内出血、内出血量很少、血肿位置较高或直肠子宫陷凹有粘连时，可能抽不出血液，因此阴道后穹隆穿刺阴性不能排除输卵管妊娠。

6. 诊断性刮宫　很少应用，适用于与不能存活的宫内妊娠的鉴别诊断和超声检查不能确定妊娠部位者。将宫腔排出物或刮出物做病理检查，切片中见到绒毛，可诊断为宫内妊娠；仅见蜕膜未见绒毛，有助于诊断异位妊娠。

（五）鉴别诊断

输卵管妊娠应与流产、急性输卵管炎、急性阑尾炎、黄体破裂及卵巢囊肿蒂扭转鉴别，见表8-1。

表8-1　异位妊娠的鉴别诊断

	输卵管妊娠	流产	急性输卵管炎	急性阑尾炎	黄体破裂	卵巢囊肿蒂扭转
停经	多有	有	无	无	多无	无
腹痛	突然撕裂样剧痛，自下腹一侧开始向全腹扩散	下腹中央阵发性坠痛	两下腹持续性疼痛	持续性疼痛，从上腹开始经脐周转至右下腹	下腹一侧突发性疼痛	下腹一侧突发性疼痛
阴道流血	量少，暗红色，可有蜕膜管型排出	开始量少，后增多，鲜红色，有小血块或绒毛排出	无	无	无或有如月经量	无
休克	程度与外出血不成正比	程度与外出血成正比	无	无	无或有轻度休克	无
体温	正常，有时低热	正常	升高	升高	正常	稍高
盆腔检查	宫颈举痛，直肠子宫陷凹有肿块	无宫颈举痛，宫口稍开，子宫增大变软	举宫颈时两侧下腹疼痛	无肿块触及，直肠指检右侧高位压痛	无肿块触及，一侧附件压痛	宫颈举痛，卵巢肿块边缘清晰，蒂部触痛明显
白细胞计数	正常或稍高	正常	升高	升高	正常或稍高	稍高
血红蛋白	下降	正常或稍低	正常	正常	下降	正常
阴道后穹隆穿刺	可抽出不凝血液	阴性	可抽出渗出液或脓液	阴性	可抽出血液	阴性
hCG检测	多为阳性	多为阳性	阴性	阴性	阴性	阴性
超声	一侧附件低回声区，其内有妊娠囊	宫内可见妊娠囊	两侧附件低回声区	子宫附件区无异常回声	一侧附件低回声区	一侧附件低回声区，边缘清晰，有条索状蒂

（六）治疗

异位妊娠的治疗包括手术治疗、药物治疗和期待治疗。

1. 手术治疗　根据是否保留患侧输卵管分为保守手术和根治手术。手术治疗适用于：①生命体征不稳定或有腹腔内出血征象者。②异位妊娠有进展者（如血hCG > 3 000 U/L或持续升高、有胎心搏动、附件区大包块等）。③随诊不可靠者。④药物治疗禁忌证或无效者。⑤持续性异位妊娠者。

（1）保守手术：适用于有生育要求的年轻妇女，特别是对侧输卵管已切除或有明显病变者。近年异位妊娠早期诊断率明显提高，输卵管妊娠在流产或破裂前确诊者增多，采用保守手术明显增多。根据受精卵着床部位及输卵管病变情况选择术式，若为伞部妊娠可行挤压将妊娠产物挤出；壶腹部妊娠行输卵管切开术，取出胚胎再缝合；峡部妊娠行病变节段切除及断端吻合。输卵管妊娠行保守手术后，残余滋养细胞有可能继续生长，再次发生出血，引起腹痛等，称为持续性异位妊娠，发生率为3.9% ～ 11.0%。术后应密切监测血hCG水平，每周复查一次，直至正常水平。若术后血hCG不降或升高，术后1日血hCG未下降至术前的50%以下，或术后12日未下降至术前的10%以下，均可诊断为持续性异位妊娠，可给予氨甲蝶呤治疗，必要时需再手术。发生持续性异位妊娠的有关因素包括：术前hCG水平过高、上升速度过快或输卵管肿块过大等。

（2）根治手术：适用于无生育要求的输卵管妊娠、内出血并发休克的急症患者；目前的循证依据支持对对侧输卵管正常者行患侧输卵管切除术更合适。重症患者应在积极纠正休克同时，手术切除输卵管，并酌情处理对侧输卵管。

输卵管间质部妊娠，应争取在破裂前手术，避免可能威胁生命的大量出血。手术应作子宫角部楔形切除及患侧输卵管切除，必要时切除子宫。

输卵管妊娠手术通常在腹腔镜下完成，除非生命体征不稳定，需要快速进腹止血并完成手术。腹腔镜手术具有住院日更短、术后康复更快等优点。

2. 药物治疗　采用化学药物治疗，主要适用于病情稳定的输卵管妊娠患者及保守性手术后发生持续性异位妊娠者。化疗必须用于异位妊娠确诊和排除了宫内妊娠的患者。符合下列条件可采用此法：①无药物治疗的禁忌证。②输卵管妊娠未发生破裂。③妊娠囊直径 <4 cm。④血 hCG <2 000 U/L。⑤无明显内出血。主要的禁忌证为：①生命体征不稳定。②异位妊娠破裂。③妊娠囊直径≥4 cm 或≥3.5 cm 伴胎心搏动。④药物过敏、慢性肝病、血液系统疾病、活动性肺部疾病、免疫缺陷、消化性溃疡等。化疗主要采用全身用药，亦可采用局部用药。全身用药常用氨甲蝶呤（MTX），治疗机制是抑制滋养细胞增生，破坏绒毛，使胚胎组织坏死、脱落、吸收。治疗方案很多，常用剂量为 0.4mg/（kg·d），肌内注射，5 日为一疗程；若单次剂量肌内注射常用 50 mg/m²，在治疗第 4 日和第 7 日测血 hCG，若治疗后 4~7 日血 hCG 下降 <15%，应重复治疗，然后每周测血 hCG，直至 hCG 降至 5 U/L，一般需 3~4 周。应用化学药物治疗，未必每例均获成功，故应在 MTX 治疗期间，应用超声检查和血 hCG 进行严密监护，并注意患者的病情变化及药物毒副反应。若用药后 14 日血 hCG 下降并连续 3 次阴性，腹痛缓解或消失，阴道流血减少或停止者为显效。若病情无改善，甚至发生急性腹痛或输卵管破裂症状，则应立即进行手术治疗。局部用药可采用在超声引导下穿刺或在腹腔镜下将氨甲蝶呤直接注入输卵管的妊娠囊内。

3. 期待治疗　适用于病情稳定、血清 hCG 水平较低（<1 500 U/L）且呈下降趋势者。期待治疗必须向患者说明病情及征得同意。

二、其他部位妊娠

（一）卵巢妊娠

卵巢妊娠指受精卵在卵巢着床和发育，发病率为 1/7 000~1/50 000。卵巢妊娠的诊断标准为：①患侧输卵管完整。②异位妊娠位于卵巢组织内。③异位妊娠以卵巢固有韧带与子宫相连。④绒毛组织中有卵巢组织。

卵巢妊娠的临床表现与输卵管妊娠极相似，主要症状为停经、腹痛及阴道流血。卵巢妊娠绝大多数在早期破裂，有报道极少数可妊娠至足月，甚至胎儿存活。破裂后可引起腹腔内大量出血，甚至休克，因此，术前往往诊断为输卵管妊娠或误诊为卵巢黄体破裂。术中经仔细探查方能明确诊断，因此切除组织必须常规进行病理检查，

治疗方法为手术治疗，手术应根据病灶范围作卵巢部分切除、卵巢楔形切除、卵巢切除或患侧附件切除术。

（二）腹腔妊娠

腹腔妊娠指胚胎或胎儿位于输卵管、卵巢及阔韧带以外的腹腔内，发病率为 1/10 000～1/25 000，母体死亡率约为 5%，胎儿存活率仅为 1‰。

腹腔妊娠分为原发性和继发性两类，原发性腹腔妊娠指受精卵直接种植于腹膜、肠系膜、大网膜等处，极少见。原发性腹腔妊娠的诊断标准为：①两侧输卵管和卵巢正常，无近期妊娠的证据。②无子宫腹膜瘘形成。③妊娠只存在于腹腔内，无输卵管妊娠等的可能性。促使受精卵原发着床于腹膜的因素可能为腹膜有子宫内膜异位灶。继发性腹腔妊娠往往发生于输卵管妊娠流产或破裂后，偶可继发于卵巢妊娠或子宫内妊娠而子宫存在缺陷（如瘢痕子宫裂开或子宫腹膜瘘）破裂后。胚胎落入腹腔，部分绒毛组织仍附着于原着床部位，并继续向外生长，附着于盆腔腹膜及邻近脏器表面。腹腔妊娠胎盘附着异常，血液供应不足，胎儿不易存活至足月。

患者有停经及早孕反应，且病史中多有输卵管妊娠流产或破裂症状，或妊娠早期出现不明原因的短期贫血症状，伴有腹痛及阴道流血，以后逐渐缓解。随后阴道流血停止，腹部逐渐增大。胎动时，孕妇常感腹部疼痛，随着胎儿长大，症状逐渐加重。腹部检查发现子宫轮廓不清，但胎儿肢体极易触及，胎位异常，肩先露或臀先露，先露高浮，胎心异常清晰，胎盘杂音响亮，妇科检查发现宫颈位置上移，子宫比妊娠月份小并偏于一侧，但有时不易触及，胎儿位于子宫另一侧。近预产期时可有阵缩样假分娩发动，但宫口不扩张，经宫颈不易触及胎先露部。若胎儿死亡，妊娠征象消失，月经恢复来潮，粘连的脏器和大网膜包裹死胎，胎儿逐渐缩小，日久者干尸化或成为石胎。若继发感染，形成脓肿，可向母体肠管、阴道、膀胱或腹壁穿通，排出胎儿骨骼。超声检查发现宫腔内空虚，胎儿与子宫分离；在胎儿与膀胱间未见子宫肌壁层；胎儿与子宫关系异常或胎位异常；子宫外可见胎盘组织。磁共振、CT 对诊断也有一定帮助。

腹腔妊娠确诊后，应即行剖腹手术取出胎儿。术前评估和准备非常重要，包括术前血管造影栓塞术、子宫动脉插管、输尿管插管、肠道准备、充分备血及多专科抢救团队等。胎盘的处理要特别慎重，任意剥离将引起大量出血。胎盘的处理应根据其附着部位、胎儿存活及死亡时间决定。胎盘附着于子宫、输卵管或阔韧带者，可将胎盘连同附着器官一并切除。胎盘附着于腹膜或肠系膜等处，胎儿存活或死亡不久（未达到 4 周），则不能触动胎盘，在紧靠胎盘处结扎脐带，将胎盘留在腹腔内，约需半年逐渐吸收，若未吸收而发生感染者，应再度剖腹酌情切除或引流；若胎儿死亡已久，则可试行剥离胎盘，有困难时仍宜将胎盘留于腹腔内，一般不作胎盘部分切除。术后需用抗生素预防感染。将胎盘留于腹腔内者，应定期通过超声检查及血 hCG 测定了解胎盘退化吸收程度。

（三）宫颈妊娠

受精卵着床和发育在宫颈管内者称为宫颈妊娠，极罕见。发病率为 1/8 600～1/12 400，近年辅助生殖技术的大量应用，宫颈妊娠的发病率有所增高。多见于经产妇，有停经及早孕反应，由于受精卵着床于以纤维组织为主的宫颈部，故妊娠一般很少维持至 20 周。主要症状为无痛性阴道流血或血性分泌物，流血量一般由少到多，也可为间歇性阴道大量流血。检查发现宫颈显著膨大呈桶状，变软变蓝，宫颈外口扩张边缘很薄，内口紧闭，子宫体大小正常或稍大。宫颈妊娠的诊断标准：①妇科检查发现在膨大的宫颈上方为正常大小的子宫。②妊娠产物完全在宫颈管内。③分段刮宫，宫腔内未发现任何妊娠产物。

本病易误诊为难免流产，若能提高警惕，发现宫颈特异改变，有可能明确诊断。超声检查对诊断有帮助，显示宫腔空虚，妊娠产物位于膨大的宫颈管内。彩色多普勒超声可明确胎盘种植范围。

确诊后可行宫颈管搔刮术或行宫颈管吸刮术，术前应做好输血准备或于术前行子宫动脉栓塞术以减少术中出血；术后用纱布条填塞宫颈管创面，或应用小水囊压迫止血，若流血不止，可行双侧髂内动脉结扎。若效果不佳，应及时行全子宫切除术，以挽救生命。

为减少刮宫时出血并避免切除子宫，可于术前给予 MTX 治疗。MTX 每日肌内注射 20 mg，共 5 日，或 MTX 单次肌内注射 50 mg/m^2；或将 MTX 50 mg 直接注入妊娠囊内。如已有胎心搏动，也可先注入 10% KCl 2 mL 到孕囊内。经 MTX 治疗后，胚胎死亡，其周围绒毛组织坏死，刮宫时出血量明显减少。

（四）子宫残角妊娠

子宫残角妊娠指受精卵于残角子宫内着床并生长发育，多发生于初产妇。残角子宫为子宫先天发育畸形，系胚胎期副中肾管会合过程中出现异常而导致一侧副中肾管发育不全的结局。表现为除正常子宫外，尚可见一较小子宫，宫腔内有时可见内膜线。残角子宫往往不能与另一侧发育较好的宫腔沟通，从而使残角子宫可能以下述两种方式受精：一种方式是精子经对侧输卵管外游走至患侧输卵管内与卵子结合而进入残角子宫；另一种方式是受精卵经对侧输卵管外游到患侧输卵管而进入残角子宫着床发育。残角子宫肌壁多发育不良，不能承受胎儿生长发育，多数于妊娠 14～20 周发生肌层完全破裂或不完全破裂，引起严重内出血，症状与输卵管间质部妊娠破裂相似。偶有妊娠达足月者，分娩期亦可出现宫缩，但因不可能经阴道分娩，胎儿往往在临产后死亡。子宫残角妊娠确诊后应及早手术，切除残角子宫，若为活胎，应先行剖宫产，然后切除残角子宫。

（五）剖宫产瘢痕部位妊娠

剖宫产瘢痕部位妊娠（Caesarean scar pregnancy，CSP）指受精卵着床于前次剖宫产子宫切口瘢痕处的一种异位妊娠，但是一个限时定义，仅限于早孕期。CSP 为剖宫产的远期并发症之一，近年来由于国内剖宫产率居高不下，此病的发生率呈上升趋势。

病因至今尚未阐明，可能是由于剖宫产术后子宫切口愈合不良，瘢痕宽大，或者炎症导致瘢痕部位有微小裂孔，当受精卵运行过快或者发育迟缓，在通过宫腔时未具种植能力，当抵达瘢痕处时通过微小裂孔进入子宫肌层而着床。

临床表现为既往有子宫下段剖宫产史，此次停经后伴不规则阴道出血。临床上常被误诊为宫颈妊娠、难免流产或不全流产，有时也被误诊为正常早孕而行人工流产导致大出血或流产后反复出血。由于子宫峡部肌层较薄弱，加之剖宫产切口瘢痕缺乏收缩能力，CSP 在流产或刮宫时断裂的血管不能自然关闭，可发生致命的大量出血。CSP 可有不同的临床转归，若为内生型胚囊向宫腔方向生长，可发展为宫内活胎，甚至足月分娩，但有前置胎盘和胎盘植入的风险；若为外生型胚囊向膀胱方向生长，可发展为凶险性前置胎盘，甚至子宫破裂。

经阴道超声检查是诊断 CSP 的主要手段，其图像为：①宫腔内及宫颈管内无妊娠囊。②妊娠囊位于子宫峡部前壁，可见原始心管搏动或者仅见混合性回声包块。③子宫前壁肌层连续性中断，妊娠囊与膀胱壁之间的肌层明显变薄、甚至消失。④彩色多普勒血流显像显示妊娠囊周边高速低阻血流信号。根据超声检查，可将 CSP 分成各种类型，以指导临床治疗。三维超声及磁共振检查可增加诊断的准确性。

治疗选择个体化方案，由于大多数 CSP 预后凶险，一旦确诊，多建议终止妊娠。治疗方法包括药物和（或）手术治疗。氨甲蝶呤是首选的药物，手术方法包括超声监视下清宫术、宫腔镜下 CSP 妊娠物清除术等。子宫动脉栓塞术是重要的辅助治疗手段。根据患者年龄、超声分型及对生育要求等，选择具体方法。

若患者及家属坚决要继续妊娠，必须充分告知相关风险，并严密监测，一旦发生并发症，及时终止妊娠。至妊娠晚期，瘢痕处胎盘多有植入，分娩前应做好充分准备。

（吴　岩）

第二节　妊娠剧吐

妊娠剧吐（hyperemesis gravidarum，HG）指妊娠早期孕妇出现严重持续的恶心、呕吐，并引起脱水、酮症甚至酸中毒，需要住院治疗。有恶心呕吐的孕妇中通常只有 0.3%～1.0% 发展为妊娠剧吐。

（一）病因

1. 内分泌因素

（1）绒毛膜促性腺激素（hCG）水平升高：鉴于早孕反应出现与消失的时间与孕妇血 hCG 水平上升与下降的时间一致，加之葡萄胎、多胎妊娠孕妇血 hCG 水平明显升高，剧烈呕吐发生率也高，提示妊娠剧吐可能与 hCG 水平升高有关。

（2）甲状腺功能改变：60% 的 HG 患者可伴发短暂的甲状腺功能亢进，呕吐的严重程度与游离甲状腺激素显著相关。

2. 精神过度紧张、焦虑、忧虑及生活环境和经济状况较差的孕妇易发生妊娠剧吐。

（二）临床表现

大多数妊娠剧吐发生于妊娠 10 周以前。典型表现为妊娠 6 周左右出现恶心、呕吐并随妊娠进展逐渐加重，至妊娠 8 周左右发展为持续性呕吐，不能进食，导致孕妇脱水、电解质紊乱甚至酸中毒。极为严重者出现嗜睡、意识模糊、谵妄甚至昏迷、死亡。孕妇体重下降，下降幅度甚至超过发病前的 5%，出现明显消瘦、极度疲乏、口唇干裂、皮肤干燥、眼球凹陷及尿量减少等症状。孕妇肝肾功能受损出现黄疸、血胆红素和转氨酶升高、尿素氮和肌酐增高、尿蛋白和管型尿。严重者可因维生素 B_1 缺乏引发 Wernicke 脑病。

（三）诊断及鉴别诊断

妊娠剧吐为排除性诊断，应仔细询问病史，排除可能引起呕吐的其他疾病，如胃肠道感染（伴腹泻）、胆囊炎、胆道蛔虫、胰腺炎（伴腹痛，血浆淀粉酶水平升高达正常值 5～10 倍）、尿路感染（伴排尿困难或腰部疼痛）、病毒性肝炎（血清肝炎标志物阳性，肝酶水平显著升高）等。

对妊娠剧吐的孕妇还应行辅助检查以协助了解病情。

1. 尿液检查　测定尿酮体、尿量、尿比重；中段尿细菌培养以排除泌尿系统感染。

2. 血液检查　测定血常规、肝肾功、电解质等评估病情严重程度。部分妊娠剧吐的孕妇肝酶升高，但通常不超过正常上限值的 4 倍或 300 U/L；血清胆红素水平升高，但不超过 4 mg/dl（1 mg/dl = 17.1 μmol/L）。

3. 超声检查　排除多胎妊娠、滋养细胞疾病等。

（四）并发症

1. 甲状腺功能亢进　妊娠后 hCG 水平升高，由于 hCG 与促甲状腺激素（TSH）的 β 亚单位化学结构相似，可刺激甲状腺分泌甲状腺激素，继而反馈性抑制 TSH 水平，故 60% ~ 70% 的妊娠剧吐孕妇可出现短暂的甲状腺功能亢进，表现为 TSH 水平下降或游离 T_4 水平升高，常为暂时性，一般无需使用抗甲状腺药物，甲状腺功能通常在孕 20 周恢复正常。

2. Wernicke 脑病　一般在妊娠剧吐持续 3 周后发病，为严重呕吐引起维生素 B_1 严重缺乏所致。临床表现为眼球震颤、视力障碍、步态和站立姿势受影响，可发生木僵或昏迷甚至死亡。

（五）治疗

持续性呕吐合并酮症的孕妇需要住院治疗，包括静脉补液、补充多种维生素尤其是 B 族维生素、纠正脱水及电解质紊乱、合理使用止吐药物、防治并发症。

1. 一般处理及心理支持治疗　应尽量避免接触容易诱发呕吐的气味、食品等。避免早晨空腹，鼓励少量多餐。

2. 纠正脱水及电解质紊乱　①每日静脉补液量 3 000 mL 左右，补充维生素 B_6、维生素 B_1、维生素 C，连续输液至少 3 日，维持每日尿量 ≥1 000 mL。孕妇常不能进食，可按照葡萄糖 50 g、胰岛素 10U、10% 氯化钾 1.0 g 配成极化液输注补充能量。应注意先补充维生素 B_1 后再输注极化液，以防止发生 Wernicke 脑病。②补钾 3 ~ 4 g/d，严重低钾血症时可补钾至 6 ~ 8g/d。原则上每 500 mL 尿量补钾 1 g 较为安全，同时监测血清钾水平和心电图。

3. 止吐治疗　①维生素 B_6 或维生素 B_6 – 多西拉敏复合制剂。②甲氧氯普胺：妊娠早期应用甲氧氯普胺并未增加胎儿畸形、自然流产的发生风险，新生儿出生体重与正常对照组相比无显著差异。③昂丹司琼（恩丹西酮）：仍缺乏足够证据证实昂丹司琼对胎儿的安全性，虽然其绝对风险低，但使用时仍需权衡利弊。④异丙嗪：异丙嗪的止吐疗效与甲氧氯普胺基本相似。⑤糖皮质激素：甲泼尼龙可缓解妊娠剧吐的症状，但鉴于妊娠早期应用与胎儿唇裂相关，应避免在孕 10 周前作为一线用药，且仅作为顽固性妊娠剧吐患者的最后止吐方案。

（六）预后

大多数妊娠剧吐患者，经过积极规范的治疗，病情会很快得以改善，并随着妊娠进展而自然消退，母体和胎儿预后总体良好。

（吴　岩）

第三节　妊娠合并糖尿病

一、概述

1. 定义　妊娠合并糖尿病包括两种情况：①妊娠前已患有糖尿病（DM），称为孕前糖尿病（pregestational diabetes mellitus，PGDM）。②妊娠期糖尿病（gestational diabetes mellitus，GDM），妊娠期发生的糖代谢异常，通常发生在妊娠的中后期。孕期首次检查被诊断的糖尿病患者，如果血糖升高程度已经达到非孕期 DM 标准，应将其诊断为 PGDM 而非 GDM。PGDM 占妊娠合并糖尿病总数的 10% ~ 20%，GDM 占妊娠合并糖尿病的 80% ~ 90%。

2. 病因

（1）PGDM：PGDM 包括 1 型糖尿病和 2 型糖尿病。其病因和发病机制较复杂，至今尚未完全明了。目前认为，DM 是由多种遗传和环境因素共同作用导致的复杂疾病。其中 1 型糖尿病多为自身免疫性疾病，2 型糖尿病多涉及胰岛素功能和分泌两方面的缺陷。

（2）GDM：病因尚不十分明确，但与胰岛素抵抗相关。导致孕期胰岛素抵抗增加的因素很多，如妊娠期激素水平的变化、自身免疫与遗传效应、血中游离脂肪酸水平改变，胰岛素受体后信号转导功能异常等。近年来的研究更指出，炎症因子和脂肪因子在妊娠期糖尿病的发病中起重要作用。

3. 妊娠合并糖尿病对妊娠的影响

（1）妊娠合并糖尿病对孕妇的影响

1）妊娠早期自然流产：多见于 PGDM 孕妇，孕前及妊娠早期高血糖，易导致胎儿畸形发生，严重者胎儿发育停止，最终发生流产。因此，糖尿病妇女宜在血糖控制接近或达到正常后再考虑妊娠。

2）子痫前期（preeclampsia，PE）：妊娠合并糖尿病患者 PE 的发生率为正常孕妇的 2~3 倍。妊娠合并糖尿病患者的早期尿蛋白总量≥190 mg/24h 是发生 PE 的高危因素，且孕期空腹血糖越高越易发生 PE。

3）羊水过多：孕期的血糖水平与羊水量密切相关，糖尿病孕妇较非糖尿病孕妇羊水过多的发生率高 10 倍，而羊水过多可引起子宫收缩乏力、胎盘早剥、妊娠期高血压疾病等。

4）早产：妊娠中期血糖持续升高可导致分娩发动。尿蛋白阳性和高 HbA1c 水平是糖尿病孕妇发生早产的独立的危险因素。此外，糖尿病患者抵抗力下降，易合并感染，也是早产的重要原因之一。

5）其他：孕期血糖控制不良时巨大儿发生率上升导致肩难产、产道损伤、手术产的概率增高。并且产程延长易发生产后出血。

（2）妊娠合并糖尿病对胎儿及新生儿的影响

1）胎儿畸形：孕前及妊娠早期高血糖是导致胎儿畸形的高危因素。畸形常为多发，包括心脏缺血、中枢神经管畸形、肺发育不全和骨骼发育缺陷等。

2）巨大儿：是最常见的胎儿并发症。糖尿病孕妇为胎儿提供过多的葡萄糖，不断刺激胎儿胰岛细胞，使胰岛素分泌增多，从而使胎儿过度发育，经阴道分娩容易造成产伤。

3）胎儿生长受限（fetal growth restriction，FGR）：主要见于 PGDM 孕妇。糖尿病孕妇胎盘血管病变与并发妊娠期高血压疾病是发生 FGR 的高危因素。

4）新生儿呼吸窘迫综合征：孕期高血糖引起胎儿发生高胰岛素血症，从而拮抗糖皮质激素促进肺表面活性物质的合成和释放，使胎儿肺表面活性物质减少，推迟胎儿肺成熟。

5）新生儿低血糖：为妊娠合并糖尿病母亲分娩新生儿最常见并发症。新生儿脱离母体高血糖环境后，高胰岛素血症仍存在，若不及时补充糖，易在生后 6 小时内出现血糖水平急剧降低，严重时危及新生儿生命。

6）产伤：糖尿病胎儿肩头颈比例增加容易导致肩难产，因此锁骨骨折和臂丛神经受损的发生率随之增加。

7）其他：新生儿红细胞增多症、高胆红素血症、低钙血症和低镁血症等的发生率，均较正常妊娠的新生儿高。

二、诊断

基于中华医学会妇产科学分会产科学组修订并出台的《妊娠合并糖尿病诊治指南（2014）》细则。

1. PGDM 诊断标准　符合以下两项中任意一项者，可确诊为 PGDM。

（1）妊娠前已确诊为糖尿病的患者。

（2）妊娠前未进行过血糖检查的孕妇，尤其存在糖尿病高危因素者，首次产前检查时需明确是否存在糖尿病，妊娠期血糖升高达到以下任何一项标准应诊断为 PGDM：①空腹血浆葡萄糖（fasting plasma glucose，FPG）≥7.0 mmol/L（126 mg/dl）。②75 g 口服葡萄糖耐量试验（oral glucose tolerance test，OGTT）服糖后 2 小时血糖≥11.1 mmol/L（200 mg/dl）。③伴有典型的高血糖症状或高血糖危象，同时任意血糖≥11.1 mmol/L（200 mg/dl）。④糖化血红蛋白（glycohemoglobin，HbA1c）≥6.5% ［采用美国国家糖化血红蛋白标准化项目（national glycohemoglobin standardization program，NGSP）/糖尿病控制与并发症试验（diabetes control and complication trial，DCCT）标化的方法］，但不推荐妊娠期常规用 HbA1c 进行糖尿病筛查。

2. GDM 诊断标准

（1）孕妇具有 DM 高危因素或者医疗资源缺乏地区，建议妊娠 24~28 周首先检查 FPG。FPG≥5.1 mmol/L，可以直接诊断为 GDM，不必再做 75 g OGTT；FPG<4.4 mmol/L，发生 GDM 可能性极小，可以暂时不做 75 g OGTT。当 4.4 mmol/L≤FPG<5.1 mmol/L 者，应尽早做 75 g OGTT。

（2）孕妇具有 GDM 高危因素，首次 OGTT 结果正常者，必要时可在孕晚期重复 OCTT。

（3）随孕周增加，早孕期 FPG 逐渐下降，因而，早孕期 FPG 不能作为 GDM 诊断依据。未定期检查者，如果首次就诊时间在孕 28 周以后，建议初次就诊时进行 75 g OGTT 或 FPG。

三、治疗

妊娠合并糖尿病的处理原则为维持血糖正常范围，减少母体和胎儿并发症，降低围产儿死亡率。妊娠合并糖尿病的处理方式包括：妊娠前咨询，妊娠期监测与治疗，分娩时机选择和分娩方式确定，以及围产期和产后的处理。

1. 妊娠前咨询　为减少糖尿病患者的不良妊娠结局，建议所有计划妊娠的糖尿病、糖耐量受损（impaired glucose intolerance，IGT）或空腹血糖受损（impaired fasting glucose，IFG）的妇女进行妊娠前咨询。糖尿病患者若已并发严重心血管病变、肾功能减退或眼底增生性视网膜病变者应避孕，若已妊娠应尽早终止。准备妊娠的糖尿病患者，应在孕前将血糖调至正常水平，HbA1c 降至 7% 以下，最好在 6.5% 以下。如果 HbA1c 在 8% 以上建议积极控制血糖暂不妊娠。

2. 妊娠期监测

（1）孕妇血糖监测

1）血糖监测方法：包括自我血糖监测和连续动态血糖监测。自我血糖监测方法包括大轮廓试验（晚上 0 点、三餐前 30 分钟及三餐后 2 小时共 7 次血糖）和小轮廓试验（晚上 0 点、空腹及三餐后 2 小时共 5 次血糖），适用于高血糖孕妇治疗过程中血糖的监测并指导孕期胰岛素用量。连续动态血糖监测主要用于血糖控制不理想的 PGDM 或血糖明显异常而需要家用胰岛素的 GDM 孕妇。

2）妊娠期血糖控制标准：PGDM 患者，FPG、餐前及夜间血糖宜在 3.3~5.6 mmol/L，餐后峰值血糖 5.6~7.1 mmol/L，HbA1c<6.0%。GDM 患者，空腹及餐后 2 小时血糖值分别≤5.3 mmol/L、6.7 mmol/L；夜间血糖不低于 3.3 mmol/L；妊娠期 HbA1c 宜<5.5%，且全天无低血糖表现。

3）尿酮体的监测：有助于及时发现孕妇碳水化合物或能量摄入的不足，是早期糖尿病酮症酸中毒（diabetic ketoacidosis，DKA）的一项敏感指标。

（2）孕妇并发症的监测：主要包括妊娠期高血压疾病、羊水过多、感染、甲状腺功能及肾功能的监测。

（3）胎儿的监测：妊娠中期检查排除胎儿中枢神经系统和心脏等系统发育异常。妊娠晚期注意监测胎儿腹围和羊水量的变化。需要应用胰岛素或口服降糖药物者，孕 32 周起，每周行 1 次无应激试验（non-stress test，NST）。

3. 妊娠期治疗

（1）营养治疗

1）营养治疗原则：在满足营养需要基础上，合理控制总能量，严格限制碳水化合物的摄入，维持体重适宜增长（表 8 - 2），维持血糖在正常范围，且不发生饥饿性酮症。

表 8 - 2 基于妊娠前体质指数推荐的孕妇每天能量摄入量及妊娠期体质量增长标准

妊娠期 BMI（kg/m²）	能量系数 kcal/（kg·d）	妊娠期体质量增长值（kg）	妊娠中晚期每周体质量增长值（kg）	
			均数	范围
<18.5	35 ~ 40	12.5 ~ 18.0	0.51	0.44 ~ 0.58
18.5 ~ 24.9	30 ~ 35	11.5 ~ 16.0	0.42	0.35 ~ 0.50
>25.0	25 ~ 30	7.0 ~ 11.5	0.28	0.23 ~ 0.33

2）热量分配：孕期每天总热量：7 531 ~ 9 205kJ。碳水化合物占 45% ~ 55%，蛋白质占 20% ~ 25%，脂肪占 25% ~ 30%；早餐摄入 10% ~ 15%，午餐和晚餐各 30%，每次加餐（共 3 次）可各占 5% ~ 10%。

（2）运动治疗

1）运动形式：孕期运动必须结合自身的情况。不推荐高强度、有风险的刺激性运动，如跳跃、篮球、潜水、滑雪、骑马等。推荐游泳、孕妇体操、瑜伽、上下楼梯、骑车、步行等。

2）运动强度：推荐中等强度的运动。即耗费体力水平中等并且使呼吸稍微比平常加快的活动，耗氧量占机体最大耗氧量的 40% ~ 60%。

3）运动时间：宜在餐后 1 小时进行，每次运动持续 30 分钟以上（可从 10 分钟起后逐渐增加运动时间），每周运动合计 150 分钟以上。

（3）药物治疗：妊娠合并糖尿病患者通过生活方式干预后血糖仍不达标者，首先推荐应用胰岛素控制血糖。虽然口服降糖药物在糖尿病孕妇中应用的安全性和有效性不断被证实，但我国尚缺乏相关研究，且这两种口服降糖药均未纳入我国妊娠期治疗糖尿病的注册适应证。

1）胰岛素用药时机：糖尿病孕妇经饮食治疗 3 ~ 5 天后，测定 24 小时的末梢血糖（血糖轮廓试验）。如果空腹或餐前血糖 $\geq$ 5.3 mmol/L，或餐后 2 小时血糖 $\geq$ 6.7 mmol/L，或调整饮食后出现饥饿性酮症，增加热量摄入后血糖又超过妊娠期标准者，应及时加用胰岛素治疗。

2）胰岛素治疗原则：尽早使用胰岛素；尽可能模拟生理状态；避免血糖忽高忽低及低血糖；剂量和胰岛素治疗方案必须个体化；必须在饮食治疗的基础上进行；妊娠期最好用人胰岛素或超短效胰岛素类似物；妊娠期不宜用长效胰岛素。

（4）DKA 治疗：治疗原则为立即补液、持续小剂量应用胰岛素、纠正代谢和电解质紊乱、纠正酸碱平衡紊乱、去除诱因、预防复发。血糖 >16.6 mmol/L，先予胰岛素 0.2 ~ 0.4U/kg 一次性静脉注射，继而小剂量胰岛素 0.1U/（kg·h）持续静脉滴注，并从使用胰岛素开始每小时监测 1 次血糖。血糖 >13.9 mmol/L 时，应在胰岛素中加入 0.9% 氯化钠注射液，当血糖 $\leq$ 13.9 mmol/L 时，开始在胰岛素中加入 5% 葡萄糖液或葡萄糖盐水，直至血糖降至 11.1 mmol/L 以下、尿酮体阴性并可平稳过渡到餐前皮下注射治疗时停止补液。

4. 分娩时机的选择　无需胰岛素治疗而血糖控制达标的 GDM 孕妇，如无母体和胎儿并发症，在严密监测下可待预产期。PGDM 及胰岛素治疗的 GDM 孕妇，如血糖控制良好且无母体和胎儿并发症，在严密监测下，妊娠 39 周后可终止妊娠；血糖控制不满意或出现母体和胎儿并发症，应及时收入院观察，根据病情决定终止妊娠时机。

故妊娠合并糖尿病患者是否需要终止妊娠，需综合评估糖尿病分类、血糖控制理想与否、胎儿是否为巨大儿、孕期是否有并发症、胎儿肺部成熟度、胎儿宫内状况等。

5. 分娩方式

1）糖尿病本身不是剖宫产指征。决定阴道分娩者，应制订分娩计划，产程中密切监测孕妇的血糖、宫缩、胎心率变化，避免产程过长。

2）择期剖宫产的手术指征为糖尿病伴严重微血管病变，或胎位异常等其他产科指征。妊娠期血糖控制不好、胎儿偏大（尤其估计胎儿体质量≥4 250 g 者）或既往有死胎、死产史者，应适当放宽剖宫产指征。

6. 围产期处理

（1）一般处理：鼓励进食，及时胎心监护，密切注意产程进展，积极预防感染。

（2）引产和择期剖宫产前一天晚停用中效或长效胰岛素，临产后或手术当天停用所有皮下注射胰岛素。产程中密切监测血糖，每 2 小时测定血糖一次，维持血糖在 4.44～6.7 mmol/L。

7. 产后处理

1）糖尿病孕妇的产后血糖控制目标及胰岛素应用，参照非妊娠期血糖控制指标（表 8-3）。产后应避免高糖和高脂饮食。

表 8-3　非孕期血糖异常的分类及诊断标准（2014 年 ADA 标准）

分类	FPG（mmol/L）	服糖后 2 小时血糖（mmol/L）	HbA1c（%）
正常	<5.6	<7.8	<5.7
糖耐量受损	<5.6	7.8～11.0	5.7～6.4
空腹血糖受损	5.6～6.9	<7.8	5.7～6.4
糖尿病	≥7.0	或≥11.0	≥6.5

注：FPG 和服糖后 2 小时血糖两项条件须同时符合；ADA，美国糖尿病学会；FPG，空腹血浆葡萄糖；HbA1c，糖化血红蛋白。

2）推荐所有孕妇于产后 6～12 周进行随访，并监测血糖。产后 FPG 反复≥7.0 mmol/L，应视为 PGDM，建议转内分泌专科治疗。

3）鼓励母乳喂养：产后母乳喂养可减少产妇胰岛素的应用和子代远期发生糖尿病的风险。

4）新生儿生后应严密监测血糖变化以及时发现低血糖；新生儿均按高危儿处理；提早喂糖水、开奶；常规检查血红蛋白、血钾、血钙等；密切注意新生儿呼吸窘迫综合征的发生。

（吴　岩）

第四节 妊娠期高血压疾病

妊娠期高血压疾病（hypertensive disorders of pregnancy，HDP）是妊娠与血压升高并存的一组疾病，发生率为 5%～12%。该组疾病包括妊娠期高血压、子痫前期、子痫，以及慢性高血压并发子痫前期和妊娠合并慢性高血压，严重影响母婴健康，是孕产妇和围产儿病死率升高的主要原因。

妊娠期高血压疾病的分类与临床表现见表 8－4。

表 8－4 妊娠期高血压疾病分类与临床表现

分类	临床表现
妊娠期高血压	妊娠 20 周后出现高血压，收缩压≥140 mmHg 和（或）舒张压≥90 mmHg，于产后 12 周内恢复正常；尿蛋白（－）；产后方可确诊
子痫前期	妊娠 20 周后出现收缩压≥140 mmHg 和（或）舒张压≥90 mmHg，伴有尿蛋白≥0.3 g/24h，或随机尿蛋白（＋）
	或虽无蛋白尿，但合并下列任何一者：
	·血小板减少（血小板＜100×10^9/L）
	·肝功能损害（血清转氨酶水平为正常值 2 倍以上）
	·肾功能损害（血肌酐水平大于 1.1 mg/dl 或为正常值 2 倍以上）
	·肺水肿
子痫	子痫前期基础上发生不能用其他原因解释的抽搐
慢性高血压并发子痫前期	慢性高血压妇女妊娠前无蛋白尿，妊娠 20 周后出现蛋白尿；或妊娠前有蛋白尿，妊娠后蛋白尿明显增加，或血压进一步升高，或出现血小板减少＜100×10^9/L，或出现其他肝肾功能损害、肺水肿、神经系统异常或视觉障碍等严重表现
妊娠合并慢性高血压	妊娠 20 周前收缩压≥140 mmHg 和（或）舒张压≥90 mmHg（除外滋养细胞疾病），妊娠期无明显加重；或妊娠 20 周后首次诊断高血压并持续到产后 12 周以后

注：（1）普遍认为＜34 周发病者为早发型子痫前期；

（2）大量蛋白尿（24 小时蛋白尿≥5 g）既不作为评判子痫前期严重程度的标准，亦不作为终止妊娠的指征，但需严密监测。

妊娠期高血压、子痫前期、子痫及慢性高血压在发病机制及临床处理上均不同，本节重点阐述后两种疾病。

一、子痫前期－子痫

子痫前期－子痫是妊娠期特有的疾病，在妊娠 20 周之后发生。本病是一种动态性疾病，病情可呈持续性进展。"轻度"子痫前期只代表诊断时的状态，任何程度的子痫前期都可能导致严重不良预后，因此不再诊断"轻度"子痫前期，而诊断为子痫前期，以免造成对病情的忽视，将伴有严重表现的子痫前期诊断为"重度"子痫前期，以引起临床重视（表 8－5）。

表 8 - 5　重度子痫前期的诊断标准

子痫前期伴有下面任何一种表现：

· 收缩压≥160 mmHg，或舒张压≥110 mmHg（卧床休息，两次测量间隔至少 4 小时）

· 血小板减少（血小板 <100×10^9/L）

· 肝功能损害（血清转氨酶水平为正常值 2 倍以上），严重持续性右上腹或上腹疼痛，不能用其他疾病解释，或二者均存在

· 肾功能损害（血肌酐水平大于 1.1 mg/dl 或无其他肾脏疾病时肌酐浓度为正常值 2 倍以上）

· 肺水肿

· 新发生的中枢神经系统异常或视觉障碍

（一）子痫前期

1. 诊断　根据病史、临床表现及辅助检查即可作出诊断，由于该病临床表现的多样性，应注意评估有无多脏器损害。

（1）病史：注意询问妊娠前有无高血压、肾病、糖尿病、系统性红斑狼疮、血栓性疾病等病史，有无妊娠期高血压疾病家族史，了解患者此次妊娠后高血压、蛋白尿、头痛、视力模糊、上腹疼痛、少尿、抽搐等症状出现的时间和严重程度。

（2）高血压：同一手臂至少进行 2 次测量，收缩压≥140 mmHg 和（或）舒张压≥90 mmHg 定义为高血压。若血压较基础血压升高 30/15 mmHg，但低于 140/90 mmHg 时，不作为诊断依据，但需严密观察。对首次发现血压升高者，应间隔 4 小时或以上复测血压。对于收缩压≥160 mmHg 和（或）舒张压≥110 mmHg 的严重高血压，为观察病情指导治疗，应密切观察血压。为确保测量准确性，应选择型号合适的袖带（袖带长度应该是上臂围的 1.5 倍）。

（3）尿蛋白：高危孕妇每次产检均应检测尿蛋白，尿蛋白检查应选中段尿，对可疑子痫前期孕妇应测 24 小时尿蛋白定量。尿蛋白的诊断标准有 2 个：①尿蛋白≥0.3 g/24h。②尿蛋白定性≥（＋）。随机尿蛋白定性不准确，只有定量方法不可用时才考虑使用。要注意避免阴道分泌物或羊水污染尿液。当泌尿系统感染、严重贫血、心力衰竭和难产时，可导致蛋白尿。

（4）辅助检查：应进行以下常规检查。①血常规。②尿常规。③肝功能。④肾功能、尿酸。⑤凝血功能。⑥心电图。⑦电子胎心监护。⑧超声检查胎儿、胎盘和羊水等。视病情发展、诊治需要应酌情增加以下有关检查项目：①眼底检查。②超声等影像学检查肝、胆、胰、脾、肾等脏器。③电解质。④动脉血气分析。⑤心脏彩超及心功能检查。⑥脐动脉血流、子宫动脉等多普勒血流监测。⑦头颅 CT 或磁共振检查。⑧有条件的单位可检查自身免疫性疾病相关指标。

2. 鉴别诊断　妊娠期高血压、子痫前期主要应与慢性肾炎相鉴别，妊娠期发生急性肾炎者较少见。妊娠前已存在慢性肾炎病变者，妊娠期常可发现蛋白尿，重者可发现尿液管型及肾功能损害，伴有持续性血压升高，眼底可有肾炎性视网膜病变。隐匿型肾炎较难鉴别，需仔细询问相关病史，应进一步做肾小球及肾小管功能检查。本病还应与妊娠合并慢性高血压相鉴别，后者在妊娠前已存在高血压疾病。

3. 病因及发病机制　至今病因和发病机制尚未完全阐明。子痫前期是一种多因素、多机制及多通路致病的疾病，无法以"一元论"来解释，这就是子痫前期病因的异质性，有学者提出子痫前期发病机制"两阶段"学说（图 8 - 1）。第一阶段为临床前期，即子宫螺旋动脉滋养细胞重铸障碍，导致胎盘缺血、缺氧，释放多种胎盘因子；第二阶段胎盘因子进入母体血液循环，促进系统性炎症反应的激活及血管内皮损伤，引起子痫前期 - 子痫多样化的临床表现。有关病因和发病机制的主要学说有以下

几种。

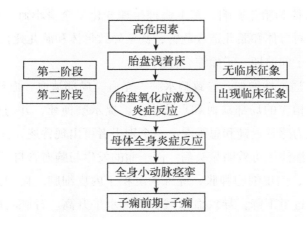

图 8-1　子痫前期发病机制"两阶段学说"示意图

（1）子宫螺旋小动脉重铸不足：正常妊娠时，细胞滋养层细胞分化为绒毛滋养细胞和绒毛外滋养细胞（extravillous trophoblast，EVT）。EVT 包括间质绒毛外滋养细胞（interstitial extravillous trophoblast，iEVT）和血管内绒毛外滋养层细胞（endovascular extravillous trophoblast，enEVT）。iEVT 负责浸润子宫内膜基质直至子宫肌层的内 1/3 处，enEVT 则进入子宫螺旋小动脉管腔并逐渐替代血管壁平滑肌细胞、内皮细胞，使动脉由高阻力低容量血管转变为低阻力高容量血管以提高胎盘的血流量，确保母胎之间物质交换正常进行和胎儿发育。但子痫前期绒毛外滋养细胞浸润能力受损，造成"胎盘浅着床"和子宫螺旋动脉重铸极其不足，仅蜕膜层血管重铸，子宫螺旋动脉的管腔径为正常妊娠的 1/2，血管阻力增大，胎盘灌注减少，从而引发子痫前期的一系列症状。但造成子宫螺旋小动脉重铸不足的机制尚待研究。

（2）炎症免疫过度激活：子痫前期患者无论是母胎界面局部还是全身均存在炎症免疫反应过度激活现象。现有证据显示，母胎界面局部处于主导地位的天然免疫系统在子痫前期发病中起重要作用，Toll 样受体家族、蜕膜自然杀伤细胞（dNK）、巨噬细胞等的数量、表型和功能异常均可影响子宫螺旋小动脉重铸，造成胎盘浅着床。特异性免疫研究集中在 T 细胞，正常妊娠时母体 Th1/Th2 免疫状态向 Th2 漂移，但子痫前期患者蜕膜局部 T 淋巴细胞向 Th1 型漂移。近年发现，CD4$^+$ 和 CD25$^+$ 调节性 T 细胞（regulatory T cell，Treg 细胞）参与 Th1/Th2 免疫状态的调控。当 Treg 细胞显著减少时，促进 Th1 占优势，使母体对胚胎免疫耐受降低，引发子痫前期。

（3）血管内皮细胞受损：血管内皮细胞损伤是子痫前期的基本病理变化之一，它使扩血管物质如一氧化氮（NO）、前列环素 I_2 合成减少，而缩血管物质如内皮素（ET）、血栓素 A_2 等合成增加，从而促进血管痉挛。此外血管内皮损伤还可激活血小板及凝血因子，加重子痫前期的高凝状态。引起子痫前期血管内皮损伤的因素很多，如炎性介质：肿瘤坏死因子、白细胞介素 -6、极低密度脂蛋白等，还有氧化应激反应。

（4）遗传因素：子痫前期具有家族倾向性，提示遗传因素与该病发生有关，但遗传方式尚不明确。由于子痫前期的异质性，尤其是遗传和环境因素的交互作用产生了复杂的表型。在子痫前期遗传易感性研究中，尽管目前已定位了十几个子痫前期染色体易感区域，但在该区域内进一步寻找易感基因仍面临很大的挑战。

（5）营养缺乏：已发现多种营养因素如低白蛋白血症、钙、镁、锌、硒等缺乏与子痫前期发生发展可能有关，但是这些证据需要更多的临床研究进一步证实。

4. 病理生理变化及对母体和胎儿影响 基本病理生理变化是全身小血管痉挛和血管内皮损伤。全身各脏器各系统灌注减少，对母体和胎儿造成危害，甚至导致母体和胎儿死亡。由于该病表现为多脏器和系统损害，故有学者提出子痫前期－子痫综合征的概念。

（1）脑：脑血管痉挛，通透性增加，导致脑水肿、充血、局部缺血、血栓形成及出血等。CT 检查脑皮质呈现低密度区，并有相应的局部缺血和点状出血，提示脑梗死，并与昏迷及视力下降、失明相关。大范围脑水肿主要表现为感觉迟钝和思维混乱，个别患者可出现昏迷，甚至脑疝。子痫前期脑血管阻力和脑灌注压均增加，高灌注压可致明显头痛。而子痫的发生与脑血管自身调节功能丧失相关。

（2）肾脏：肾小球扩张，内皮细胞肿胀，纤维素沉积于内皮细胞。血浆蛋白自肾小球漏出形成蛋白尿。肾血流量及肾小球滤过量下降，导致血尿酸和肌酐水平升高。肾脏功能严重损害可致少尿及肾衰竭。

（3）肝脏：肝脏损害常表现为血清转氨酶水平升高。肝脏的特征性损伤是门静脉周围出血，严重时门静脉周围坏死和肝包膜下血肿形成，甚至发生肝破裂危及母体和胎儿生命。

（4）心血管：血管痉挛，血压升高，外周阻力增加，心肌收缩力受损和射血阻力（即心脏后负荷）增加，心输出量明显减少，心血管系统处于低排高阻状态，加之内皮细胞活化使血管通透性增加，血管内液进入心肌细胞间质，导致心肌缺血、间质水肿、心肌点状出血或坏死、肺水肿，严重时导致心力衰竭。

（5）血液：由于全身小动脉痉挛，血管壁渗透性增加，血液浓缩，血细胞比容上升。当血细胞比容下降时，多合并贫血或红细胞受损或溶血。

（6）内分泌及代谢：由于血管紧张素转化酶增加，妊娠晚期盐皮质激素、去氧皮质酮升高可致钠潴留，血浆胶体渗透压降低，细胞外液可超过正常妊娠，但水肿与子痫前期的严重程度及预后关系不大。通常其电解质水平与正常妊娠无明显差异。子痫抽搐后，可出现乳酸性酸中毒及呼吸代偿性的二氧化碳丢失，可致血中碳酸盐浓度降低。

（7）子宫胎盘血流灌注：子宫螺旋动脉重铸不足导致胎盘灌注下降，螺旋动脉平均直径仅为正常孕妇螺旋动脉直径的1/2，加之伴有内皮损害及胎盘血管急性动脉粥样硬化，使胎盘功能下降，胎儿生长受限，胎儿窘迫。若胎盘床血管破裂可致胎盘早剥，严重时母体和胎儿死亡。

5. 预测与预防

（1）子痫前期的预测对于早期预防和早期治疗，降低母婴死亡率有重要意义，但目前尚无特别有效、可靠和经济的预测方法。首次产前检查应进行风险评估，主张联合多项指标综合评估预测，尤其要联合高危因素。

1）高危因素：流行病学调查发现孕妇年龄≥40 岁、子痫前期病史、抗磷脂抗体阳性、高血压、慢性肾炎、糖尿病或遗传性血栓形成倾向、初次产检时 BMI≥35kg/m^2、子痫前期家族史（母亲或姐妹）、本次妊娠为多胎妊娠、首次怀孕、妊娠间隔时间≥10 年以及早孕期收缩压≥130 mmHg 或舒张压≥80 mmHg 等均与子痫前期密切相关。

2）生化指标：包括可溶性酪氨酸激酶－1（soluble Fms-like tyrosine kinase-1，sFlt-1）、胎盘生长因子（placental growth factor，PLGF）、胎盘蛋白 13（placental protein 13，PP13）、可溶性内皮因子（soluble endothelin，sEng）等。生化指标联合高危因素，有一定预测价值。

3）子宫动脉多普勒血流检测：于妊娠20～24 周时进行，如子宫动脉搏动指数和阻力指数持续升高或出现子宫动脉舒张早期切迹等病理波形，有助于预测子痫前期的发生。

（2）对低危人群目前尚无有效的预防方法，对预测发现的高危人群，可能有效的预防措施如下。

1）适度锻炼：妊娠期应适度锻炼，合理安排休息，以保持妊娠期身体健康。

2）合理饮食：妊娠期不推荐严格限制盐的摄入，也不推荐肥胖孕妇限制热量摄入。

3）补钙：低钙摄入（摄入量<600 mg/d）的孕妇建议补钙，每日口服1.5~2.0 g。

4）阿司匹林：抗凝治疗主要针对有特定子痫前期高危因素者。用法：可从妊娠11~13^{+6}周，最晚不超过妊娠20周开始使用，每晚睡前口服低剂量阿司匹林100~150 mg至36周，或者至终止妊娠前5~10日停用。

6. 治疗　治疗目的是控制病情、延长孕周、尽可能保障母体和胎儿安全。治疗原则主要为降压、解痉、镇静等；密切监测母体和胎儿情况；适时终止妊娠是最有效的处理措施。

（1）评估和监测：子痫前期病情复杂、变化快，分娩和产后生理变化及各种不良刺激均可能导致病情变化。因此，对产前、产时和产后的病情进行密切评估和监测十分重要，以便了解病情进展情况，及时合理干预，避免不良临床结局发生。评估和监测的内容及频率需根据病情严重程度决定。

评估和监测的内容如下。①症状：血压、有无头痛、眼花、胸闷、腹部疼痛、胎动、阴道流血、尿量、孕妇体重变化等。②辅助检查：血常规、尿常规、随机尿蛋白/肌酐、24小时尿蛋白定量、肝肾功能、凝血功能、电子胎心监护、产科超声检查、脐动脉血流、孕妇超声心动图检查等。

（2）一般处理

1）妊娠期高血压和子痫前期患者可门诊治疗，重度子痫前期患者应住院治疗。

2）应注意适当休息，保证充足的蛋白质和热量，不建议限制食盐摄入。

3）保证充足睡眠，必要时可睡前口服地西泮2.5~5 mg。

（3）降压：降压治疗的目的是预防子痫、心脑血管意外和胎盘早剥等严重母体和胎儿并发症。收缩压≥160 mmHg和（或）舒张压≥110 mmHg的严重高血压必须降压治疗；收缩压≥150 mmHg和（或）舒张压≥100 mmHg的非严重高血压建议降压治疗；收缩压140~150 mmHg和（或）舒张压90~100 mmHg不建议治疗，但对并发脏器功能损伤者可考虑降压治疗。妊娠前已用降压药治疗的孕妇应继续降压治疗。

目标血压：未并发脏器功能损伤者，收缩压应控制在130~155 mmHg，舒张压应控制在80~105 mmHg；并发脏器功能损伤者，则收缩压应控制在130~139 mmHg，舒张压应控制在80~89 mmHg。降压过程力求下降平稳，不可波动过大。为保证子宫胎盘血流灌注，血压不建议低于130/80 mmHg。

常用口服降压药物降压，若口服药物控制血压不理想，可静脉用药。为防止血液浓缩、有效循环血量减少和高凝倾向，妊娠期一般不使用利尿剂降压。不推荐使用阿替洛尔和哌唑嗪，禁止使用血管紧张素转换酶抑制剂（ACEI）和血管紧张素Ⅱ受体拮抗剂（ARB）。常用的降压药物如下。

1）拉贝洛尔：为α、β能肾上腺素受体阻滞剂，降低血压但不影响肾及胎盘血流量，并可对抗血小板凝集，促进胎儿肺成熟。该药显效快，不引起血压过低或反射性心动过速。用法：50~150 mg，口服，3~4次/日。静脉注射：初始剂量20 mg，10分钟后若未能有效降压则剂量加倍，最大单次剂量80 mg，直至血压控制，每日最大总剂量220 mg。静脉滴注：50~100 mg加入5%葡萄糖250~500 mL，根据血压调整滴速，待血压稳定后改口服。

2）硝苯地平：为钙离子通道阻滞剂，可解除外周血管痉挛，使全身血管扩张，血压下降，由于其降压作用迅速，一般不主张舌下含化。用法：口服10 mg，3~4次/日，必要时可以加量，一般一日30~90 mg，24小时总量不超过120 mg。其副作用为心悸、头痛，使用时需监测血压变化，警惕血压太低而造成的严重并发症。因其与硫酸镁有协同作用，故不建议联合使用。

3）尼莫地平：为钙离子通道阻滞剂，其优点在于可选择性地扩张脑血管。用法：20～60 mg，口服，2～3次/日；静脉滴注：20～40 mg加入5%葡萄糖溶液250 mL，每日总量不超过360 mg，该药副作用为头痛、恶心、心悸及颜面潮红。

4）尼卡地平：二氢吡啶类钙离子通道阻滞剂。用法：口服初始剂量20～40 mg，3次/日。静脉滴注1 mg/h起，根据血压变化每10分钟调整剂量。

5）酚妥拉明：α肾上腺素能受体阻滞剂。用法：10～20 mg溶入5%葡萄糖100～200 mL，以10 μg/min静脉滴注。

6）甲基多巴：可兴奋血管运动中枢的α受体，抑制外周交感神经而降低血压，妊娠期使用效果较好。用法：250 mg，口服，3～4次/日。根据病情酌情增减，最高不超过2 g/d。其副作用为嗜睡、便秘、口干、心动过缓。

7）硝酸甘油：作用于氧化亚氮合酶，可同时扩张动脉和静脉，降低前后负荷，主要用于合并心力衰竭和急性冠脉综合征时高血压急症的降压治疗。起始剂量5～10 μg/min静脉滴注，每5～10分钟增加滴速至维持剂量20～50 μg/min。

8）硝普钠：强效血管扩张剂，扩张周围血管使血压下降。由于药物能迅速通过胎盘进入胎儿体内，并保持较高浓度，其代谢产物（氰化物）对胎儿有毒性作用，不宜在妊娠期使用。分娩期或产后血压过高，应用其他降压药效果不佳时，方考虑使用。用法：50 mg加入5%葡萄糖溶液500 mL，以0.5～0.8 μg/（kg·min）静脉缓滴。妊娠期应用仅适用于其他降压药物无效的高血压危象孕妇。用药期间，应严密监测血压及心率。

（4）解痉：硫酸镁是子痫治疗的一线药物，也是重度子痫前期预防子痫发作的关键药物。硫酸镁控制子痫再次发作的效果优于地西泮、苯巴比妥和冬眠合剂等镇静药物。除非存在硫酸镁应用禁忌或硫酸镁治疗效果不佳，否则不推荐使用地西泮和苯妥英钠等用于子痫的预防或治疗。

1）作用机制：镁离子可通过下列机制解痉。①抑制运动神经末梢释放乙酰胆碱，阻断神经肌肉接头间的信息传导，使骨骼肌松弛。②刺激血管内皮细胞合成前列环素，抑制内皮素合成，降低机体对血管紧张素Ⅱ的反应，从而缓解血管痉挛状态。③通过阻断谷氨酸通道阻止钙离子内流，解除血管痉挛、减少血管内皮损伤。④提高孕妇和胎儿血红蛋白的亲和力，改善氧代谢。

2）用药指征：①控制子痫抽搐及防止再抽搐。②预防重度子痫前期发展成为子痫。③重度子痫前期患者临产前用药，预防产时子痫或产后子痫。硫酸镁不可作为降压药使用。

3）用药原则：①预防和治疗子痫的硫酸镁用药方案相同。②分娩前未使用硫酸镁者，分娩过程中可使用硫酸镁，并持续至产后至少24～48小时。③注意保持硫酸镁血药浓度的稳定性。

4）用药方案：负荷剂量硫酸镁4～6 g，溶于25%葡萄糖20 mL静推（15～20分钟），或者溶于5%葡萄糖100 mL快速静滴（15～20分钟），继而硫酸镁1～2 g/h静滴维持。为了夜间更好的睡眠，可在睡眠前停用静脉给药，改为肌内注射一次，用法：25%硫酸镁20 mL＋2%利多卡因2 mL深部臀肌内注射。硫酸镁24小时用药总量一般不超过25 g，用药时限一般不超过5日。

5）注意事项：血清镁离子有效治疗浓度为1.8～3.0 mmol/L，超过3.5 mmol/L可能出现中毒症状。使用硫酸镁必备条件：①膝腱反射存在。②呼吸≥16次/分。③尿量≥17 mL/h或≥400 mL/24 h。④备有10%葡萄糖酸钙。镁离子中毒时停用硫酸镁并静脉缓慢推注（5～10分钟）10%葡萄糖酸钙10 mL。如患者同时合并肾功能不全、心肌病、重症肌无力等，则硫酸镁应慎用或减量使用。若条件许可，用药期间可监测血清镁离子浓度。

（5）镇静：镇静药物可缓解孕产妇精神紧张、焦虑症状，改善睡眠，当应用硫酸镁无效或有禁忌时，可使用镇静药物来预防并控制子痫。

1）地西泮：具有较强的镇静、抗惊厥、肌肉松弛作用，对胎儿及新生儿的影响较小。用法：2.5～5 mg，口服，3 次/日或睡前服用；10 mg 肌内注射或静脉缓慢推入（＞2 分钟）可用于预防子痫发作。1 小时内用药超过 30 mg 可能发生呼吸抑制，24 小时总量不超过 100 mg。

2）冬眠药物：可广泛抑制神经系统，有助于解痉降压，控制子痫抽搐。冬眠合剂由哌替啶 100 mg、氯丙嗪 50 mg、异丙嗪 50 mg 组成，通常以 1/3 或 1/2 量肌内注射，或加入 5% 葡萄糖 250 mL 内静脉缓慢滴注。由于氯丙嗪可使血压急剧下降，使肾及子宫胎盘血供减少，导致胎儿缺氧，且对母体和胎儿肝脏有一定的损害，现仅用于硫酸镁治疗效果不佳者。

3）苯巴比妥钠：具有较好的镇静、抗惊厥、控制抽搐作用，子痫发作时给予 0.1 g 肌内注射，预防子痫发作时给予 30 毫克/次口服，3 次/日。由于该药可致胎儿呼吸抑制，分娩前 6 小时慎用。

（6）利尿：不主张常规应用利尿剂，仅当患者出现全身性水肿、肺水肿、脑水肿、肾功能不全、急性心力衰竭时，可酌情使用呋塞米等快速利尿剂。

甘露醇主要用于脑水肿，该药属高渗性利尿剂，患者心衰或潜在心衰时禁用。甘油果糖适用于肾功能有损伤的患者。严重低蛋白血症有腹腔积液者，可补充白蛋白后再给予利尿剂。

（7）促胎肺成熟：孕周＜35 周的子痫前期患者，预计 1 周内可能分娩者均应给予糖皮质激素促胎肺成熟治疗。

（8）分娩时机和方式：子痫前期患者经积极治疗母体和胎儿状况无改善或者病情持续进展时，终止妊娠是唯一有效的治疗措施。

1）终止妊娠时机：①妊娠期高血压、子痫前期患者可期待治疗至 37 周终止妊娠。②重度子痫前期患者，妊娠＜24 周经治疗病情不稳定者建议终止妊娠；孕 24～28 周根据母体和胎儿情况及当地医疗条件和医疗水平决定是否期待治疗；孕 28～34 周，若病情不稳定，经积极治疗 24～48 小时病情仍加重，促胎肺成熟后应终止妊娠；若病情稳定，可考虑继续期待治疗，并建议提前转至早产儿救治能力较强的医疗机构；妊娠≥34 周患者应考虑终止妊娠。

2）终止妊娠的方式：如无产科剖宫产指征，原则上考虑阴道试产。但如果不能短时间内阴道分娩，病情有可能加重，可放宽剖宫产指征。

3）分娩期间注意事项：注意观察自觉症状变化，监测血压并继续降压治疗，应将血压控制在≤160/110 mmHg；监测胎心变化；积极预防产后出血；产时不可使用任何麦角新碱类药物。

（9）产后处理：妊娠期高血压可延续至产后，但也可在产后首次发生高血压、子痫前期甚至子痫。产后新发生的高血压称为产后高血压，虽然其未被归类为妊娠期高血压疾病，但仍需重视。当血压持续≥150/100 mmHg 时建议降压治疗，当出现重度子痫前期和子痫时，降压的同时应使用硫酸镁。

（10）早发型重度子痫前期的处理：重度子痫前期发生于妊娠 34 周之前者称为早发型，发生于妊娠 34 周及之后者为晚发型。对于早发型重度子痫前期，建议住院治疗，解痉、降压治疗并给予糖皮质激素促胎肺成熟，严密监测母体和胎儿情况，充分评估病情以明确有无严重的脏器损害，从而决定是否终止妊娠。当出现以下情况时建议终止妊娠：①患者出现持续不适症状或严重高血压。②子痫、肺水肿、HELLP 综合征。③发生严重肾功能不全或凝血功能障碍。④胎盘早剥。⑤孕周太小无法存活的胎儿。⑥胎儿窘迫。

（二）子痫

子痫是子痫前期－子痫最严重的阶段，发作前可有不断加重的严重表现，也可发生于无血压升高或升高不显著，尿蛋白阴性的病例。子痫抽搐进展迅速，是造成母体和胎儿死亡的最主要原因，应积极处理。

1. 临床表现　前驱症状短暂，表现为抽搐、面部充血、口吐白沫、深昏迷；随之深部肌肉僵硬，很快发展成典型的全身高张阵挛惊厥、有节律的肌肉收缩和紧张，持续约 1～1.5 分钟，其间患者无呼吸动作；此后抽搐停止，呼吸恢复，但患者仍昏迷，最后意识恢复，易激惹、烦躁。

2. 诊断与鉴别诊断　子痫通常在子痫前期的基础上发生抽搐，但应与癫痫、脑炎、脑肿瘤、脑血管畸形破裂出血、糖尿病高渗性昏迷、低血糖昏迷相鉴别，通过询问病史及检查，一般不难鉴别。

3. 治疗

（1）一般急诊处理：子痫发作时需保持气道通畅，维持呼吸、循环功能稳定，密切观察生命体征，留置导尿管监测尿量等。避免声、光等刺激。预防坠地外伤、唇舌咬伤。

（2）控制抽搐：硫酸镁是治疗子痫及预防复发的首选药物。当患者存在硫酸镁应用禁忌或硫酸镁治疗无效时，可考虑应用地西泮、苯妥英钠或冬眠合剂控制抽搐。子痫患者产后需继续应用硫酸镁 24～48 小时。

（3）降低颅压：可以 20% 甘露醇 250 mL 快速静脉滴注降低颅压。

（4）控制血压：脑血管意外是子痫患者死亡的最常见原因。当收缩压持续 ≥160 mmHg，舒张压 ≥110 mmHg 时要积极降压以预防脑血管并发症。

（5）纠正缺氧和酸中毒：面罩和气囊吸氧，根据动脉血气 pH、二氧化碳分压、碳酸氢根浓度等，给予适量 4% 碳酸氢钠纠正酸中毒。

（6）终止妊娠：一旦抽搐控制后即可考虑终止妊娠。

二、其他类型的高血压

除了妊娠期高血压、子痫前期－子痫，妊娠期高血压疾病还包括妊娠合并慢性高血压及慢性高血压并发子痫前期。在此主要阐述这两种高血压的评估和处理原则。

（一）妊娠合并慢性高血压

1. 评估与监测　慢性高血压患者发生胎盘早剥、胎儿生长受限等母体和胎儿风险增加，且 13%～40% 可能发展为慢性高血压并发子痫前期。因此，孕期应加强母体和胎儿监测和评估：①对已知或疑有慢性高血压的孕妇进行初步评估。②若出现顽固性高血压、血钾水平 <3.0 mmol/L、血清肌酐水平 >97.2 μmol/L 或有肾脏疾病家族史，建议转诊至高血压疾病专科门诊。③对于血压控制不佳者，应加强血压监测；对疑有"白大衣高血压"者，建议动态监测血压后再开始降压治疗。④监测胎儿生长发育和宫内状况，及时发现胎儿生长受限并进行临床干预。

2. 治疗　治疗目标主要是预防高血压对母体和胎儿带来的风险，尽可能延长妊娠时间。治疗原则为：①降压目标和降压药物的选择原则同子痫前期。②终止妊娠的时机取决于有无其他并发症，若无其他并发症，妊娠 38～39 周应终止妊娠。

（二）慢性高血压并发子痫前期

1. 评估与监测　慢性高血压容易并发子痫前期，同时对母体和胎儿带来更高的风险，因此，慢性

高血压患者应严密监测是否并发重度子痫前期，一旦并发重度子痫前期则按照子痫前期进行管理，

2. 治疗 慢性高血压并发子痫前期的患者，母体和胎儿情况稳定，可在严密监测下期待至 37 周终止妊娠；若慢性高血压并发重度子痫前期，则按照前述的重度子痫前期的处理方案进行。

[附] HELLP 综合征

HELLP 综合征（hemolysis, elevated liver enzymes, and low platelet count syndrome, HELLP syndrome）以溶血、肝酶升高及血小板减少为特点，是子痫前期的严重并发症，常危及母体和胎儿生命。

1. 病因与发病机制 本病的主要病理改变与子痫前期相同，如血管痉挛、血管内皮损伤、血小板聚集与消耗、纤维蛋白沉积和终末器官缺血等，但发展为 HELLP 综合征的机制尚不清楚。

HELLP 综合征的发生可能与自身免疫机制有关，研究表明该病患者血中补体被激活，过敏毒素、C3a、C5a 及终末 C5b-9 补体复合物水平升高，可刺激巨噬细胞、白细胞及血小板合成血管活性物质，使血管痉挛性收缩，内皮细胞损伤引起血小板聚集、消耗，导致血小板减少、溶血及肝酶升高。

2. 对母体和胎儿的影响

（1）对母体的影响：HELLP 综合征孕妇可并发肺水肿、胎盘早剥、体腔积液、产后出血、弥散性血管内凝血（DIC）、肾衰竭、肝破裂等，剖宫产率高，死亡率明显增高。有资料表明，多器官功能衰竭及 DIC 是 HELLP 综合征最主要的死亡原因。

（2）对胎儿的影响：因胎盘供血、供氧不足，胎盘功能减退，导致胎儿生长受限、死胎、死产、早产。

3. 临床表现 常见主诉为右上腹或上腹部疼痛、恶心、呕吐、全身不适等非特异性症状，少数可有轻度黄疸，查体可发现右上腹或上腹肌紧张，体重骤增、水肿。如凝血功能障碍严重可出现血尿、消化道出血。

本病可发生于妊娠中期至产后数日的任何时间，70% 以上发生于产前。

4. 诊断 本病表现多为非特异性症状，确诊主要依靠实验室检查，诊断指标如下。

（1）血管内溶血：外周血涂片中见破碎红细胞、球形红细胞等异形细胞。血清总胆红素 ≥20.5 μmol/L，血清结合珠蛋白 <250 mg/L。

（2）肝酶升高：ALT≥40 U/L 或 AST≥70 U/L，LDH 水平升高。

（3）血小板减少：血小板计数 <100×10^9/L。

LDH 升高和血清结合珠蛋白降低是诊断 HELLP 综合征的敏感指标，常在血清未结合胆红素升高和血红蛋白降低前出现。

5. 鉴别诊断 HELLP 综合征应与血栓性血小板减少性紫癜、溶血性尿毒症综合征、妊娠期急性脂肪肝等鉴别（表 8-6）。

表 8-6 HELLP 综合征的鉴别诊断

	HELLP 综合征	血栓性血小板减少性紫癜	溶血性尿毒症性综合征	妊娠期急性脂肪肝
主要损害器官	肝脏	神经系统	肾脏	肝脏
妊娠期	中、晚期	中孕	产后	晚孕
高血压、蛋白尿	有	无	无	无
血小板	减少	严重减少	减少	正常/减少

	HELLP 综合征	血栓性血小板 减少性紫癜	溶血性尿毒症 性综合征	妊娠期急性脂肪肝
PT/APTT	正常	正常	正常	延长
血糖	正常	正常	正常	降低
纤维蛋白原	正常	正常	正常	减少
肌酐	正常或增高	显著增高	显著增高	显著增高
转氨酶	增高	正常	正常	增高
胆红素	增高	增高	增高	显著增高
血氨	正常	正常	正常	显著增高
贫血	无/轻度	无/轻度	严重	无

注：PT，凝血酶原时间；APTT，活化部分凝血活酶时间。

6. 治疗　HELLP 综合征患者应住院，并按照重度子痫前期治疗，在此基础上的其他治疗包括以下。

（1）糖皮质激素：血小板 $<50 \times 10^9/L$ 考虑糖皮质激素治疗，可能使血小板计数、乳酸脱氢酶、肝功能等各项参数改善，尿量增加，平均动脉压下降，并可促使胎儿肺成熟。妊娠期每 12 小时静脉滴注地塞米松 10 mg，产后应继续应用 3 次，以免出现血小板再次降低、肝功恶化、少尿等。

（2）输注血小板：血小板 $<50 \times 10^9/L$ 且血小板数量迅速下降或存在凝血功能障碍时应考虑备血及血小板；血小板 $<20 \times 10^9/L$ 或剖宫产时或有出血时，应输注浓缩血小板、新鲜冻干血浆。但预防性输注血小板并不能预防产后出血的发生。

（3）产科处理

1）终止妊娠的时机：孕龄≥34 周或胎肺已成熟、胎儿窘迫、先兆肝破裂及病情恶化者，应立即终止妊娠；病情稳定、妊娠 <34 周、胎肺不成熟及胎儿情况良好者，可延长 48 小时，以完成糖皮质激素促胎肺成熟，然后终止妊娠。

2）分娩方式：HELLP 综合征不是剖宫产指征，但可酌情放宽剖宫产指征。

3）麻醉选择：因血小板减少，有局部出血危险，禁忌阴部阻滞和硬膜外麻醉，阴道分娩宜采用局部浸润麻醉，剖宫产采用局部浸润麻醉或全身麻醉。

（吴　岩）

第五节　早产

早产指妊娠达到 28 周但不足 37 周分娩者。此时娩出的新生儿称为早产儿。有些国家已将早产时间的下限定义为妊娠 24 周或 20 周。早产儿各器官发育尚不够健全，出生孕周越小，体重越轻，预后越差。国内早产占分娩总数 5%～15%。出生 1 岁以内死亡的婴儿约 2/3 为早产儿。随着早产儿的治疗及监护手段不断进步，其生存率明显提高、伤残率下降。

（一）早产的分类及原因

早产可分为自发性早产和治疗性早产。前者又分为胎膜完整早产和胎膜早破早产（preterm premature rupture of membranes，PPROM）。

1. 胎膜完整早产　最常见的类型，约占45%。发生的机制主要为：①宫腔过度扩张，如双胎或多胎妊娠、羊水过多等。②母胎应激反应，由于孕妇精神、心理压力过大，导致胎盘－胎儿肾上腺－内分泌轴紊乱，过早、过多分泌促肾上腺皮质素释放激素（CRH）和雌激素，使宫颈过早成熟并诱发宫缩。③宫内感染，感染途径最常见为下生殖道的病原体经宫颈管逆行而上，另外，母体全身感染病原体也可通过胎盘侵及胎儿，或盆腔感染病原体经输卵管进入宫腔。最常见的病原体有阴道加德纳菌、梭形杆菌、人型支原体、解脲支原体等。

2. 胎膜早破早产　病因及高危因素包括：PPROM史、体重指数＜19.0、营养不良、吸烟、宫颈机能不全、子宫畸形（如纵隔子宫、单角子宫、双角子宫等）、宫内感染、细菌性阴道病、子宫过度膨胀、辅助生殖技术受孕等。

3. 治疗性早产　指由于母体或胎儿的健康原因不允许继续妊娠，在未达到37周时采取引产或剖宫产终止妊娠。

（二）预测

早产的先兆表现缺乏特异性，难以识别真假早产，容易造成过度诊断和过度治疗。另有些早产发生之前并没有明显的临床表现，容易漏诊。因此，有必要对有高危因素的孕妇进行早产预测以评估早产的风险。

1. 经阴道超声宫颈长度测定　妊娠24周前宫颈长度＜25 mm，或宫颈内口漏斗形成伴有宫颈缩短，提示早产风险增大。尤其对宫颈长度＜15 mm和＞30 mm的阳性和阴性预测价值更大。

2. 宫颈分泌物生化检测　超声检测宫颈长度在20～30 mm之间，对早产的预测价值还不确定，可进一步做宫颈分泌物的生化指标检测，以提高预测的准确性，尤其是对没有明显早产临床表现的孕妇。检测指标包括：胎儿纤连蛋白（fFN）、磷酸化胰岛素样生长因子结合蛋白1（phIGFBP-1）、胎盘α微球蛋白1（PAMG-1），其中fFN的阴性预测价值更大。

（三）临床表现及诊断

早产的主要临床表现是子宫收缩，最初为不规则宫缩，常伴有少许阴道流血或血性分泌物，以后可发展为规则宫缩，其过程与足月临产相似。临床上，早产可分为先兆早产和早产临产两个阶段。先兆早产指有规则或不规则宫缩，伴有宫颈管进行性缩短。早产临产需符合下列条件：①出现规则宫缩（20分钟≥4次，或60分钟≥8次），伴有宫颈的进行性改变。②宫颈扩张1 cm以上。③宫颈容受≥80%。诊断早产一般并不困难，但应与妊娠晚期出现的生理性子宫收缩相鉴别。生理性子宫收缩一般不规则、无痛感，且不伴有宫颈管缩短和宫口扩张等改变，也称为假早产。

（四）治疗

治疗原则：若胎膜完整，在母胎情况允许时尽量保胎至34周，监护母胎情况，适时停止早产的治疗。

1. 适当休息　宫缩较频繁，但宫颈无改变，不必卧床和住院，只需适当减少活动的强度和避免长时间站立即可；宫颈已有改变的先兆早产者，可住院并注意休息；已早产临产，需住院治疗，应卧床休息。

2. 促胎肺成熟治疗　妊娠＜35周，一周内有可能分娩的孕妇，应使用糖皮质激素促胎儿肺成熟。方法：地塞米松注射液6 mg肌内注射，每12小时一次，共4次；或倍他米松注射液12 mg肌内注射，24小时后再重复一次。如果用药后超过2周，仍存在＜34周早产可能者，可重复一个疗程。

3. 抑制宫缩治疗　先兆早产患者，通过适当控制宫缩，能延长妊娠时间；早产临产患者，宫缩抑制剂虽不能阻止早产分娩，但可能延长妊娠 3～7 日，为促胎肺成熟治疗和宫内转运赢得时机。常用的宫缩抑制剂如下。

（1）钙通道阻滞剂：可选择性减少慢通道 Ca^{2+} 内流、干扰细胞内 Ca^{2+} 浓度、抑制子宫收缩。常用药物为硝苯地平，其抗早产的作用安全、更有效。用法：口服。建议使用方案：起始剂量为 20 mg，然后每次 10～20 mg，每日 3～4 次，根据宫缩情况调整。应密切注意孕妇心率及血压变化。已用硫酸镁者慎用，以防血压急剧下降。

（2）前列腺素合成酶抑制剂：能抑制前列腺素合成酶，减少前列腺素合成或抑制前列腺素释放，从而抑制宫缩。因其可通过胎盘，大剂量长期使用可使胎儿动脉导管提前关闭，导致肺动脉高压；且有使肾血管收缩，抑制胎尿形成，使肾功能受损，羊水减少的严重副作用，故此类药物仅在妊娠 32 周前短期选用。常用药物为吲哚美辛，初始剂量 50～100 mg，经阴道或直肠给药，也可口服。然后，每 6 小时予 25 mg 维持 48 小时。用药过程中需密切监测羊水量及胎儿动脉导管血流。

（3）β－肾上腺素能受体激动剂（β－adrenergic receptor agonists）：为子宫平滑肌细胞膜上的 β_2 受体兴奋剂，可激活细胞内腺苷酸环化酶，促使三磷腺苷合成环磷腺苷（cAMP），降低细胞内钙离子浓度，阻止子宫肌收缩蛋白活性，抑制子宫平滑肌收缩。此类药物抑制宫缩的效果肯定，但在兴奋 β_2 受体的同时也兴奋 β_1 受体，其副作用较明显，主要有母胎心率增快、心肌耗氧量增加、血糖升高、水钠潴留、血钾降低等，严重时可出现肺水肿、心衰，危急母亲生命。故对合并心脏病、高血压、未控制的糖尿病和并发重度子痫前期、明显产前出血等孕妇慎用或禁用。用药期间需密切监测生命体征和血糖情况。常用药物有利托君。用药期间需密切观察孕妇主诉及心率、血压、宫缩变化，并限制静脉输液量（每日不超过 2 000 mL），以防肺水肿。如患者心率 >120 次/分，应减少滴速；如心率 >140 次/分，应停药；如出现胸痛，应立即停药并行心电监护；长期用药者应监测血钾、血糖、肝功能和超声心动图。

（4）阿托西班：是一种缩宫素的类似物，通过竞争子宫平滑肌细胞膜上的缩宫素受体，抑制由缩宫素所诱发的子宫收缩，其抗早产的效果与利托君相似，但其副作用轻微，无明确禁忌证。用法：起始剂量为 6.75 mg 静脉滴注射 1 分钟；继之 18 mg/h 滴注，维持 3 小时；接着 6 mg/h 缓慢滴注，持续 45 小时。

（5）硫酸镁：高浓度的镁离子直接作用于子宫平滑肌细胞，拮抗钙离子对子宫收缩活性，有较好抑制子宫收缩的作用。长时间大剂量使用硫酸镁可引起胎儿骨骼脱钙，因此硫酸镁用于早产治疗尚有争议。但硫酸镁可以降低妊娠 32 周前早产儿的脑瘫风险和严重程度，推荐妊娠 32 周前早产者常规应用硫酸镁作为胎儿中枢神经系统保护剂。用法：硫酸镁 4～5 g 静脉注射或快速滴注，随后 1～2 g/h 缓慢滴注 12 小时，一般用药不超过 48 小时。

4. 控制感染　感染是早产的重要原因之一，应对未足月胎膜早破、先兆早产和早产临产孕妇做阴道分泌物细菌学检查（包括 B 族链球菌）。有条件时，可做羊水感染指标相关检查。阳性者选用对胎儿安全的抗生素，对胎膜早破早产者，必须预防性使用抗生素。

5. 适时停止早产的治疗　下列情况，需终止早产治疗：①宫缩进行性增强，经过治疗无法控制者。②有宫内感染者。③衡量利弊，继续妊娠对母胎的危害大于胎肺成熟对胎儿的好处时。④妊娠 ≥34 周，如无母胎并发症，应停用宫缩抑制剂，顺其自然，不必干预，继续监测母胎情况。

6. 产时处理与分娩方式

（1）早产儿尤其是 <32 孕周的早产儿需要良好的新生儿救治条件，有条件时应提早转运到有早产

儿救治能力的医院（宫内转运）分娩。

（2）大部分早产儿可经阴道分娩，分娩镇痛以硬脊膜外阻滞麻醉镇痛相对安全；慎用吗啡、哌替啶等抑制新生儿呼吸中枢的药物；产程中密切监护胎儿状况；不提倡常规会阴切开，也不支持使用没有指征的产钳助产术；对臀位特别是足先露者应根据当地早产儿救治条件，权衡剖宫产利弊，因地制宜选择分娩方式。

（3）早产儿应延长至分娩 60 秒后断脐，可减少新生儿输血的需要和脑室内出血的发生率。

（五）预防

积极预防早产是降低围产儿死亡率的重要措施之一。

1. 加强产前保健系统　孕妇尽早就诊、建围产保健卡、定期产前检查；尽早发现早产高危因素，并对存在的高危因素进行评估和处理；指导孕期卫生。

2. 几种特殊预防措施

（1）宫颈环扎术：①以病史为指征的宫颈环扎术，又称预防性宫颈环扎术。典型的病史为有 3 次及以上的妊娠中期自然流产史或早产史，一般建议于妊娠 12~14 周手术。②以体格检查为指征的宫颈环扎术。是指在妊娠中期排除临产及胎盘早剥的前提下，体格检查发现宫口已开张、甚至羊膜囊已脱出宫颈外口，除外感染、宫缩及其他禁忌证后进行的环扎术，又称紧急宫颈环扎术。③以超声为指征的宫颈环扎术。既往有晚期流产或早产史患者，本次妊娠为单胎，妊娠 24 周前超声检查宫颈长度 <25 mm，可行以超声为指征的宫颈环扎术，又称应急性宫颈环扎术。宫颈环扎术后，妊娠达到 37 周或以后应拆除环扎的缝线。

目前使用的标准的阴式宫颈环扎术包括改良的 McDonald 和 Shirodkar 术式。若妊娠前宫颈已经全部或部分切除，或曾经做过规范的预防性环扎术仍失败者，可考虑妊娠前或妊娠早期在腹腔镜下施宫颈环扎术。

（2）孕酮制剂：近年的临床研究提示孕酮预防早产有一定的作用，一般用于单胎、妊娠中期短宫颈的孕妇，不管是否有晚期流产或早产史。①阴道用药：微粒化黄体酮阴道栓 200 mg 或黄体酮凝胶 90 mg，每晚一次，从 16 周至 36 周。②肌内注射：17 - α 羟孕酮（17-OHP-C），每周一次，从 16 周至 36 周。③口服：孕酮口服制剂是否有效，尚需更多的临床证据。

（3）子宫颈托：近年有报道，用子宫颈托对妊娠中期宫颈缩短的宫颈机能不全患者有一定预防作用，但仍有争议。

各种预防措施主要针对单胎妊娠，但对多胎妊娠尚缺乏充足的循证医学证据。

（吴　岩）

第六节　过期妊娠

平时月经周期规则，妊娠达到或超过 42 周（≥294 日）尚未分娩者，称为过期妊娠。其发生率占妊娠总数的 3%~15%。近年来由于对妊娠超过 41 周孕妇的积极处理，过期妊娠的发生率明显下降。

（一）病理

1. 胎盘　过期妊娠的胎盘病理有两种类型：一种是胎盘功能正常，除重量略有增加外，胎盘外观和镜检均与足月妊娠胎盘相似；另一种是胎盘功能减退。

2. 羊水　正常妊娠 38 周后，羊水量随妊娠推延逐渐减少，妊娠 42 周后羊水迅速减少，约 30% 减至 300 mL 以下；羊水粪染率明显增高，是足月妊娠的 2～3 倍，若同时伴有羊水过少，羊水粪染率达 71%。

3. 胎儿　过期妊娠胎儿生长模式与胎盘功能有关，可分以下 3 种。

（1）正常生长及巨大胎儿：胎盘功能正常者，能维持胎儿继续生长，约 25% 成为巨大胎儿，其中 5.4% 胎儿出生体重 >4 500 g。

（2）胎儿过熟综合征：过熟儿表现出过熟综合征的特征性外貌，与胎盘功能减退、胎盘血流灌注不足、胎儿缺氧及营养缺乏等有关。典型表现为皮肤干燥、松弛、起皱、脱皮，脱皮尤以手心和脚心明显；身体瘦长、胎脂消失、皮下脂肪减少，表现为消耗状；头发浓密，指（趾）甲长；新生儿睁眼、异常警觉和焦虑，容貌似"小老人"。因为羊水减少和胎粪排出，胎儿皮肤黄染，羊膜和脐带呈黄绿色。

（3）胎儿生长受限：小样儿可与过期妊娠共存，后者更增加胎儿的危险性，约 1/3 过期妊娠死产儿为生长受限小样儿。

（二）对母体和胎儿影响

1. 对围产儿影响　除上述胎儿过熟综合征外，胎儿窘迫、胎粪吸入综合征、新生儿窒息及巨大胎儿等围产儿发病率及死亡率均明显增高。

2. 对母体影响　产程延长和难产率增高，使手术产率及母体产伤明显增加。

（三）诊断

准确核实妊娠周数，判断胎儿安危状况是诊断的关键。

1. 核实妊娠周数

（1）病史。①以末次月经第 1 日计算：平时月经规则、周期为 28～30 日的孕妇停经 ≥42 周尚未分娩，可诊断为过期妊娠。若月经周期超过 30 日，应酌情顺延。②根据排卵日推算：月经不规则、哺乳期受孕或末次月经记不清的孕妇，可根据基础体温提示的排卵期推算预产期，若排卵后 ≥280 日仍未分娩者可诊断为过期妊娠。③根据性交日期推算预产期。④根据辅助生殖技术（如人工授精、体外受精－胚胎移植术）的日期推算预产期。

（2）临床表现：早孕反应开始出现时间、胎动开始出现时间以及早孕期妇科检查发现的子宫大小，均有助于推算妊娠周数。

（3）辅助检查：①根据超声检查确定妊娠周数，妊娠 20 周内，超声检查对确定妊娠周数有重要意义，早期妊娠以胎儿顶臀径（CRL）推算妊娠周数最为准确，中期妊娠则综合胎儿双顶径、腹围和股骨长度推算预产期较好。②根据妊娠早期血、尿 hCG 增高的时间推算妊娠周数。

2. 判断胎儿安危状况

（1）胎动情况：通过胎动自我监测，如胎动明显减少提示胎儿宫内缺氧。

（2）电子胎心监护：如无应激试验（NST）为无反应型需进一步做缩宫素激惹试验（OCT），若多次反复出现胎心晚期减速，提示胎盘功能减退，胎儿明显缺氧。出现胎心变异减速，常提示脐带受压，多与羊水过少有关。

（3）超声检查：观察胎动、胎儿肌张力、胎儿呼吸运动及羊水量。另外，多普勒脐动脉血流检查，有助于判断胎儿安危状况。

（四）治疗

妊娠 40 周以后胎盘功能逐渐下降，42 周以后明显下降，因此，在妊娠 41 周以后，即应考虑终止妊娠，尽量避免过期妊娠。若妊娠 41 周后无任何并发症（妊娠期高血压疾病、妊娠期糖尿病、胎儿生长受限、羊水过少等），也可密切观察，继续等待。一旦妊娠过期，则应终止妊娠。终止妊娠的方式应根据胎儿安危状况、胎儿大小、宫颈成熟度综合分析，恰当选择。

1. 促宫颈成熟　在宫颈不成熟情况下直接引产，阴道分娩失败率较高，反而增加剖宫产率。评价宫颈成熟度的主要方法是 Bishop 评分。一般认为，Bishop 评分 ≥7 分者，可直接引产；Bishop 评分 <7 分，引产前先促宫颈成熟。目前，常用的促宫颈成熟的方法主要有 PGE2 阴道制剂和宫颈扩张球囊。

2. 引产术　宫颈已成熟即可行引产术，常用静脉滴注缩宫素，诱发宫缩直至临产。胎头已衔接者，通常先人工破膜，1 ~ 2 小时后开始可滴注缩宫素引产。人工破膜既可诱发内源性前列腺素的释放，增加引产效果，又可观察羊水性状，排除胎儿窘迫。

3. 产程处理　进入产程后，应鼓励产妇左侧卧位、吸氧。产程中最好连续监测胎心，注意羊水性状，必要时取胎儿头皮血测 pH，及早发现胎儿窘迫，并及时处理。过期妊娠时，常伴有胎儿窘迫、羊水粪染，分娩时应做相应准备。若羊水胎粪污染严重且黏稠者，在胎儿娩出后应，立即在喉镜指引下行气管插管吸出气管内容物，以减少胎粪吸入综合征的发生。

4. 剖宫产术　过期妊娠时，胎盘功能减退，胎儿储备能力下降，需适当放宽剖宫产指征。

（吴　岩）

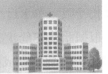

第九章 异常分娩

第一节 产力异常

产力包括子宫收缩力、腹壁肌和膈肌收缩力以及肛提肌收缩力，其中以子宫收缩力为主，贯穿分娩的全过程。子宫收缩的节律性、对称性及极性不正常或强度、频率有改变，称为子宫收缩力异常，简称产力异常（abnormal uterine action）。

一、子宫收缩乏力

引起子宫收缩乏力的常见原因有头盆不称或胎位异常、子宫局部因素、精神因素、内分泌失调、药物影响等，根据发生时间可分为原发性和继发性，临床上根据子宫收缩乏力的性质又分为协调性和不协调性两种。

（一）诊断

1. 协调性子宫收缩乏力（低张性子宫收缩乏力）

子宫收缩具有正常的节律性、对称性和极性，但收缩力弱，宫腔压力低 [< 15 mmHg（2.00 kPa）]，持续时间短，间歇期长且不规律，多属于继发性宫缩乏力。

2. 不协调性子宫收缩乏力（高张性子宫收缩乏力）

子宫收缩的极性倒置，节律不协调，宫腔内压力达 20 mmHg（2.66 kPa），宫缩时子宫下段收缩力强，间歇期子宫壁不能完全松弛，收缩不协调，属无效宫缩。此种收缩乏力多为原发性宫缩乏力，需与假临产鉴别。鉴别方法为肌内注射哌替啶 100 mg，休息后宫缩停止者为假临产，不能使宫缩停止者为原发性宫缩乏力。这种不协调性子宫收缩乏力可使产妇体力消耗，继而出现水电解质平衡失调，胎儿—胎盘循环障碍而出现胎儿窘迫。

3. 产程图曲线异常（图 9 - 1）

潜伏期延长：初产妇潜伏期正常约需 8 小时，最大时限 16 小时，超过 16 小时称为潜伏期延长。

活跃期延长：初产妇活跃期正常约需 4 小时，最大时限 8 小时，超过 8 小时称为活跃期延长。

活跃期停滞：进入活跃期后，宫颈口不再扩张达 2 小时以上。

第二产程延长：第二产程初产妇超过 2 小时，经产妇超过 1 小时尚未分娩。

第二产程停滞：第二产程达 1 小时胎头下降无进展。

胎头下降延缓：活跃晚期至宫口扩张 9 ~ 10 cm，胎头下降速度每小时少于 1 cm。

胎头下降停滞：活跃晚期胎头停留在原处不下降达 1 小时以上。

滞产：总产程超过 24 小时。

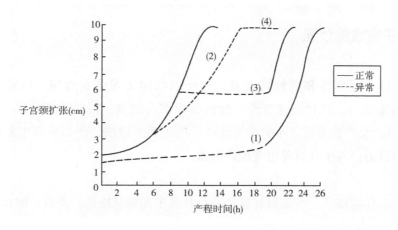

图 9 - 1　产程曲线

（1）—潜伏期延长；（2）—活跃期延长；（3）—活跃期停滞；（4）—第二产程延长。

（二）治疗原则

不论原发还是继发子宫收缩乏力，首先应寻找原因，阴道检查了解宫颈扩张、胎先露下降、头盆比例等情况。若发现有头盆不称，估计不能阴道分娩者，应及时行剖宫产；若无头盆不称或胎位异常，估计能阴道分娩者应采取措施加强宫缩，继续试产。

不协调性子宫收缩乏力者，应调节子宫收缩，使之恢复正常节律性及极性。在未恢复协调性宫缩之前，禁用催产素加强宫缩。

（三）治疗

1. 协调性子宫收缩乏力

（1）第一产程：

一般处理：消除精神紧张，多休息，多进食，补充营养和水分，及时排空膀胱等。

加强子宫收缩：经一般处理无效，确诊为协调性子宫收缩乏力，可选用下列方法加强宫缩。①人工破膜：宫颈扩张 3 cm 或以上，无头盆不称，无脐带先露，胎头已衔接者，可行人工破膜。②缩宫素静脉滴注：适用于协调性宫缩乏力，宫口扩张 3 cm，胎心良好，胎位正常，头盆相称者。将缩宫素2.5 IU加入 5% 葡萄糖注射液 500 mL 内，从 4 ~ 5 滴/分开始，根据宫缩调整。应有专人观察产程进展，监测宫缩、胎心等情况。③地西泮静脉推注：该药有松弛宫颈平滑肌、软化宫颈、促宫口扩张作用。适于宫口扩张缓慢或宫颈水肿时。常用剂量为 10 mg 静脉滴注，与缩宫素联合应用效果更好。

经上述处理，若产程仍无进展或出现胎儿窘迫，应及时行剖宫产。

（2）第二产程：若无头盆不称，出现宫缩乏力时，应使用缩宫素加强宫缩；若胎头双顶径已过坐骨棘平面，应等待自然分娩或会阴侧切助产；若胎头未衔接或伴胎儿窘迫，应行剖宫产术。

（3）第三产程：为预防产后出血，应使用宫缩剂加强宫缩。

2. 不协调性子宫收缩乏力

可给予强镇静剂哌替啶 100 mg 肌内注射或地西泮 10 mg 静脉滴注，使产妇充分休息，醒后多数恢复为协调性子宫收缩；若经以上处理无效或出现胎儿窘迫、头盆不称情况，应及时剖宫产；若已变为协调性子宫收缩乏力则按加强宫缩处理。

二、子宫收缩过强

（一）协调性子宫收缩过强

1. 诊断

子宫收缩的节律性、对称性和极性均正常，仅子宫收缩力过强、过频，宫腔内压力 > 50 mmHg（6.65 kPa）。若产道无阻力，宫口迅速开全，分娩在短期内结束，宫口扩张速度 > 5 cm/h（初产妇）或 10 cm/h（经产妇），总产程不足 3 小时称为急产。由于产程过快，产妇易发生软产道裂伤和产后出血；胎儿易发生宫内窘迫；新生儿容易出现颅内出血。

2. 治疗

有急产史者需提前住院待产，提前做好接产及抢救新生儿窒息准备；产后及时检查、缝合软产道裂伤；新生儿肌内注射维生素 K_1 预防颅内出血。

（二）不协调性子宫收缩过强

1. 强直性子宫收缩

（1）诊断：大部分由外界因素造成，如临产后不适当使用缩宫素、胎盘早剥等。产妇表现为烦躁不安、持续性腹痛、拒按；胎位触不清，胎心听不清；甚至出现病理性缩复环、血尿等先兆子宫破裂征象。

（2）治疗：一经确诊，应给予宫缩抑制剂，如 25% 硫酸镁 20 mL 加入 25% 葡萄糖注射液 20 mL 静脉缓慢注射；若处理无效或为梗阻性难产、重型胎盘早剥，应马上行剖宫产术。

2. 子宫痉挛性狭窄环（constriction Ring）

子宫壁局部肌肉呈痉挛性不协调性收缩所形成的环状狭窄，持续不放松，称为子宫痉挛性狭窄环。多在子宫上下段交界处，也可在胎体某一狭窄部，以胎颈、胎腰处常见。与产妇精神紧张、过度疲劳和粗暴的产科操作有关。

（1）诊断：持续性腹痛、烦躁不安，宫颈扩张缓慢，胎先露部下降停滞，阴道检查有时可触及狭窄环。此环和病理性缩复环不同，特点是不随宫缩而上升。

（2）治疗：积极寻找原因，及时纠正。如停止阴道内操作、停用缩宫素。如无胎儿宫内窘迫，可给予镇静剂或宫缩抑制剂，待宫缩恢复正常时等待阴道自然分娩或助产。若经处理无好转或伴胎儿窘迫征象，应立即行剖宫产术。

（郭秀玲）

第二节　产道异常

产道包括骨产道及软产道，是胎儿经阴道娩出的通道，临床以骨产道异常多见。

一、骨产道异常

骨盆径线过短或形态异常，致使骨盆腔小于胎先露部可以通过的限度，阻碍胎先露下降，影响产程顺利进展，称为骨盆狭窄。骨盆狭窄使产妇易发生继发性宫缩乏力、生殖道瘘、产褥感染、先兆子宫破裂及子宫破裂，使胎儿及新生儿易出现胎儿窘迫、胎死宫内、颅内出血、新生儿产伤、新生儿感染。

（一）骨盆狭窄分类

根据骨盆狭窄部位的不同，分为以下4种。

1. 骨盆入口平面狭窄

我国妇女常见为单纯性扁平骨盆和佝偻病性扁平骨盆，由于骨盆入口平面狭窄，胎头矢状缝只能衔接于骨盆入口横径上。胎头侧屈使两顶骨先后依次入盆，呈倾势不均嵌入骨盆入口。若前顶骨先嵌入，矢状缝偏后，称前不均倾；若后顶骨先嵌入，矢状缝偏前，称后不均倾；只有胎头双顶骨均通过骨盆入口平面时，才能经阴道分娩。

（1）扁平骨盆：骨盆入口呈横椭圆形，骶岬向下突出，使骨盆入口前后径缩短而横径正常。

（2）佝偻病性扁平骨盆：幼年时患佝偻病，骨骼软化使骨盆变形，骶岬被压向前，骨盆入口前后径缩短，使骨盆入口呈横的肾形，骶骨下段后移变直向后，尾骨呈钩状突向骨盆入口平面。

2. 中骨盆及骨盆出口平面狭窄

我国妇女以漏斗骨盆、横径狭窄骨盆多见。

（1）漏斗骨盆：骨盆入口各径线正常，两侧骨盆壁向内倾斜，如漏斗状。其特点是中骨盆及骨盆出口平面均明显狭窄，坐骨棘间径、坐骨结节间径缩短，耻骨弓<80°，坐骨结节间径与出口后矢状径之和常<15 cm。

（2）横径狭窄骨盆：骶耻外径值正常，但髂棘间径及髂嵴间径均缩短，使骨盆入口、中骨盆及骨盆出口横径均缩短，前后径稍长，坐骨切迹宽。当胎头下降至中骨盆或骨盆出口时，常不能顺利地转成枕前位，形成持续性枕横位或枕后位。

3. 骨盆3个平面狭窄

均小骨盆指骨盆外形属女性骨盆，但骨盆入口、中骨盆及骨盆出口平面均狭窄，每个平面径线均小于正常值2 cm或更多。其多见于身材矮小、体型匀称的妇女。

4. 畸形骨盆

骨盆失去正常形态称为畸形骨盆，如骨软化症骨盆、偏斜骨盆。

（二）骨盆狭窄诊断

1. 病史采集要点

询问孕妇幼年发育情况，有无佝偻病、脊髓灰质炎、脊柱和髋关节结核以及外伤史；有无难产史及其发生原因；新生儿有无产伤等。

2. 体格检查要点

（1）一般检查：身高小于145 cm、身体粗壮、颈短；步态呈"X"或"O"跛行；腹部形态呈尖腹、悬垂腹；米氏（Michaelis）菱形窝不对称等骨盆异常发生率增高。

（2）腹部检查：注意腹部形态、宫高、腹围、胎位是否正常，骨盆入口狭窄往往因头盆不称，胎头不易入盆导致胎位异常，如臀先露、肩先露。中骨盆狭窄影响已入盆的胎头内旋转，导致持续性枕横位、枕后位等。

3. 超声显像检查

可观察胎先露与骨盆的关系，还可测量胎头双顶径、胸径、腹径、股骨长度，预测胎儿体重，对判断能否顺利通过骨产道有意义。

4. 估计头盆关系

检查跨耻征可了解胎头衔接与否，具体方法：孕妇排空膀胱、仰卧，检查者将手放在耻骨联合上方，将浮动的胎头向骨盆腔方向压。若胎头低于耻骨联合前表面，则跨耻征阴性；若胎头平耻骨联合前表面，则跨耻征可疑阳性；若胎头高于耻骨联合前表面，则跨耻征阳性。出现跨耻征阳性的孕妇，应让其两腿曲起半卧位，再次检查胎头跨耻征，若转为阴性，则不是头盆不称，而是骨盆倾斜度异常。

5. 骨盆测量

（1）骨盆外测量：可间接反映真骨盆的大小。骶耻外径 < 18 cm 为扁平骨盆；坐骨结节间径 < 8 cm 为漏斗骨盆；各径线 < 正常值 2 cm 或以上为均小骨盆；两侧斜径及同侧直径相差 > 1 cm 为偏斜骨盆。

（2）骨盆内测量：骨盆外测量异常者应作骨盆内测量。若对角径 < 11.5 cm，骶岬突出为扁平骨盆；若坐骨棘间径 < 10 cm，坐骨切迹宽度 < 2 横指，则为中骨盆平面狭窄；若坐骨结节间径与出口后矢状径之和 < 15 cm，则为骨盆出口平面狭窄。

（三）治疗

明确骨盆狭窄的类别和程度，了解胎位、胎儿大小、胎心、宫缩强度、宫颈扩张程度、破膜与否，结合年龄、产次、既往分娩史综合判断，决定分娩方式。

1. 骨盆入口平面狭窄的处理

（1）明显头盆不称（绝对性骨盆狭窄）：足月活胎不能经阴道分娩，临产后行剖宫产术结束分娩。

（2）轻度头盆不称（相对性骨盆狭窄）：严密监护下可试产 2~4 小时，产程进展不顺利或伴胎儿窘迫，应及时行剖宫产术结束分娩。

2. 中骨盆平面狭窄的处理

胎头在中骨盆完成俯屈及内旋转动作，若中骨盆平面狭窄胎头俯屈及内旋转受阻，易发生持续性枕横位或枕后位。临床表现为活跃期或第二产程延长及停滞、继发宫缩乏力。若宫口已开全、双顶径达坐骨棘水平以下、无明显头盆不称，可徒手回转胎头等待自然分娩或助产；若有明显头盆不称或出现胎儿窘迫征象，短时间又不能阴道分娩者，应马上行剖宫产术。

3. 骨盆出口平面狭窄的处理

临产前对胎儿大小、头盆关系做充分估计，决定能否经阴道分娩。出口横径与后矢状径相加 > 15 cm，多数可经阴道分娩。如需助产时，应做较大的会阴切开，以免会阴严重撕裂；坐骨结节间径与出口后矢状径之和 < 15 cm，足月活胎不易经阴道分娩，应做剖宫产术。

4. 骨盆 3 个平面狭窄的处理

均小骨盆若胎儿估计不大，胎位正常，头盆相称，宫缩好，可以试产。若胎儿较大，有头盆不称应尽早行剖宫产术。

5. 畸形骨盆的处理

根据畸形骨盆种类、狭窄程度、胎儿大小等综合分析，若畸形严重、明显头盆不称，宜及时行剖宫产术。

二、软产道异常

软产道包括子宫下段、宫颈、阴道及骨盆底软组织构成的弯曲管道。软产道异常所致的难产少见，易被忽视。诊断及治疗如下。

（一）外阴异常

外阴肿瘤可致难产，外阴脓肿在阴道分娩时切开引流。

1. 外阴水肿

严重贫血、重度子痫前期、慢性肾炎、心脏病等孕妇，在有全身水肿的同时，常有外阴严重水肿。分娩时阻碍胎先露下降，易造成组织损伤和愈合不良。产前要做综合处理，会阴部可用50%硫酸镁湿敷；产时需做预防性的会阴切开；产后加强局部护理。

2. 外阴瘢痕

外伤或炎症后瘢痕挛缩，导致外阴及阴道口狭小，影响胎先露下降。若瘢痕范围小，分娩时可作会阴切开；若瘢痕范围大，难以扩张者，应行剖宫产术。

3. 外阴静脉曲张

轻者可阴道分娩，严重的可行剖宫产分娩。

（二）阴道异常

1. 阴道横隔

横隔多位于阴道上、中段，局部较坚韧，产时阻碍胎先露下降。分娩时，若横膈低且薄，可直视下自小孔处做 X 形切开，胎儿娩出后再切除剩余的膈，残端用肠线连续或扣锁缝合；若横膈高且厚，则需剖宫产术分娩。

2. 阴道纵隔

阴道纵隔若伴有双子宫、双宫颈，位于一侧子宫内的胎儿，通过该侧阴道分娩时，纵隔被推向对侧，分娩多无影响；阴道纵隔发生于单宫颈时，若纵隔薄，胎先露下降时自行断裂，分娩无阻碍；若纵隔厚阻碍胎先露下降时，须在纵隔中间剪开，分娩结束后再切除剩余的隔，残端用肠线连续或扣锁缝合。

3. 阴道狭窄

药物腐蚀、手术感染导致阴道瘢痕挛缩形成阴道狭窄者，若狭窄位置低、程度轻，可做较大的会阴切开后经阴道分娩；若狭窄位置高、范围广，应行剖宫产术。

4. 阴道尖锐湿疣

妊娠期尖锐湿疣生长迅速，宜早期治疗。若病变范围广、体积大，可阻碍胎先露下降，且容易发生出血和感染。为预防新生儿患喉乳头状瘤宜行剖宫产术。

5. 阴道囊肿或肿瘤

阴道壁囊肿较大时，可阻碍胎先露下降，产时可先行囊肿穿刺抽出囊液，待产后再择期处理原有病变；若阴道壁肿瘤阻碍胎先露下降，又不能经阴道切除者，应行剖宫产术。

（三）宫颈异常

1. 宫颈外口黏合

临床较少见，多在分娩受阻时发现。若宫口为一小薄孔状，可用手指轻轻分离黏合处，宫口即可迅速开大；若黏合处厚且韧，需做宫颈切开术或选择剖宫产。

2. 宫颈水肿

多见于胎位或骨盆异常，宫口未开全过早用腹部压力，使宫颈前唇受压水肿。轻者可抬高产妇臀部或宫颈两侧注入0.5%利多卡因5~10 mL，待宫口近开全时，用手将宫颈前唇上推越过胎头，即可经阴道分娩；若经以上处理无效或水肿严重，可行剖宫产术。

3. 宫颈坚韧

多见于高龄初产妇，宫颈弹性差或精神过度紧张使宫颈挛缩，临产后宫颈不易扩张。此时可静脉推注地西泮10 mg或宫颈两侧注入0.5%利多卡因5~10 mL，若无效应行剖宫产术。

4. 宫颈瘢痕

多见于宫颈锥切术后、宫颈裂伤修补术后感染等，导致宫颈瘢痕形成。临产后虽宫缩很强，但宫口不扩张，此时不宜试产过久，应行剖宫产术。

5. 宫颈癌

因宫颈变硬而脆，弹性差，临产后不易扩张，若经阴道分娩有发生裂伤大出血及扩散等风险，故不宜阴道分娩，而应行剖宫产术，术后行放疗。如为早期浸润癌，可先行剖宫产术，随即行广泛性子宫切除及盆腔淋巴结清扫术。

6. 宫颈肌瘤

位于子宫下段或宫颈的较大肌瘤，因阻碍胎先露下降需行剖宫产术；若肌瘤不阻塞产道可经阴道分娩，肌瘤待产后再做处理。

（张　淼）

第三节　胎位异常

分娩时胎位中枕前位（正常胎位）约占90%，胎位异常仅占10%左右，其中胎头位置异常占6%~7%，是造成难产的常见因素之一。

一、持续性枕后位、枕横位

在分娩过程中，胎头以枕后位或枕横位衔接，在下降过程中，胎头枕部因强有力的宫缩绝大多数向前转135°或90°，转为枕前位而自然分娩。仅有5%~10%胎头枕骨持续不能转向前方，直至分娩后期仍然立于母体骨盆的后方或侧方，致使分娩发生困难者，称为持续性枕后位（persistent occiput posterior position）或持续性枕横位（persistent occiput transverse position）（图9-2）。发生原因与骨盆异常、胎头俯屈不良、子宫收缩乏力、头盆不称等有关。

（一）诊断

1. 临床表现

临产后胎头衔接较晚，因胎先露部不能紧贴子宫下段及宫颈，常出现协调性子宫收缩乏力及宫颈扩张缓慢。枕后位时，因枕部压迫直肠，产妇自觉肛门坠胀及排便感，过早使用腹部压力导致宫颈前唇水肿和产妇疲劳，影响产程进展。持续性枕后位或持续性枕横位常出现活跃期延缓或第二产程延长。

2. 腹部检查

胎背偏向母体后方或侧方，对侧可明显触及胎儿肢体，胎心在脐下一侧偏外方。

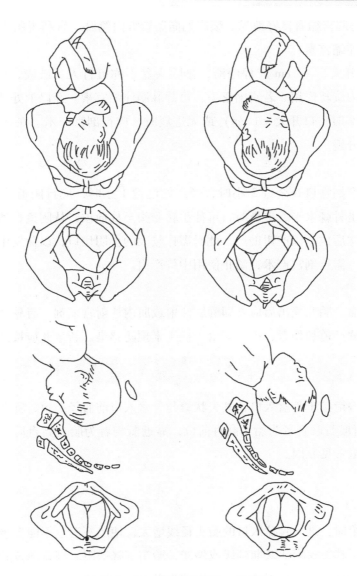

图 9 - 2　持续性枕后位、枕横位

3. 肛门检查或阴道检查

若为枕后位，检查时感到盆腔后部空虚，矢状缝位于骨盆斜径上；若为枕横位，则矢状缝位于骨盆横径上；根据前囟门、后囟门的方向和位置可判断胎方位。当胎头水肿、颅骨重叠、囟门触不清时，需行阴道检查胎儿耳郭和耳屏位置及方向确定胎位。如耳郭朝向骨盆后方则为枕后位；耳郭朝向骨盆侧方则为枕横位。阴道检查是确诊胎位异常必要的手段，其确定胎方位的准确率达80%~90%。

4. 超声显像检查

根据胎头颜面及枕部位置，能准确探清胎头位置以明确诊断。

（二）治疗

持续性枕后位或持续性枕横位如无头盆不称时可以试产，但要密切观察胎头下降、宫口开张及胎心变化。

1. 第一产程

（1）潜伏期：保证产妇足够的营养和休息，如精神紧张、休息不好可肌内注射哌替啶 100 mg 或地西泮 10 mg，对纠正不协调宫缩有良好效果。嘱产妇向胎腹方向侧卧，有利于胎头枕部转向前方。若宫缩欠佳，宜尽早静脉滴注缩宫素。

（2）活跃期：宫口开大 3 ~ 4 cm 产程停滞，排除头盆不称可行人工破膜，使胎头下降压迫宫颈，起增强宫缩、促进胎头内旋转作用。若宫缩乏力，可静脉滴注缩宫素。经以上处理产程有进展则继续试产；若进展不理想（每小时宫口开大 <1 cm）或无进展时，应行剖宫产术。在试产中如出现胎儿宫内窘迫征象也应行剖宫产分娩。

2. 第二产程

产程进展缓慢，初产妇宫口开全近 2 小时、经产妇已近 1 小时，应行阴道检查了解骨盆及胎头情况。若胎头双顶径已达坐骨棘水平或更低时，可徒手转胎头至枕前位，从阴道自然分娩或阴道助产；如转枕前位困难可转为正枕后位，以产钳助产，此时需作较大的会阴切口，以免发生严重裂伤；若胎头位置较高，疑有头盆不称，需行剖宫产术，禁止使用中位产钳。

3. 第三产程

为防止发生产后出血，胎儿娩出后应立即静脉注射或肌内注射宫缩剂。有软产道裂伤者，应及时修补。凡行手术助产及有软产道裂伤者，产后应给予抗生素预防感染。新生儿应按高危儿处理。

二、胎头高直位

胎头呈不屈不仰姿势衔接于骨盆入口，其矢状缝与骨盆入口前后径一致，称高直位（sincipital presentation）。胎头枕骨靠近耻骨联合者为胎头高直前位；靠近骶岬者为胎头高直后位（图 9 - 3）。头盆不称是发生胎头高直位的最常见原因。

（一）诊断

1. 临床表现

由于临产后胎头不俯屈，进入骨盆入口的胎头径线增大，使胎头迟迟不能衔接，导致宫口开张及先露下降缓慢，产程延长。其表现为活跃期延缓或停滞，胎头下降受阻。高直前位胎头入盆困难，一旦入盆后，产程进展顺利。高直后位胎头不能入盆，先露难以下降，即使宫口能开全，先露部仍停留在坐骨棘水平或以上。

2. 腹部检查

胎头高直前位时，胎背靠近腹前壁，不易触及胎儿肢体，胎心位置稍高，在近腹中线听得最清楚。胎头高直后位时，胎儿肢体靠近腹前壁，有时在耻骨联合上方可触及胎儿下颏。

3. 阴道检查

因胎头位置高，肛门检查不易查清，应做阴道检查。如发现胎头矢状缝与骨盆入口前后径一致，后囟门在耻骨联合后，前囟门在骶骨前，即为胎头高直前位；反之为胎头高直后位。前者产瘤在枕骨正中，后者产瘤在两顶骨之间。

4. 超声显像检查

可探清胎头双顶径与骨盆入口横径一致，胎头矢状缝与骨盆入口前后径一致。

（二）治疗

胎头高直前位时，若骨盆正常、胎儿不大、产力强，应给予充分试产机会。加强宫缩促使胎头俯屈，胎头转为枕前位后可经阴道自然分娩或阴道助产，若试产失败再行剖宫产术结束分娩。胎头高直后位因很难经阴道分娩，一经确诊应行剖宫产术。

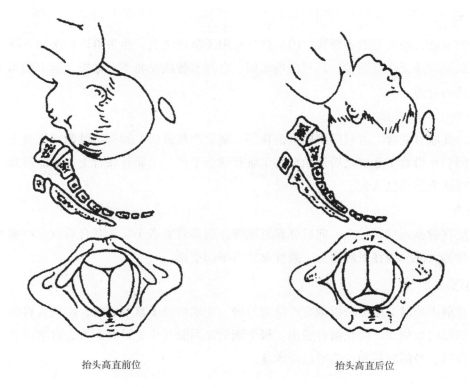

抬头高直前位　　　　　　　　　　　抬头高直后位

图 9 - 3　胎头高直位

三、前不均倾位

胎头以枕横位入盆时，胎头侧屈，以前顶骨先下降，矢状缝靠近骶岬称为前不均倾位（anterior asynclitism）（图 9 - 4）。发生前不均倾位的原因尚不清楚，可能与头盆不称、扁平骨盆及腹壁松弛有关。

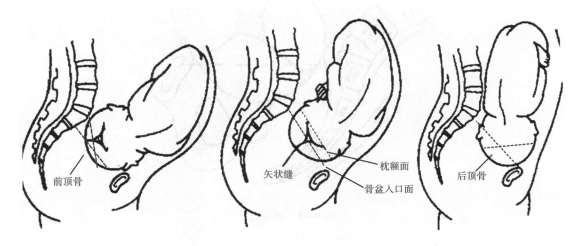

前顶骨　　　　　　　矢状缝　　　　枕额面　　　　后顶骨
　　　　　　　　　　　　　　　　　骨盆入口面

图 9 - 4　前不均倾位

（一）诊断

1. 临床表现

常发生胎膜早破，胎头迟迟不衔接，因后顶骨被阻于骶岬之上，胎头难以衔接和下降，导致继发性宫缩乏力、活跃期停滞或产程延长，甚至出现血尿、宫颈水肿或先兆子宫破裂。由于胎头受压过久可出现产瘤和胎儿宫内窘迫。

2. 腹部检查

临产早期，在耻骨联合上方可扪到胎头前顶部。随着产程进展，胎头继续侧屈使胎头与胎肩折叠于骨盆入口处，因胎头折叠于胎肩之后使胎肩高于耻骨联合平面，于耻骨联合上方只能触到一侧胎肩而触不到胎头，易误认为胎头已入盆。

3. 阴道检查

胎头矢状缝在骨盆入口横径上，向后移靠近骶岬。前顶骨紧嵌于耻骨联合后方，产瘤大部分位于前顶骨，因后顶骨的大部分尚在骶岬之上，致使盆腔后半部空虚。

（二）治疗

一旦确诊为前不均倾，应尽快以剖宫产结束分娩。手术切开子宫下段时，应用力将胎肩往子宫方向推送，使胎头侧屈得到纠正，防止前臂脱出。极个别情况因胎儿小、骨盆宽大、宫缩强者，可通过前顶骨降至耻骨联合后，经侧屈后顶骨能滑过而入盆。

四、面先露

胎头枕部与背部接触，胎头呈极度仰伸姿势通过产道，以面部为先露时称为面先露（face presentation）（图9－5）。

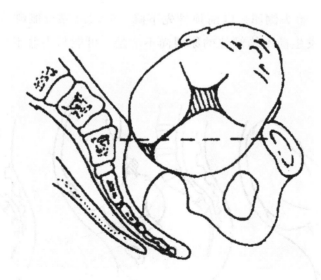

图9－5　面先露

面先露以颏骨为指示点，有颏左前、颏左横、颏左后、颏右前、颏右横、颏右后六种胎方位。其中以颏左前、颏右后多见，且经产妇较初产妇多发。发病原因与骨盆狭窄、头盆不称、腹壁松弛、胎儿畸形等有关。

（一）诊断

1. 临床表现

胎头迟迟不能入盆，先露部不能紧贴子宫下段及宫颈，常引起继发性宫缩乏力，导致产程延长。可表现为潜伏期延长、活跃期延长或停滞。颏后位导致梗阻性难产，可出现子宫破裂征象。由于胎头受压过久，可引起胎儿宫内窘迫。

2. 腹部检查

因胎头极度仰伸入盆受阻，胎体伸直，宫底位置较高。颏前位时，胎头轮廓不清；在孕妇腹前壁容易扪及胎儿肢体，胎心在胎儿肢体侧的下腹部听得清楚。颏后位时，于耻骨联合上方可触及胎儿枕骨隆突与胎背之间有明显凹沟，胎心较遥远而弱。

3. 肛门检查或阴道检查

可触到高低不平、软硬不均的颜面部，若宫口开大时可触及胎儿口、鼻、颧骨及眼眶，并依据颏部所在位置确定其胎位。阴道检查确定面先露时须与臀先露、无脑儿相鉴别。

4. 超声显像检查

可以明确面先露并能探清胎位。

（二）治疗

颏前位时，若无头盆不称，产力良好，有可能自然分娩；若出现继发性宫缩乏力，第二产程延长，可用产钳助产，但会阴切开要足够大。若有头盆不称或出现胎儿窘迫征象，应行剖宫产术。持续性颏后位时，难以经阴道分娩，应行剖宫产术结束分娩。若胎儿畸形，无论颏前位或颏后位，均应在宫口开全后行穿颅术结束分娩。颏横位若能转成颏前位，可以经阴道分娩；持续性颏横位应行剖宫产结束分娩。由于头、面部受压过久，新生儿可出现颅内出血、颜面部肿胀，需加强护理，保持仰伸姿势数日之久。

五、臀位

臀位（breech presentation）是最常见的异常胎位，占妊娠足月分娩总数的3%~4%，经产妇多见。臀位易并发胎膜早破、脐带脱垂、分娩时后出胎头困难，导致围生儿死亡率较高，是枕先露的3~8倍。臀先露以骶骨为指示点，分骶左前、骶左横、骶左后、骶右前、骶右横、骶右后6种胎方位。根据两下肢所取的姿势又分为以下3种。

（1）单臀先露或腿直臀先露：胎儿双髋关节屈曲，双膝关节伸直，以臀部为先露，最多见。

（2）完全臀先露或混合臀先露：胎儿双髋及膝关节均屈曲，以臀部和双足为先露，较多见。

（3）不完全臀先露：以一足或双足、一膝或双膝或一足一膝为先露，较少见。

臀先露对于产妇易引起胎膜早破或继发性宫缩乏力，使产后出血与产褥感染的机会增多，若宫口未开全而强行牵拉，容易造成宫颈撕裂甚至延及子宫下段；对于胎儿易致脐带脱垂、胎儿窘迫或死产；新生儿窒息、臂丛神经损伤及颅内出血发生率增加。

（一）诊断

1. 临床表现

腹部检查在孕妇肋下触及圆而硬的胎头；因宫缩乏力致宫颈扩张缓慢，产程延长。

2. 腹部检查

子宫呈横椭圆形，宫底部可触及圆而硬、有浮球感的胎头，耻骨联合上方可触到圆而软，形状不规则的胎臀，胎心在脐左（右）上方最清楚。

3. 肛门及阴道检查

可触及胎臀或胎足，应与颜面部、胎手相鉴别。注意有无脐带脱垂。

4. 超声显像检查

能准确探清臀先露类型以及胎儿大小、胎头姿势等。

（二）治疗

1. 妊娠期

妊娠 30 周前，多能自行转为头先露；30 周后仍为臀先露应予矫正。常用方法有胸膝卧位、激光照射或艾灸至阴穴，外倒转术慎用。

2. 分娩期

剖宫产指征：狭窄骨盆、软产道异常、胎儿体重大于 3500 g、胎儿窘迫、胎膜早破、脐带脱垂、妊娠并发症、高龄初产、有难产史、不完全臀先露等。

决定经阴道分娩的处理如下。

（1）第一产程：产妇侧卧，少做肛门检查，不灌肠。一旦破膜，立即听胎心，了解有无脐带脱垂，监测胎心。当宫口开大 4~5 cm 时，使用"堵"外阴方法，待宫口及阴道充分扩张后才让胎臀娩出。在"堵"的过程中，每隔 10~15 分钟听胎心一次，并注意宫口是否开全。宫口已开全再堵易引起胎儿窘迫或子宫破裂。宫口近开全时，要做好接产和抢救新生儿窒息的准备。

（2）第二产程：初产妇做会阴侧切术。分娩方式有以下 3 种。①自然分娩：胎儿自然娩出，不做任何牵拉，极少见。②臀助产术：当胎臀自然娩出至脐部后，胎肩及后出胎头由接产者协助娩出。脐部娩出后，一般应在 2~3 分钟娩出胎头，最长不能超过 8 分钟。③臀牵引术：胎儿全部由接产者牵拉娩出，此种手术对胎儿损伤大（图 9-6）。

（3）第三产程：使用缩宫素，防止产后出血。有软产道损伤者，应及时检查并缝合，予抗生素预防感染。

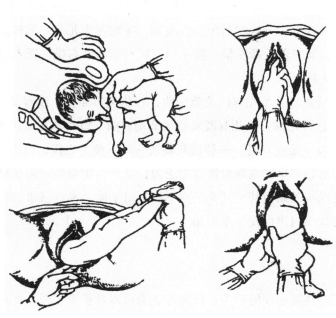

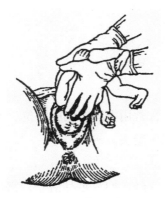

图 9 - 6　臀牵引术

六、肩先露

胎体横卧于骨盆入口之上，先露部为肩，称为肩先露（shoulder presentation）（图 9 - 7），其是对母体和胎儿最不利的胎位。除死胎或早产儿胎体可折叠娩出外，足月活胎不能经阴道娩出。若处理不当，易造成子宫破裂，甚至危及母体和胎儿生命。

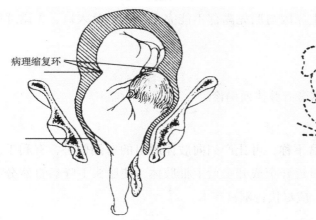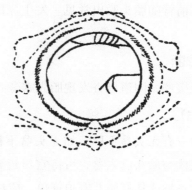

病理缩复环

图 9 - 7　肩先露

（一）诊断

1. 临床表现

易发生宫缩乏力、胎膜早破。破膜后容易发生脐带脱垂和胎儿上肢脱出，导致胎儿窘迫甚至死亡。随着子宫收缩增强，子宫上段越来越厚，下段被动扩张越来越薄，上下段肌壁厚薄相差悬殊，形成环状凹陷，出现病理性缩复环，是子宫破裂的先兆，若不及时处理，将发生子宫破裂。

2. 腹部检查

子宫呈横椭圆形，耻骨联合上方较空虚，在母体一侧触及胎头。胎心在脐周两侧最清楚。

3. 肛门或阴道检查

胎膜未破、先露高浮者，肛门检查不易触及先露部；若胎膜已破、宫口已开张，阴道检查可触及胎肩锁骨、腋窝或肋骨，腋窝尖指向胎肩及胎头位置，据此决定胎头在母体左侧或右侧。若胎手已脱出阴道口外，可用握手法鉴别是胎儿左手或右手。

4. 超声显像检查

能清楚地确定肩先露及具体胎方位。

（二）治疗

1. 妊娠期

妊娠后期发现肩先露应予及时矫正，常用方法有胸膝卧位、激光照射或艾灸至阴穴。上述方法无效可试行外倒转术，转成头位后，包腹固定胎头。

2. 分娩期

足月活胎，应于临产前行剖宫产术。经产妇，足月活胎，宫口开大 5 cm 以上，胎膜已破羊水未流尽，可全身麻醉下行内倒转术，待宫口开全助产。出现先兆子宫破裂或子宫破裂征象，无论胎儿死活均应立即剖宫产术。胎儿已死，无先兆子宫破裂征象，若宫口近开全，可全身麻醉下行断头术或碎胎术。术后常规检查子宫下段、宫颈及阴道有无裂伤，若有裂伤应及时缝合，注意产后出血及感染。

七、复合先露

胎先露部（胎头或胎臀）伴有肢体同时进入骨盆入口，称为复合先露（compound presentation）。临床以一手或一前臂随胎头脱出常见。发生原因与胎先露部不能完全填充骨盆入口、先露部周围有空隙有关。

（一）诊断

产程进展缓慢，阴道检查发现胎先露旁有肢体而确诊。

（二）治疗

首先应检查有无头盆不称。如无头盆不称，可让产妇向肢体脱出的对侧侧卧，有利于肢体自然回缩。若脱出肢体与胎头已入盆，可待宫口近开全或开全后上推肢体，使胎头下降后自然分娩或产钳助产。如有头盆不称或伴有胎儿窘迫征象，应尽快行剖宫产术。

（张　淼）

参考文献

[1] 王沂峰，狄文．妇产科手术规范教程［M］．北京：人民卫生出版社，2024.

[2] 甘泉，胡晶，郭欢欢．产科急重症诊疗手册［M］．武汉：华中科技大学出版社，2024.

[3] 陈子江．生殖内分泌学［M］．北京：人民卫生出版社，2024.

[4] 宋小磊，马海英，戴柏．妇产科疾病临床处置要点［M］．北京：中国纺织出版社，2024.

[5] 牛晓宇．女性盆底康复学［M］．成都：四川大学出版社，2024.

[6] 王临虹．孕产期保健技术指南［M］．北京：人民卫生出版社，2024.

[7] 斯蒂法诺·帕隆巴．女性不孕症与多囊卵巢综合征［M］．李萍，苏志英，译．北京：电子工业出版社，2024.

[8] 田秦杰．实用女性生殖内分泌学［M］．北京：人民卫生出版社，2024.

[9] 程慧，王书君，张华，等．妇产科临床多发病诊断［M］．上海：上海交通大学出版社，2023.

[10] 贾海梅，聂利芳，梁玉芳．临床妇科学［M］．北京：中国纺织出版社，2023.

[11] 马春玲，刘燕，等．妇产科常见病临床诊疗与手术［M］．上海：上海交通大学出版社，2023.

[12] 刘婧，张丽华，等．妇产科常见疾病与重症监护［M］．上海：上海交通大学出版社，2023.

[13] 卡维塔·辛格，等．妇科肿瘤临床精要［M］．张玉泉，刘青，译．北京：科学出版社，2023.

[14] 郎景和，张晓东．妇产科临床解剖学［M］．济南：山东科学技术出版社，2020.

[15] 王丽霞，王洪萍．妇产科急危重症救治手册［M］．郑州：河南科学技术出版社，2019.

[16] 孙建衡．妇科肿瘤学［M］．北京：北京大学医学出版社，2019.

[17] 张雪芹，苏志英．早产与分娩［M］．北京：人民卫生出版社，2021.

[18] 杜惠兰．中西医结合妇产科学［M］．北京：中国中医药出版社，2021.

[19] 乔杰，徐丛剑，李雪兰．女性生殖系统与疾病［M］．北京：人民卫生出版社，2021.

[20] 张海红，张顺仓，张帆．妇产科临床诊疗手册［M］．西安：西北大学出版社，2021.